과학으로 풀어낸
난산증의 모든 것

난산증 선별과 산수 능력 발달을 위한 신경과학의 새로운 접근

과학으로 풀어낸 난산증의 모든 것

브라이언 버터워스 지음 | 정재석, 김지윤 옮김

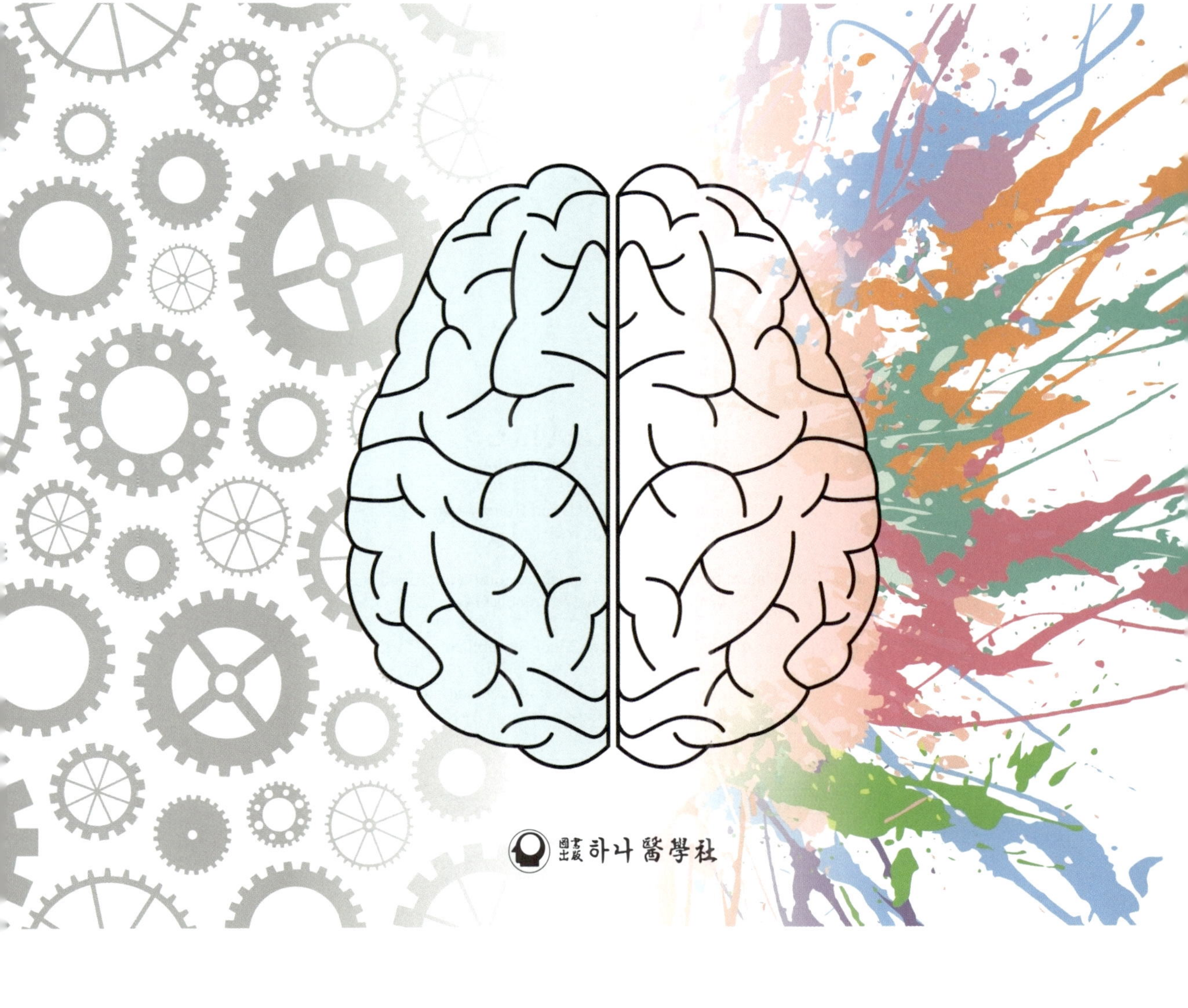

圖書出版 하나醫學社

DYSCALCULIA:
From Science to Education

Authorized translation from the English language edition published by Routledge,
a member of Taylor & Francis Group

The Korean edition was published by arrangement with Routledge,
a member of Taylor & Francis Group through Agency-One, Seoul.

난산증

난산증은 뇌의 구조와 활성화 패턴의 발달적 차이에 의해 발생한다. 난산증을 가진 학생은 적절한 시기에 맞춤형 중재를 받아야 하는데, 중재 형태의 결정은 신경학적 연구에 영향을 받는다.

이 신기원을 이룬 책에서, 버터워스Butterworth 교수는 난산증에 관한 최신 연구를 비전문가도 알기 쉬운 방법으로 설명한다. 결정적으로, 난산증이 집합에서 물체의 수량을 정확하고 빠르게 표상하는 능력의 핵심적인 결함에 의해 발생함을 보여주는데, 이 능력은 산수를 배우는 데 기반이 되며, 수학 학습의 어려움을 일으키는 다른 형태의 장애와 난산증을 명확하게 구분시켜 준다. 버터워스는 연구를 현장 교육에 독특하게 연결했다. 또, 난산증을 선별할 때와 난산증 학생들이 산수를 잘 하도록 도와주는 전략을 개발할 때, 과학이 어떻게 사용될 수 있는지에 대해 설명하고자 하였다. 이 책은 학생들이 수량 정보를 처리하고 그것을 익숙한 산수 기호, 수 이름, 숫자와 연결시키는 걸 돕는 데 중점을 둔 강력한 중재 방법을 제공한다. 그것은 과학이 평가와 중재 모두에서 명확하고 독특한 쓸모가 있음을 보여준다.

『과학으로 풀어낸 난산증의 모든 것』은 난산증 공동체에게 이정표가 되는 출판으로서, 특정학습장애가 포함된 교과과정에 도움이 되는 교재일 뿐만 아니라 교사, 전문가, 부모들 그리고 난산증으로 인해 어려움을 겪는 이들에게 필수적인 자원이 될 것이다.

브라이언 버터워스는 영국 유니버시티 칼리지 런던University College London의 인지신경과학 연구소의 인지 신경심리학 명예교수이다.

목차

역자 서문

난산증에 대해 관심을 가지게 된 시기는 난독증 학생들을 치료하기 시작한 지 몇 년 지나지 않은 2010년 경이다. 난독증 학생을 치료하다 보면 수학에도 큰 어려움이 있음을 알게 되었다. 이것이 단지 수학 공부할 시간이 부족해서인지, 타고난 뇌 문제 때문인지 구별할 방법을 찾을 필요가 있었으며, 그것이 왜 난독증과 함께 잘 나타나는지도 궁금했다. 1997년에 나온 스타니슬라스 드앤의 『The Number Sense』와 1999년 이 책의 저자가 지은 『The Mathematical Brain』을 읽어보았는데, 두 책 모두 수의 인지만 다룰 뿐 난산증에 대한 개관을 얻기에는 부족한 점이 있었다. 그러던 중, 2019년에 나온 이 번역서의 원본 『Dyscalculia: From Science to Education』을 접했고, 난산증에 대한 입문서로 손색이 없겠다 싶어서 번역하고 싶은 생각이 생겼다. 그러던 중 마침 도서출판 하나의학사의 도움으로 번역을 시작할 수 있었다. 초벌 번역을 한 후, 제2역자인 김지윤 님이 표와 그림의 설명을 모두 번역하고, 재벌 번역과 윤문, 교정을 전적으로 맡아서 해 주었다.

난산증難算症, dyscalculia은 이름 그대로 계산하는 것이 어려운 병이다. 읽기가 어려운 난독증의 이란성 쌍둥이라고 불릴 정도로 서로 관련이 깊다. 먼저 두 증상 모두 특정학습장애라는 범주에 속하는 병이며, 난독증 학생의 60~70%가 난산증을 함께 가지고 있다는 점, 핵심 결함에 관해 평가하면 진단과 중재에 도움이 된다는 점, 조기 개입이 학습부진을 막는 데 큰 도움이 된다는 점에서 공통점이 많다. 난독증은 '음운인식능력의 부족'이라는 핵심 결함이 낱자와 소리의 대응을 학습하는 데 어려움을 유발하여 자모 읽기phonics decoding를 어렵게 만들고, 이로 인해 일견단어sight words의 축적이 늦어져서 읽기의 자동화가 되지 않는 상태를 말한다. 이에 반해 난산증은 '수 감각의 부족'이라는 핵심 결함이 학생이 계산 전략이나 계산 결과를 의미 있게 기억meaningful memorization하는 것을 막아, 7 더하기 8의 답이 15인 것이 그냥 계산할 필요 없이 떠오르는 것처럼 장기기억에서 인출되는 기본 셈(한 자릿수끼리의 사칙연산)의 축적이 늦어져서, 연산의 자동화가 되지 않는 상태를 말한다.

핵심 역량의 결핍은 어릴 때부터 간단한 검사로 알아낼 수 있으며, 이를 개선할 방법도 존재한다는 점이 두 질병 모두에서 중요한 부분이다. 하지만 실제 상황은 서로 사뭇 다르다. 난독증은 이제 꽤 많이 알려져서 교육 당국이나 지자체에서도 심심치 않게 지원계획과 조례를 내놓는 상황이고, 난독증 치료사 양성과정도 적지 않은 상황이다. 하지만 난산증은 난독증만큼이나 많고 난독증만큼 학생의 일생에 끼치는 영향이 심대함에도 불구하고, 교육 당국이 관심이 있지 않으며 난산증에 대한 교육과정도 쉽게 찾아보기 힘들다. 실제로 난산증 관련 학술논문도 난독증과 비교하면 200분의 1 정도밖에 되지 않는다는 보고도 있다.

이 책은 모두 11장으로 구성되어 있는데, 난산증을 정의하고 다양한 용어를 소개하는 제1장에 이어서, 제2장~제6장은 난산증에 대한 다양한 수준의 설명을 제공한다. 제2장은 난산증에 관한 행동 수준의 설명, 제3장은 산수 스타터킷, 제4장은 난산증의 원인으로서 핵심 결함, 제5장은 산수 능력의 발달은 모두 인지 수준에 달려있다는 설명을 담고 있다. 제6장의 신경 수준에 대한 설명으로 난산증에 대한 다면적인 해석은 마무리되고, 제7장은 난산증의 원인을 다루는데, 유전뿐 아니라 주산기 장애 같은 기타 원인을 다룬다. 제8장에서 제11장까지는 난산증을 뇌의 질병을 넘어선 다양한 다른 관점에서 바라보며, 난산증이 교육이나 공동체에 미치는 영향에 관해 다룬다. 제8장의 사회, 학교 그리고 집은 난산증이 각 가정과 학교 그리고 사회에 미치는 영향을 다루며, 제9장은 다양한 평가 방법을 평가가 이루어지는 맥락에 따라 설명한다. 제10장은 중재에 관한 것인데, 난산증의 중재 방법에 관해 원론 수준으로만 다루어져 있어, 중재 방법을 알고자 이 책을 찾은 독자에게는 조금 실망을 줄 수도 있다. 제11장, 정책에는 오랜 기간 영국에서 난산증 관련 정책을 자문해 온 저자의 경험과 연륜이 담겨있으며, 우리의 교육정책을 변화시키는 데도 많은 참고가 될 것이다.

마지막으로 이 책을 낼 수 있기까지 집에서 조용히 내조해 준 아내에게 감사한다.

2022년 8월
영통에서 **정 재 석**

저자 서문

2008년, 영국 과학부는 권위 있고 신중하게 연구된 대규모 보고서인 「미래 정신 자본과 웰빙 프로젝트: 21세기, 우리 자신을 최대한 활용하기」를 출판한다. 그것은 상당히 저명한 과학자들이 모인 위원회가 주도하였으며, 과학부 최고 책임자인 존 베딩턴John Beddington 경은 그것에 대해 다음과 같이 썼다.

> 이 프로젝트의 범위는 타의 추종을 불허한다. 이것은 이용 가능한 최고의 과학적 증거 및 기타 증거를 독립적으로 검토했고, 잉태에서 죽음에 이르기까지 개인의 정신 발달과 웰빙에 영향을 미치는 요인도 고려했다. 프로젝트는 이러한 다양한 요인들이 주요 정부 부서의 정책들, 교육자, 의료 전문가 및 고용주와 같은 중요한 이해관계자들, 우리가 살아가는 다양한 환경(가족, 사회) 그리고 우리의 물리적 환경에 의해서 어떻게 영향을 받아왔는지를 평가해왔다. 또 다가올 문제를 해결하기 위해 과학적 효율성, 경제학, 관리방식, 윤리를 고려해서 가능한 해결책을 모색했다.

나는 이 프로젝트에서 당시에는 거의 알려지지 않고 관심이 적은 난산증이라는 장애 파트를 담당했는데, 이 보고서에는 아래의 추천사항을 담고 있다.

> 발달성 난산증 — 관심도는 낮지만, 영향력은 높기 때문에 우선순위를 높여야 한다. 계산 능력과 관련된 난산증은 아동의 4~7%에 영향을 미친다. 난독증만큼 알려지지는 않았지만, 못지않게 상당한 영향을 미칠 수 있다. 난산증은 평생 수입을 114,000파운드(약 1억 8,333만 원) 정도 적게 만들며, 영국의 중등교육 자격시험(GCSEs) 과목 중 5개 이상에서 A★~C 학점을 받을 확률을 7~20% 정도 낮춘다. 가정 및 학교에서의 중재도, 이 프로젝트에서 검토되었다. 또한, 디지털 중재는 개별화된 교육 및 도움을 제공하므로 매우 유망하지만, 좀 더 발전될 필요가 있다.

노동당 내각에서는 브라이언 램Brian Lamb에게 특수교육 요구도에 관한 조사를 요청했다. 그의 보고서는 난독증과 자폐증에 대해 많은 것을 언급했고 51개의 권고사항이 있지만, 난산증이나 수학에서의 특수교육 요구도에 관해서는 아무런 언급이 없었다.

말할 필요도 없이, 이후 보수당 내각에서는 이 인적자원 보고서의 권장사항을 실천하기 위한 아무런 일도 하지 않았다. 본질적으로 그들은 이 문제에서 손을 뗐다. 당신이 교육부 웹 사이트에서 난산증에 대해 찾아볼 수 있는 것이라고는 난산증이라고 해서 운전면허를 취득하지 못하는 것은 아니며, 고용주는 난산인[1]을 차별해서는 안 된다는 정도일 것이다.

공식적인 무관심에도 불구하고 난산증과 수학 학습의 어려움은 2008년부터 점점 더 많은 관심을 받았다. 영국난독증협회는 현재 난산증을 난독증과는 구별되는 핸디캡으로 인식하고, 난산증 학생을 위한 교사 자격 과정을 시작하고 있다. 현재는 난산증에 관한 책이 많이 있다. 어떤 것은 난산증을 가진 사람의 개인사에 관한 것이고(Abeel, 2007; Moorcraft, 2014), 특수교사가 만든 특수교사용 지침서도 있다(예: Adlam, 2012; Attwood & Bird, 2007; Chinn, 2007; Emerson & Babtie, 2013; Emerson & Babtie, 2014; Babtie & Emerson, 2015; Henderson, 2012; Hornigold, 2015).

그렇다면 지금 내가 난산증에 관한 또 다른 책을 쓰는 이유는 무엇일까? '개인적인 이야기'에는 과학적인 배경이 없다. '경험이 풍부한 교육 지침서'는 어떤 학생에게는 지도방법에 대한 귀중한 통찰을 제공할 수 있지만, 때때로 효과가 없는 방법이 있기도 하다. 물론 교사는 그들이 가르쳐야 할 학생이라면 어떤 학생이든지 도와야 한다. 만약 수학 장애 전문가라면, 학급 교사 또는 학부모가 기대하는 수준에 미치지 못한 학생들을 다루어야 할 것이다. 여기에는 다양한 학생이 포함된다. 일부는 행동 문제, 자폐증, 난독증, ADHD, 진단되지 않은 시력 또는 청력 문제 등을 가지고 있을 수 있다. 이러한 모든 상태들은 자주 발생하고, 틀림없이 수학의 어려움과 관련이 있다. 그러나 교사가 쓴 책은 일부 학생이 *왜* 수를 이해하지 못하는지 설명하지 못한다. 경험 많고 생각 깊은 실무자는 비록 그들이 난산증이란 단어를 들어본 적도 없고 그것에 대해 알지도 못할지라

1) 난산증을 가진 사람이란 뜻으로 사전에 없는 단어지만 용어를 새로 만들어서 사용하였다(역자 주).

도, 종종 난산증 학생을 찾아내고 그들을 효과적으로 도울 방법을 찾을 수 있다. 그러나 그들이 다른 교사들이 난산증 학생을 찾아내게 해주거나, 난산증 학생을 도와줄 수 있는 일련의 진단기준을 공식적으로 만들어 낼 수 있음을 의미하지는 않는다. 또 그렇게 할 것으로 기대해서도 안 된다. 그것은 과학자들이 할 일이며, *난산증에 관한 과학*은 빠르게 발전하고 있다. 지난 5년간, 100개 이상의 과학 논문이 출판되었다. 당신은 계속해서 발표되는 연구들을 읽고 그 수준과 의미에 관해 적절한 평가를 하길 원하는, 이 분야에서 활동하는 과학자가 될 필요가 있다.

수학 실력의 발달을 저조하게 하는 다양한 원인을 이해하는 것이 정말로 중요하다. 그렇지 않으면 부모, 교사 및 기타 전문가들은 모든 낮은 성취자를 같은 방식으로 여길 것이며, 그것은 학생에게, 또 특히 교사에게 도움이 되지 않는다. 모든 상황에 적용될 수 있는 해결책은 없다. 난독증이 문해 실력이 낮은 원인 중 하나인 것과 마찬가지로, 난산증은 산수 실력이 낮은 원인 중 하나이다. 하지만 난산증 학생을 찾아내고 적절한 개입을 설계하려면, 다른 낮은 성취자와 구별하기 위한 체계적인 절차가 필요하다. 그리고 이것은 각각의 학습자들에게 특정한 개입을 설계하기 위한 출발점이 되어야 한다.

나에게는 현재 요인들과 증상들의 *체크리스트*로 된 간단한 검사 그리고 일련의 권장 사항들을 제시하는 것은 쉬워 보인다. 교육 심리학자는 '감별 진단'을 수행하고, 미리 정해진 일련의 중재 훈련을 제안할 것이다. 나는 이 책의 말미에서 그렇게 할 것이다.

그러나 내 판단과 내 경험으로 볼 때, 난산증 학생을 포함하여 관계된 모든 사람이 근본적인 문제가 무엇인지 *이해하는 것*이 엄청나게 중요하다. 물론 모든 사람은 서로 다르다. 모든 학생은 각자 독특한 인지 능력과 장애, 독특한 학습 역사, 특히 불안과 동기를 가진 채로 산수 능력을 습득하게 된다. 숙련되고 사려 깊은 실무자들은 이것을 알고 있으며, 그에 맞춰 자신의 평가와 개입을 조정할 수 있다. 그러나 그것은 그들이 일부 전문적인 교육과 경험을 통해 학생의 문제를 이해했기 때문이다. 난산증에서의 문제는 전문 교육이 거의 없다는 것이다. 심지어 내가 일하는 유니버시티 칼리지 런던(UCL)에서도, 교육 심리학 박사 과정에서 난산증에 대한 강의가 한 번밖에 없었다. 내가 대화를 나눠본 교사 중 교사연수에서 난산증을 접해본 사람은 없었다. 이 책은 그 공백을 메우기 위한 시도이다.

이 책의 제목이 『과학으로 풀어낸 난산증의 모든 것』인 이유는 난산증에 대한 최선의 평가와 환자에 대한 최선의 도움 모두에 대한 나의 접근방식을 과학이 뒷받침하기 때문이다. 두말할 필요도 없이, 과학은 복잡하다. 나는 Morton과 Frith(1995)가 제안한 인과적 모델링의 틀causal modelling framework 측면에서 과학적 연구를 생각하는 것이 유용함을 알게 되었다. 이것은 개인 또는 집단에 대한 4가지 수준의 설명으로 구성되며, 이 모든 것은 환경과 상호작용할 수 있다([그림 I.1] 참고). 환경적 요인 중에서, 나는 형식적이고 비공식적인 교육만을 포함시켰다. 그러나 영양(특히 부적절한 영양), 심리 외상, 빈곤 및 출산 시의 어려움 같은 다른 많은 환경적 요인도 역할을 할 수 있다. 유전자 발현은 환경적 요인에 의해 조정될 수 있기 때문에, 이러한 요인들은 유전적인 요소를 포함한 모든 기능 수준에서 영향을 미칠 수 있다.

난산증에 대한 많은 설명이 가진 문제(그것이 무엇으로 불리든, 그리고 앞으로 보게 되겠지만 여러 이름으로 불린다)는 그들이 가장 높은 수준의 설명으로 시작하고 끝내기 때문이다. 특히, 표준화된 산수 검사에서 개인 간 수행능력의 차이를 확인할 수 있다. 난산증(또는 수학 장애를 일컫는 다른 명칭)은 예를 들어 하위 10% 또는 하위 6%[예: 영국의 *Numbers Count* 프로젝트(Dowrick, 2015)] 또는 기타 통계적으로 정의된 수준 같은 임의 기준점수 아래에서의 수행으로 정의된다. 이러한 설명은 학생들이 *왜* 하위 10% 혹은 그 이하 어딘가에 있는지에 대한 인지적 원인을 이해하기 위해 다음 단계로 넘어가는 것을 하지

설명 수준	설명 방법	교육적 맥락
행동 수준	제2장 수 감각	제8장 사회, 학교 그리고 집
인지 수준	제3장 산수 스타터킷	제9장 평가
	제4장 난산증의 원인으로서 핵심 결함	
	제5장 산수 능력의 발달	제10장 중재
신경 수준	제6장 뇌 구조와 기능	제11장 정책
유전 및 기타 원인은 제7장		

[그림 I.1] 인과적 모델링의 틀을 따른 설명 수준(유전적, 신경학적, 인지적, 행동적) 간의 관계에 대한 도식 모델
영역-일반적 인지 역량과 영역-특정적 인지 역량은 하나 이상의 행동검사에 영향을 미칠 수 있으며, 행동검사의 수행은 하나 이상의 인지 역량에 의해 영향을 받을 수 있다. 더욱이, 하나의 인지 역량은 다른 역량에 의존할 수 있으며(예: 주의력에 대한 기억력의 의존), 하나의 행동은 인과적으로 다른 행동에 영향을 준다(예: 서투른 독해는 수학 문제 해결을 곤란하게 한다). 환경, 특히 교육적 맥락은 모든 역량에 영향을 미친다.

못한다(사실 이것이 바로 *Numbers Count* 프로젝트가 하지 못한 일이다. 그리고 이것이 중재에 관한 제10장에서 볼 수 있듯이, 많은 아이들이 개입의 그물망을 빠져나가는 이유이다).

그러나 미루지 말라. 더 복잡한 문제가 있긴 하겠지만, 내가 말할 이야기는 매우 간단하다. 발달성 난산증은 '영역-특정적 인지 역량', 다시 말해 수를 처리하는 데 특화된 역량이며, 나는 여기서 내가 수 모듈이라고 부르는 것의 핵심 결함 때문에 발생한다고 주장하려 한다. 이 결함을 쉽게 찾아낼 수 있음을 보여줄 것이며, 이것은 중재에 매우 직접적인 영향을 미친다. 나아가 우리는 수 처리를 지원하는 영역-특정적 뇌 신경망의 이상을 찾아낼 수도 있다. 또 우리에게는 이 상태가 선천적이라는 것, 즉 당신은 불운하게도 이것을 가지고 태어났다는 것을 믿을 만한 이유가 있다. 그렇다고 모든 발달성 난산증이 *물려받아서* 생긴 상태라는 의미는 아니다. 난산증은 가족력이며, 일란성 쌍둥이는 서로 같은 수준의 수리 능력을 지녔을 가능성이 크다는 것을 알고 있으므로, 일부 발달성 난산증은 물려받아서 생긴 상태일 것이다. 그렇지만, 조산 및 출산 시 외상과 같은 환경 요인도 출생 시부터 관련 뇌 신경망에 영향을 미칠 수 있다.

나는 이런 것을 외상, 뇌졸중, 질병과 같은 것에 의한 수학적 두뇌의 손상에 기인하는 '후천성 난산증'(종종 '실산증'이라고도 함)과 구별하기 위해, '발달성 난산증'이라고 불렀다. 그러나 나는 이 책에서, 발달성 난산증은 간단히 난산증이라 부르려고 한다. 그리고 나는 후천성 난산증은 원인과 양상이 상당히 다르므로, 별도의 장에서 다루려고 한다.

이 책의 제목이 『과학으로 풀어낸 난산증의 모든 것』이긴 하지만, 나는 과학적 훈련을 받지 않은 독자도 과학에 접근할 수 있도록 노력했다. 기술적 용어는 과학적 연구결과의 해석과 함께 계속해서 설명할 것이다. 이 책이 빠르게 발전하는 난산증 과학에 기반을 두고 있기 때문에, 이론과 증거에 관해 과학자들 사이에 의견 차이가 있을 것이다.

난산증이 수 모듈의 핵심 결함으로 인해 발생한다는 내 가설을 뒷받침하는 증거나 주장만을 제시하면 간단하겠지만, 이렇게 하면 현재 과학의 흐름을 잘못 해석하게 될 수도 있다. 그래서 나는 이러한 의견 불일치에 대해 그리고 내가 말하려는 얘기를 사람들이 얼마나 지지하는지 혹은 얼마나 수정하고자 하는지에 대해 짚고자 한다. 나는 모든 관련 연구들을 참조하려고 노력할 것이다. 하지만 많은 독자들이 그런 기술 문헌에 쉽게 접근할 수 없거나 실제로 읽는 데 관심이 없다는 것을 알고 있다. 그럼에도 불구하고 관심 있는 독자들을 위해 이러한 참고 자료를 제공하려 한다. 전반적으로, 나는 이러한 의견 불일치가 난산증을 얼마나 잘 찾아내고 난산증 환자를 얼마나 잘 도와줄지에 영향을 미친다고 생각하지 않는다.

나는 종종 교육자들로부터 사람들에게 '꼬리표label' 붙이는 것이 나쁘다고 들었다. 나와 함께 일해 온 모든 난산인dyscalculics은 '어리석다'라는 꼬리표가 붙는 것보다 '난산증'이라는 꼬리표가 붙는 것이 훨씬 더 낫다고 말한다. 다른 사람들이 자신들을 보는 방식뿐만 아니라, 자신이 자신을 어떻게 보는가가 더 중요하기 때문에 그렇다고 한다.

과학은 협력적인 사업이고, 난산증에 관한 나의 연구도 예외는 아니다. 학생, 박사후연구원, 선임 동료, 연구실 방문자, 내가 이끈 두 개의 EU 네트워크인 *Neuro math*와 *Numbra*의 회원을 포함한 많은 사람들의 도움이 없었다면, 이 책에 설명된 작업을 수행할 수 없었을 것이다. 세 가지 특별한 사건이 나를 난산증의 길로 들어서게 했다. 첫째는 이탈리아의 젊은 의사, 심리학자, 정신과 의사, 정신 분석가이자 요리사인 카를로 세멘차Carlo Semenza를 당시 우리의 공동 관심사인 실어증(뇌 손상이 말과 언어에 미치는 영향)에 관한 회의에서 만난 것이다. 우리는 EU의 두 가지 계획(첫 번째는 교환학생을 위한 에라스무스Erasmus 프로그램이며, 두 번째는 협력 연구 자금 조달 계획이다)을 활용하기로 했는데, 지금은 둘 다 활용하기 힘든 상황이다.

이를 통해 카를로의 뛰어난 이탈리아 학생인 리사 치폴로티Lisa Cipolotti를 만났다. 그녀는 런던에서 나와 함께 실어증에 관한 박사 학위 연구를 하고 싶다고 말했다. 그러나 그녀는 런던에 도착하고 나서 마음을 바꿨고, 신경심리학에서 아무도 하지 않거나 최소한 아주 적은 사람들이 연구 중인 새로운 것을 하고 싶어 했다. 우리는 후천성 난산증이 적당한 주제라고 생각했다. 나는 경험적인 관점이라기보다는 논리적 관점에서 수학의 기초에 관해 관심을 가져왔기 때문에, 후천성 난산증에 대해 조금 알고 있었다. 1989년 당시에 조금 알아보니, 내 동료 엘리자베스 워링턴Elizabeth Warrington이 이 분야에서 활발히 일하고 있었음을 알 수 있었다. 우리가 발견(아마도 재발견이 더 나은 용어일 것이다)한 것은, 뇌의 왼쪽 두정엽의 손상은 아주 간단한 산수에서도 일상적인 어려움을 겪게 한다.

리사와 나는 운 좋게도 EU로부터 지원받는 프로젝트를 따낼 수 있었고, 이 프로그램에 카를로와 엘리자베스 그리고 카를로의 또 다른 뛰어난 학생인 오스트리아 신경심리학자 마르가레타 히트마이어Margareta Hittmair Delazer가 참여했다. 우리는 많은 신경계 환자를 검사했고, 성인 뇌의 수학적 능력에서 모듈 구조를 발견할 수 있었다. 즉, 뇌는 각각의 산술적 연산, 연산 구구[2] 상기, 산술적 절차 사용, 숫자 읽고 쓰는 것을 위해 각자 별도의 구성요소가 모여 처리되는 것으로 보였다.

그때, 나는 두정엽이 *왜* 그토록 중요한지에 대해 궁금해지기 시작했는데, 그전까지는 한 번도 의문시되지 않았던 질문이었다. 그리고 또 다른 행운이 찾아왔다. 또 다른 유니버시티 칼리지 런던 동료인 팀 샬리스Tim Shallice는 이탈리아 트리에스테의 SISSA(Scuola Internazionale Superiore di Studi Avanzati)에서도 근무했는데, SISSA에서는 학술회의를 위한 예산이 있으니, 우리에게 수학적 인지에 관한 회의를 하나 구성해 보라고 제의했다. 우리는 이 분야에서의 누구든(발달 심리학자, 인지 심리학자, 신경심리학자, 동물 심리학자, 철학자) 초대할 수 있었지만, 오직 두 명의 과학자들이 그들의 학생을 포함시켜 수학 과제를 하는 동안의 그들의 뇌를 촬영하였고, 이는 매우 중요한 일이었다. 이 사람들은 지금까지 자신들의 학제 외부에서 수학적 인지에 대해 논의한 적이 없었지만, 이제 그들은 완벽한 기회를 얻었다. 이 회의를 통해 내가 앞서 언급한 두 개의 EU 네트워크가 생겨났는데, 여기에는 6개국에 있는 8개의 실험실이 포함되었다.

이 책에서 로첼 겔만Rochel Gelman, 카렌 푸송Karen Fuson, 랜디 갤리스텔Randy Gallistel, 마르커스 지아퀸토Marcus Giaquinto, 마크 애쉬크래프트Mark Ashcraft, 스타니슬라스 드앤Stanislas Dehaene, 로랑 코엔Laurent Cohen, 자비에르 세론Xavier Seron, 카렌 윈Karen Wynn, 제이미 캠벨Jamie Campbell과 그의 학생인 리사Lisa, 마가렛Margarete, 모로 페센티Mauro Pesenti, 알레시아 그라나Alessia Granà, 루이사 기렐리Luisa Girelli, 마리 파스칼 노엘Marie-Pascale Noël, 에티엔 쾨클린Etienne Koechlin, 존 웰렌John Whalen, 앤 오브룬Anne Aubrun, 스벤 블랑켄버거Sven Blankenberger(마르코 조지Marco Zorzi는 그 당시 SISSA의 박사 과정 학생이었는데, 공식적으로 회의에 참석한 것은 아니지만 때때로 이름이 튀어나올 것이다)와 같은 이름을 많이 볼 수 있을 텐데, 그들 모두에게 대단히 감사하다. 카를로의 학생들은 계속해서 내 연구에 참여했고, 나와 함께 박사 과정을 밟았다. 마누엘라 피아자Manuela Piazza, 마리넬라 카페레티Marinella Cappelletti, 테레사 이우쿨라노

2) 연산 구구는 약 360개가 있는데 예를 들어 덧셈구구는 7+8=15처럼 한 자릿수끼리의 덧셈 결과 100개를 말하며, 뺄셈구구는 그 역인 15-8=7 같은 것 100개, 곱셈구구는 7X8=56 같은 소위 구구단 81개이고, 나눗셈 구구는 그 역인 56÷8=7 같은 나눗셈 결괏값 81개를 말한다. 이런 연산 결괏값이 장기기억에서 즉각 인출되는 수준이 되어야 연산이 유창하다고 말한다(역자 주).

Teresa Iuculano, 라파엘라 모로Raffaella Moro, 루이사 기렐리Luisa Girelli는 계속해서 이 분야의 발전에 막대한 기여를 했다. EU 계획을 통해 나는 엘레나 루스코니Elena Rusconi, 안드레아 메첼리Andrea Mechelli, 슬라바 카롤리스Slava Karolis, 페트라 베터Petra Vetter, 풀비아 카스텔리Fulvia Castelli, 사라 파브리Sara Caviola, 다니엘라 루칸젤리Daniela Lucangeli, 페카 래새넨Pekka Räsänen, 알레시아 그라나Alessia Granà, 마르코 조지Marco Zorzi, 에바 스포라오레Eva Spolaore, 실비아 파카노Silvia Pagano와 일하게 되어 엄청나게 운이 좋았다. 산수 능력 발달에 관한 나만의 연구는 위대한 발달학자인 밥 리브Bob Reeve와 호주의 멜버른 대학교Melbourne University에 있는 그의 팀과 함께 수행되었다. 런던에서는 팀Tim과 엘리자베스Elizabeth 외에 성 토마스 병원St Thomas's Hospital의 마이클 코펠만Michael Kopelman과 그의 동료 케시 프라이스Cathy Price, 빈센트 월쉬Vincent Walsh, 도미니카 부에티Domenica Bueti, 로이 코헨 카도쉬Roi Cohen Kadosh, 바라도르 바라미Bahador Bahrami와 함께한 것이 행운이었다. 난산증에 대한 나의 첫 연구는 오스트리아 정부의 지원을 받아 내 연구실에서 1년을 보냈던 카린 랜덜Karin Landerl 그리고 또 다른 뛰어난 학생인 안나 배번Anna Bevan과 함께 수행되었다(과학은 당신이 생각하는 것보다 더 많이 운에 의존한다).

물론 난산증 학생을 지도하는 위대한 교사들의 도움이 난산증 치료의 기초를 닦는데 필요했다. 나는 켈리 풀러튼Kelly Fullarton과 호주 퍼스의 맨디 네이튼Mandy Nayton으로부터 많이 배웠고, 또 도리안 여Dorian Yeo, 제인 에머슨Jane Emerson, 트리쉬 밥티Trish Babtie와의 장기적인 협력으로부터 많이 배웠다. 특히 밥티는 친절하게도 책을 모두 읽고 개선을 위해 중요한 제안을 해 주었다. 개입에 대한 나의 접근방식은 이런 교사들에 의해 형성되었지만, 내 동료이자 파트너인 다이애나 로릴라드Diana Laurillard가 결정적이었다.

나는 또한 내가 수년에 걸쳐 함께 일한 많은 아동 및 성인 난산증 환자로부터 엄청나게 많이 배웠다. 일부는 무명 또는 익명(예: '찰스Charles', '줄리Julie' 및 '캐시Cathy')으로 표현해 주길 원했고, 폴 무르크라프트Paul Moorcraft(난산증에 관한 책), 알렉사 레이스벡Alexa Raisbeck(미술 설치) 및 비비안 패리Vivienne Parry(라디오 작가)는 자랑스럽게 자신을 드러내 달라고 하였다.

나는 난산증이 교육 당국, 교사, 학부모 및 특히 환자들에게 더 널리 인식되기를 희망하며 이 책을 썼다. 또한, 이 책이 교사와 교육 심리학자 교육에 필수 구성요소가 되기를 희망한다.

참고문헌

Abeel, S. (2007). *My Thirteenth Winter: A Memoir*. New York: Scholastic.

Adlam, F. (2012). *Dyscalculia Matters: Effective Ways of Working with Children Who Struggle with Maths*. Essential Resources Ltd.

Attwood, T. *Dyscalculia Practice Activities*. First & Best in Education Ltd.

Babtie, P., & Emerson, J. (2015). *Understanding Dyscalculia and Numeracy Difficulties: A Guide for Parents, Teachers and Other Professionals*. London: Jessica Kingsley Publishers.

Bird, R. (2007). *The Dyscalculia Toolkit*. London: Paul Chapman Publishing.

Chinn, S. (2007). *Dealing with Dyscalculia: Sum Hope*. London: Souvenir Press Ltd.

Dowrick, N. (2015). Numbers count: a large-scale intervention for young children who struggle with mathematics. In R. Cohen Kadosh & A. Dowker (Eds), *Oxford Handbook of Numerical Cognition* (pp. 1099-1117). Oxford: OUP.

Emerson, J., & Babtie, P. (2013). *The Dyscalculia Assessment* (2nd ed.). London: Bloomsbury Education.

Emerson, J., & Babtie, P. (2014). *The Dyscalculia Solution: Teaching number sense*. London: Bloomsbury Education.

Henderson, A. (2012). *Dyslexia, Dyscalculia and Mathematics: A Practical Guide*, 2nd ed. Abingdon: Routledge.

Hornigold, J. (2015). *Dyscalculia Pocketbook*. Alresford: Teachers' Pocketbooks.

Moorcraft, P. (2014). *It Just Doesn't Add Up*. Croydon, Surrey: Filament Publishing Ltd.

Morton, J., & Frith, U. (1995). Causal modelling: a structural approach to developmental psychopathology. In D. Cichetti & D. Cohen (Eds), *Manual of Developmental Psychopathology*(Vol. 1, pp. 357-390). New York: John Wiley.

제1장

난산증이란 무엇인가?

그저 수학을 못하는 것이 아니다

많은 사람들이 스스로가 '수학에서 젬병'이라는 점을 기꺼이 인정하긴 하지만, 우리 모두는 수학이 삶에서 중요한 기술임을 알고 있다. 이에 반해 대부분의 사람들은 문법, 말하기 또는 읽기를 못 한다고 기꺼이 말하지는 못한다. 직장에서, 열악한 수학 실력은 열악한 문해력보다 더 큰 걸림돌이 된다(Bynner & Parsons, 1997). 수학 실력이 낮은 남녀는 교육을 길게 받을 확률이 낮고, 수입이 적으며 실업자일 가능성이 높으며, 법을 어기거나 아플 가능성이 높다(Parsons & Bynner, 2005).

영국, 미국 및 기타 국가의 많은 공식 보고서에서 수학 교육의 중요성이 강조되어 왔으며, 이는 매우 적절하다. 수학이 "국가의 번영과 밀접하게 연관된다"라는 나폴레옹의 말은 유명하다. 1982년, 수학 교육에 관한 「콕크로프트Cockcroft 보고서」 서문에서 키스 조셉Keith Joseph 교육과학부 장관은 "미래에 수학만큼이나 중요한 과목은 거의 없다"라고 했다(Cockcroft, 1982). 「콕크로프트Cockcroft 보고서」 이후, 영국에서만 애드리안 스미스Adrian Smith 교수의 「14세 이후의 수학에 대한 보고서」(Smith, 2004)와 피터 윌리암스 경Sir Peter Williams의 「초등 수학 보고서」(Williams, 2008)가 있었다. 마찬가지로, 전미연구평의회(National Research Council. Committee on Early Childhood Mathematics, 2009)는 다음과 같이 언급했다. "21세기의 국제 경쟁에서는 수학을 능숙하게 하고 수월하게 하는 인력이 필요하다." 그리고 이를 위해, "(전문가로 구성된) 위원회는 미취학 아동을 위한 적절한 수학 학습 목표를 설정하기 위해 기존 연구를 검토해야 하며, 이러한 학습 목표를 달성하기 위해, 교육과정, 지도법 및 교사연수와 관련된 증거 기반 통찰을 제공해야 한다"라고 언급하였다(p. 1). 2011년, 「낮은 교육 성과에 따른 높은 비용」 이란 제목의

OECD 보고서에서, 수학 수준이 GDP 성장을 주도함을 입증했다. 1960년의 수학 수준이 2000년까지의 경제 성장을 잘 예측했다. 그리고 1975년부터 2000년까지 교육수준의 향상은 경제 성장의 개선과 관련이 있었다. 특히, 보고서는 수학 점수 향상의 잠재적 효과를 살펴보았다. 예를 들어 영국에서 PISA 최소 수준(그다지 높은 수준이 아니다)에 도달하지 못한 아동의 11%의 점수가 올라가면, GDP 성장률이 최소 약 0.44% 정도 상승한다. 별거 아닌 거로 보이지만, 평균 GDP 성장률이 1.5%임을 고려하면 이것은 큰 수치로서, 거의 1/3의 누적 증가에 해당한다. 회계법인 KPMG는 영국의 낮은 수학 수준으로 발생하는 실업 수당, 사법 비용 및 추가 교육 비용과 같은 직간접 비용을 추정했는데, 무려 연간 24억 파운드(약, 3조 8,582억 원)였다(Gross et al., 2009).

수학적 능력이 좋지 않은 원인 중 하나는 발달성 난산증[3]이다. 선천적 장애라는 점과 성인까지 지속된다는 점에서 난독증과 비슷하다. 난산증의 특징과 원인은 물론, 어떻게 도와줄지는 다음 장에서 얘기할 것이다. 난산인과 그들의 교사, 부모들에게는 불행하게도, 난산증은 대중적 인지도가 높지 않다. 영국 정부의 수석 과학 고문은 다음과 같이 썼다. "현재 발달성 난산증은 난독증보다 대중에게 훨씬 잘 알려지지 않아서, 낮은 대우를 받고 있다. 그러나 난산증이 낳는 결과는 적어도 난독증만큼 심각하다"(Beddington et al., *Nature*, 2008, summarizing Government Office of Science report: *Mental Capital and Wellbeing*).

용어

많은 사람들이 난산증에 관해 혼란스러워하는 것은 놀라운 일이 아니다. 여기에 널리 사용되는 몇 가지 용어를 소개하고자 한다. 나는 난산증이라는 용어를 공식적으로 사용하는 사람 및 용어와 관련된 일부 과학자를 하나씩 열거해 볼 것이다. 라디슬라브 코

---

3) 난산증은 난독증과 마찬가지고 타고나는 질환이며, 이를 발달성 질환이라 한다. 뇌 손상의 결과로 후천적으로 생기는 경우도 있다. 내가 '난산증'이라는 용어를 쓸 때는 특별한 언급이 없는 한, 발달성 유형을 의미하는 것이다. 후천성 난산증에 관해서는 제7장을 참고하라(역자 주).

스크Ladislav Kosc라는 선구자가 이 특정한 발달상태에 대해 *난산증*이라는 용어를 처음으로 사용했다. 그는 난산증을 다음과 같이 정의했다.

> 발달성 난산증은 수학 능력의 구조적 장애이다. 이는 나이에 맞는 수학 능력의 성숙을 직접 담당하는 해부-생리학적 뇌 영역의 유전적 또는 선천적 장애에 기인하는데, 일반 정신 기능의 장애가 동반되지는 않는다.
>
> (1970a, cited in 1974, p. 47)

이것은 후속 연구에 비추어 수정을 거친 후, 본질적으로 내가 사용할 정의이다. 여기서는 선천적 및 신경학적 기초를 강조하는데, 추후 많은 연구가 이를 무시했다.

코스크Kosc는 난산증을 단지 수학을 못하는 것과 구별하기 위해 주의를 기울였다. 그는 다음과 같이 적었다.

> 어떤 사람이 부적절한 교육을 받았거나 신경증, 객관적인 질병 또는 피로 때문에 자신의 잠재적인 능력 또는 직접 습득한 지식이나 기술을 적절히 보여주지 못한다면, 이것은 이 능력의 *장애*가 아니라 그저 *유사 난산증*이라 불리는 결핍일 뿐이다.
>
> (Kosc, 1974, p. 49)

- 난산증 또는 발달성 난산증(Kosc, US Department of Education, and many scientific papers, this book)
- 산수 능력의 특정 장애(ICD-10, see below)
- 수학 장애(DSM-IV, see below)
- 수학 장해를 동반한 특정학습장애(DSM-5, see below)
- 수학/수학적 학습곤란, MLD(Mazzocco, Geary, many scientific papers)

그렇다면 난산증이란 무엇인가? 다양한 기관이 저마다 다른 용어와 기준을 사용한다. 그래서 이러한 공식적인 정의는 모호하고 일관성과 근거가 없긴 하지만, 실용적 관점에서는 중요하다.

난산증은 당국이 생각하기 나름이다

난산증은 현지 당국이 난산증을 어떻게 생각하느냐에 따라 다르다. 이를 통해 부모, 교사 및 환자는 특별한 도움을 요청할 수 있다. 이것은 난독증 환자가 시험에서 추가 시험 시간을 받거나, 손글씨의 어려움으로 인해 컴퓨터 사용을 허가받는 식으로 도움을 받는 것과 유사하게, 시험에서의 특별한 도움일 수도 있다. 이것은 또한 학습에서의 도움을 의미할 수도 있다. 다시 말해, 난독증 환자는 특수교육을 받을 수 있다. 이 세상에서 이러한 접근방식이 사용되는 곳이 있는데, 예를 들어 이탈리아 법 170조(Box 1.1 참고)가 그렇다. 이 법은 이 상태를 인정하기도 하고, 그 결과를 극복하기 위한 도움도 제공한다.

미국의 장애인 교육법[IDEA]은 (난독증과 함께) 난산증을 인지하고 있다. 미국 교육부의 특수교육 및 재활 서비스국Office of Special Education and Rehabilitative Services은 주와 지방 교육 당국이 적절한 평가와 적절한 도움을 제공하기를 요구하고 있다.

Box 1.1 이탈리아 법 170조

학습의 특정한 장애에 관한 새 법률

- 제1조 1항. 본 법은 특정학습장애 중 난독증, 난서증, 철자장애, 난산증…에 관한 것이다. 그것들은 적절한 인지 능력이 있고, 신경학적/감각적 결함이 없을 때 분명하게 드러난다. 그러나 그것들은 일상생활에 중대한 제한을 가한다.
- 제1조 5항. 본 법은 난산증을 계산과 수 처리 자동화에서의 어려움을 드러내는 특정한 결핍으로 본다.
- 제2조는 무엇보다도 잠재력의 실현을 위한 적절한 교육하기, 사회적 정서적 후유증 줄이기, 교사에 대한 적절한 훈련하기, 사람들이 문제를 인지하게 해 주기, 조기 진단과 재활을 촉진하기, 사회적 직업적 역량의 개발을 위한 동등한 기회 보장하기가 있어야 한다.

> 특수교육 프로그램 사무국[OSEP]은 편의시설을 어떻게 사용할지에 관한 자료를 포함해서 장애 아동에게 제공되는 서비스를 향상시키기 위해, 주, 학군, 학교 및 교사를 지원하는 자료와 자원을 개발하는 기술 지원 센터의 네트워크에 자금을 지원한다…. (이것이 지칭하는 것은) 시험 때 편의제공을 받는 것은 물론이고, 특수교육, 관련 서비스, 부가 지원 및 프로그램 수정이나 교직원 지원을 포함한 적절한 무료 공교육의 다양한 구성요소에 이른다.
>
> (Yudin, 2015)

이 접근방식의 문제점은 당국이 난산증을 인지하지 못할 수도 있다는 것이다. 인지하더라도, 전문적인 도움을 위한 추가 구매 자금을 제공하지 않거나 학교에서 특별한 배려(편의제공)를 제공하지 않을 수도 있다.

영국 교육부에서 2016년에 난산증을 인지하지 못한 한 가지 예가 있다. 바로 교육부는 2015년까지 보관하고 있던 난산증에 대한 유용한 자료를 모두 삭제한 것이다. 그러나 다행히 이전 영국 정부의 웹 사이트와 출판물에 난산증이 나와 있었다. 여기에 2001년 교육기술부에서 발표한 난독증 및 난산증 학생 지원을 위한 지침서에 난산증에 대한 정의가 있다.

> 난산증은 산수 기술을 습득하는 능력에 영향을 미치는 질환이다. 난산증 학생은 단순한 수 개념 이해, 수에 대한 직관적 파악에 어려움을 겪을 수 있으며, 연산 구구나 연산 절차에도 문제가 있을 수 있다. 심지어 정답을 말하거나 올바른 방법을 사용하였다 하더라도, 기계적으로 그리고 확신 없이 대답할 것이다…. 오직 수에만 어려움을 가진 순수 난산증 학생은 정상범위의 인지, 언어능력을 가질 것이며, 수학이 아닌 과목에서는 다른 사람보다 잘할 수도 있다.

먼저 이것은 난산증 학생과 정상적으로 발달 중인 또래 사이의 실제적인 인지 수준 차이를 설명한다. 그것은 단지 그들이 산술적 기술을 습득하는 데 있어서 더 저조하다는 것만은 아니다. 산수 능력이 저조한 데는 많은 원인이 있을 수 있다. 난산증 장애는 특정한 인지 결함, 즉 단순한 수 개념의 이해와 수에 대한 직관적 이해의 결함으로 진단된다.

전문가가 생각하는 난산증

일반적으로 전문가는 특수교육 요구 조정자 또는 교육 심리학자를 의미하지만 때로는 의사나 정신과 의사를 의미할 수도 있다. 이러한 전문가는 난산증을 인지하기 위한 평가를 제공할 수 있다. 그리고 실제로 필요한 도움을 추천할 수 있다. 어떤 것이 평가되고 도움이 되는지 당국이 지정하지 않았기 때문에, 이 전문가들이 중요하다. 이것은 전문가에게 맡기고, 전문가는 미국정신의학회American Psychiatric association나 세계보건기구 같은 전문 기관에서 제공한 정의와 진단기준을 사용한다.

전문가용 정의

1. 정신 장애 진단 및 통계 편람, 제4판. DSM-IV

이것은 미국정신의학회가 제정한 장애의 범주에 대한 『구약』과도 같다. 이것은 '산수 장애'에 대해, 다음과 같은 진단기준을 제시한다(섹션 315.1).

A. 개별적으로 실시된 표준화 검사를 통해 측정된 산수 능력은 개인의 생물학적 연령, 측정된 지능 그리고 나이에 적합한 교육을 고려할 때, 기대했던 것보다 현저하게 낮다.
B. 기준 A항의 장해가 계산이 요구되는 학업의 성취나 일상생활의 활동을 현저하게 방해한다.
C. 만약 감각 결함이 있다면, 산수 능력 장해는 통상적으로 감각 결함에 동반되는 정도를 초과해서 심하게 나타난다.

여기서 가장 먼저 주목할 점은 '표준화 검사'가 지정되지 않았다는 것이다. 만약 이것이 산수에 대한 표준화 검사라고 해도, 아동이 낮은 수행을 보이는 데는 많은 이유가 있을 것이다. 이에 대해서는 제3장에서 특별히 우리가 알아볼 것이다.

두 번째로 주목해야 할 점은 위 준거 기준이 산수 장애와 낮은 지능을 둘다 지니고 있을 가능성을 배제한 '불일치' 기준이라는 점이다. 이는 아마도 지능이 낮으면 '산수 장애'의 증상을 충분히 보일 수 있다는 점을 암시한다. 실제로 표준화 검사에서 비슷하게 낮은 수행을 보이는 학생이라면, 표준화 검사에서 지능 지수가 높은 사람이 산수 장애로 분류될 가능성이 더 높다.

용어나 이러한 분류의 기준이 되는 근거에 대한 타당한 이유가 제시되지 않았다. 실제로 DSM-IV는 근거를 제시하지 않고 수학적 장애의 유병률이 1%라고 하였다. 우리는 제2장에서 이것을 논의할 것이다.

한 가지 실질적인 문제는 이 기준이 학교에 들어가서 첫 2~3년간은 '상당한 불일치가 발견된 확률이 낮으므로, '실패할 때까지 기다리기' 방법을 사용해야 한다'라는 것이다. 이는 진단과 중재가 지연됨을 의미한다. 사실 이러한 정의는 중재를 방해할 수 있다. 지속적인 중재를 통해 달성된 개선은 진단을 바꾸며, 그것은 다시 지원의 감소로 이어질 수 있다(*Understanding Learning Difficulties: A Practical Guide*. Dyslexia SPELD Foundation, Perth).

그다음 실질적인 문제는 광범위한 인지능력에 관한 완전하고 종종 비용이 많이 들어가는 신경심리학적 평가 없이, 불일치가 식별될 수 없다는 것이다.

2. 정신 장애 진단 및 통계 편람, 제5판. DSM-5

『신약』에서 수학 장애와 관련된 부문은 '신경발달 장애'에 관한 부문 중 「학습장애」라는 제목 아래에 있는 315.1이다. 그것은 '수학 장해를 동반한 특정학습장애'이다. DSM-IV와는 정의가 상당히 다르다.

> '어려움의 영역'을 목표로 한 중재에도 불구하고, 학습 기술을 배우는 데 최소 6개월 이상의 지속적인 어려움.

수 감각, 연산 구구와 계산 그리고 수학적 추론.

학업 및 학습 문제는 다음과 같은 것이 없이 발생해야 한다.

1. 지적장애
2. 시각 또는 청력 장애
3. 정신 장애(예: 우울증, 불안 등)
4. 신경학적 장애
5. 심리 사회적 어려움

6. 언어 차이
7. 적절한 교육에 대한 접근성 부족

'지속적인 어려움'의 기준은 정의되어 있지 않았으며, 6개월간 중재에 반응하지 못한 이유도 제시되지 않았다. 무엇이 '지적장애' 또는 '신경장애'로 간주되는지는 명확하지 않다. 우리가 제4장에서 볼 수 있듯이, 난산인의 두뇌는 난산증을 가지지 않은 사람의 두뇌와 다르다. 이러한 차이가 장애의 결정적 요인일까? 이것은 한눈에 불일치 기준처럼 보이지 않는데도 불구하고, 지능검사에서 낮게 나오면 지적장애로 간주될 수 있으므로, 수학에 특정된 학습장애에서 배제된다. 난산증이라는 단어는 DSM-5에서 사용되지 않음에 주목하라('난독증'이라는 단어도 없다).

왜 변경되었을까? DSM-5 신경발달 작업집단은 '난독증과 난산증의 다양한 정의는 이러한 용어들이 장애 이름이나 진단기준으로는 유용하지 않다는 것을 의미한다'라고 결론 내렸다.

그러나 새로운 정의에는 몇 가지 장점이 있다. 첫째, 완전한 신경심리학적 평가가 필요하지 않을 수 있다. 호주 퍼스에 있는 난독증 SPELD 재단의 CEO인 맨디 네이튼 Mandy Nayton은 난산증 아동은 일반적인 교육 방법에 반응하지 않기 때문에, 학교 첫 해에 쉽게 발견할 수 있다고 믿는다. 이것은 아이가 실패할 때까지 기다리는 것보다 더 빨리 중재를 시작할 수 있음을 의미한다.

3. 국제 질병 분류 제10판. ICD-10

이 분류는 세계보건기구에서 만든 것이다. ICD-10은 DSM 기준보다 더 구체적이긴 한데, 더 도움이 되기는 할까?

'진료비 환급 목적으로 진단을 표시하는 데 사용되는 청구 가능한 ICD-10-CM 코드(물론 이것은 미국판 ICD-10이며, 여기에서의 보호자 또는 개인은 보험사 또는 주 또는 지방 교육 당국에 지원을 요청해야 한다)'는 무엇으로 구성될까? 다시 말해, 아동이 자신의 수학적 어려움에 대해 특별한 도움을 받을 자격이 있음을 어떤 진단명이 보장해 줄까? ICD-10은 가장 명확하고 널리 사용되는 분류체계이다. 섹션 F81.2에서는 '산수 능력의 특정 장애'라는 용어가 사용된다. 이것은

> 일반적인 지적장애나 전체적으로 불충분한 학교 교육으로만 설명할 수 없는 산수에 특정된 장해를 포함한다. 이 결함은 대수학, 삼각함수, 기하학 또는 미적분 등의 좀 더 추상적인 수학적 기술보다는 더하기, 빼기, 곱하기, 나누기 같은 기본적 계산 기술의 숙달과 관련된다.

중요한 것은 장애가 수학의 다른 분야가 아니라 산수에 있다는 것이다. 앞으로 보게 되겠지만, 예를들어 난산인은 산수에서 매우 저조할 수 있지만, 기하학에는 능숙할 수 있다. 그러나 문제가 있긴 있다.

ICD 정의는 일반적인 지적장애만으로 설명할 수 있는 산수 기술의 저하를 제외하였다는 점을 유의해라. 다시 말해, 한 아이가 머리가 나쁜데 동시에 산수기술의 특정장애를 가질 수는 없다는 것이다. 더욱이 마지막 단락에서는 '읽기 또는 철자 장애와 관련된 산수 장애'도 배제하였다. 따라서 아이는 난독증과 동시에 난산증일 수 없다. 만약, 아이가 난독증이라면 난산증일 수는 없다. 무슨 이유인지 뭐라 설명할 수 없지만, 난독증을 우선 진단한다.

'지적장애'는 또 다른 문제이다. IQ 검사 또는 기타 지능과 일반인지 능력의 검사에서 점수가 저조하다고 해서, 높은 수학 기술을 가지는 못하는 건 아니다. 우리는 서번트savants에 대한 연구를 통해, 낮은 IQ 또는 제한된 인지 능력의 다른 지표를 가지고 있지만 빼어난 계산능력을 가지고 있는 경우를 안다(Butterworth, 2006). 지능이 매우 높아도 난산증이 될 수 있으므로, 우리는 IQ 측정값이 수학적 능력을 제대로 예측하지 못함도 안다(Butterworth, Varma and Laurillard, 2011). 이것은 특수교육이 필요한 아동이 측정된 지능 지수 때문에 '청구 가능 코드'에서 제외됨을 의미한다. 이제 이 아이들을 산수 문제를 보통으로 풀 수 있게끔 연습시킬 수 있다. 그러나 이보다 훨씬 더 흥미로운 것에 대한 질문이 떠오른다. 그들은 계산을 위해 개념적 기반 그리고 자신만의 유효한 전략을 개발할 수 있는 인지능력을 가지고 있을까?

또 하나의 어려움은 다음과 같은 것이다. ICD-10은 '부적절한 학교 교육'으로 인해 산수 능력이 부족한 아동을 배제한다. 현재 ICD-10이 이것에 대한 용어를 정의하지 않고 있기 때문에, 해당 아동이 부적절한 교육으로 인한 '산수 기술의 특정 장애'를 가진 것으로 확실히 분류하는 것이 불가능하다. 교육은 여러 가지 이유로 부적절할 수 있다. 읽기의 어려움 때문에 그럴 수도 있다. 만일 교실에서 문어written language 사용이 지배적이고, 아동이 문어 사용의 어려움을 극복하지 못한다면, 수학에서 뒤처질 수 있다.

우리는 난산증이 무엇인지 알아본 후, 적당하고 적절한 가르침에 대해 알아보아야 할 것이다.

이론 기반 접근

용어가 무엇이든지 간에, 적절한 중재가 무엇이든지 간에, 난산증의 기준에 대한 혼란의 근원은 이론적 관점이 부족하기 때문이다. 이는 아동들이 수학에서 기대하는 수준에 도달하지 못하는지를 이해하는 데 있어 매우 중요한 부분이다.

물론 기대하는 수준은 사회적, 경제적 요인 그리고 특히 중요한 것인 정치적 요인에 의해 결정될 것이다. 한 가지 예는 교육기관(일반적으로 정부 기관)이 난산증을 '청구 가능' 범주로 분류하는지이다. 수학적 능력이 지능을 나타낼 뿐이라는 무지 때문에, 또한 행동을 촉구하는 부모 집단의 부재로 인한 행정당국의 게으름 때문에 난산증이 '청구 가능' 범주로 분류되는 데 실패할 수도 있다. 영국 및 다른 많은 나라에서 난독증을 정확하게 인지하는 이유는 난독증을 인정해야 한다고 주장하는 조직이 있기 때문이다. 교육 당국이 난산증을 인지하지 않는 이유는 난산증으로 평가된 사람들에 대한 지원을 해 주어야 하는 책무가 뒤따르기 때문이다.

이론이 없다면, 경제적, 정치적 이유 또는 하위 35%, 하위 16%, 하위 2% 같은 단순히 임의적으로 정한 기준을 쓸 수밖에 없다. 이러한 기준 중 그 어느 것도 학생이 필요로 하는 것을 만족시켜주지 못한다. 다양한 인구집단을 고려할 때, 문제는 더욱 복잡해진다. 예를 들어, PISA 2012 연구 같은 국가비교분석에 관해 생각해 보자. 상위 10개국은 2등급 미만 학생의 비율이 약 10%이었지만, 하위 국가에서는 60%에서 75% 사이였다. 그러므로 학생이 무엇을 할 수 있고 없느냐의 측면에서 보면, 싱가포르에서 난산증으로 진단되는 것은 인도네시아에서 진단되는 것과 매우 다를 것이다.

여기 해결해야 할 문제가 하나 있다. 왜 이런 아이는 반 친구들이 이해할 수 있는 것을 이해하지 못하는가? 이것은 이론적 문제이다. 사실 이것은 코스크Kosc가 40년 전에 제기한 질문이다. 그는 진짜 난산증과 가짜 난산증을 구별하고 싶었다. 그 둘은 아주 다른 원인에서 비롯된다.

이러한 약 5%의 학생에게 줄 해답은 매우 기본적인 수 개념 부족 때문이라는 것이다. 즉, 그들은 학교 교육의 적절성, 사회/경제적 지위, 심지어 가정 배경에 좌우되는 시험에서뿐 아니라, 그런 요인에 거의 좌우되지 않는 시험에서도 잘 해내지 못한다.

예를 들어, 이 학생들은 통상 점으로 표시되는 작은 물체의 집합을 보고 모두 몇 개인지 알아내는데 느리다. 그들은 또래보다 더 느리고, 덜 정확하며, 이것은 개인 간 차이를 안정적으로 보여주는 측정치이다. 이는 향후 산수능력 습득의 용이성 또는 어려움에 대한 신뢰할 수 있는 예측변수다(Reeve et al., 2012). 그들은 둘 중에서 점이 더 많은 쪽을 선택하는 과제 또한 잘 해내지 못할 것인데, 이는 교육과는 거의 관련이 없다(Piazza et al., 2010). 왜 이 아이들은 이 간단한 수 검사조차 잘하지 못할까? 그것은 코스크$_{Kosc}$가 "수학능력의 성숙에 해부-생리학적으로 직접적인 바탕이 되는 뇌 영역의 유전적 또는 선천적 장애"라고 부른 것 때문일까?

요약

■ 수학 장애를 일컫는 다양한 용어가 있다.
• 난산증 또는 발달성 난산증
• 산수 능력의 특정 장애
• 수학 장애
• 수학 장해[4]가 있는 특정학습장애
• 수학/수학적 학습곤란

■ 이러한 용어는 다양한 정의와 진단기준에 따라 달라지며, 뭘 적용하든 정확히 같은 사람을 골라내는 것이 아니다.

4) DSM-5에서는 disorder와 impairment를 용어를 구분해서 사용하는데, disorder는 장애로 번역하고 주로 질병을 뜻할 때 사용하며, impairment는 장해로 번역하고 기능의 손상을 뜻할 때 사용한다. 다른 많은 문서에서는 장해로 써야 할 때도 장애로 구분 없이 사용되는 경우가 많다(역자 주).

- 현지 규칙 및 규정에 따라 어떤 기준과 용어를 사용해야 할지 결정될 것이다. 평가에 대해서는 제9장을 참고하라.

- 나는 이 책에서 난산증 또는 발달성 난산증이라는 용어를 사용할 것이며, 이론적이고 경험적으로 정의할 것이다.

참고문헌

Butterworth, B. (2006). Mathematical expertise. In K. A. Ericsson, N. Charness, P. J. Feltovich, & R. R. Hoffmann (Eds), *Cambridge Handbook of Expertise and Expert Performance*(pp. 553–568). Cambridge: Cambridge University Press.

Butterworth, B., Varma, S., & Laurillard, D. (2011). Dyscalculia: From brain to education. *Science*, 332, 1049–1053. doi: 10.1126/science.1201536

Bynner, J., & Parsons, S. (1997). *Does Numeracy Matter?* London: Basic Skills Agency.

Cockcroft, W. H. (1982). *Mathematics Counts: Report of the Committee of Inquiry into the Teaching of Mathematics in Schools under the Chairmanship of Dr W H Cockcroft. London*: HMSO.

Gross, J., Hudson, C., & Price, D. (2009). *The Long Term Costs of Numeracy Difficulties*. Retrieved from: www.everychildachancetrust.org

Kosc, L. (1974). Developmental dyscalculia. *Journal of Learning Disabilities*, 7, 159–162.

Parsons, S., & Bynner, J. (2005). *Does Numeracy Matter More?* London: NRDC.

Piazza, M., Facoetti, A., Trussardi, A. N., Berteletti, I., Conte, S., Lucangeli, D., … Zorzi, M. (2010). Developmental trajectory of number acuity reveals a severe impairment in developmental dyscalculia. *Cognition*, 116(1), 33–41.

Reeve, R., Reynolds, F., Humberstone, J., & Butterworth, B. (2012). Stability and Change in Markers of Core Numerical Competencies. *Journal of Experimental Psychology: General*, 141(4), 649–666. doi: 10.1037/a0027520

Smith, A. (2004). *Making Mathematics Count: The Report of Professor Adrian Smith's Inquiry into Post-14 Mathematics Education*. Retrieved from: http://dera.ioe.ac.uk/4873/1/Maths InquiryFinalReport.pdf

Williams, P. (2008). *Independent Review of Mathematics Teaching in Early Years Settings and Primary Schools: Final Report*. (DCSF-00433-2008). Retrieved from: http://

dera.ioe. ac.uk/8365/7/Williams%20Mathematics_Redacted.pdf

Yudin, M. K. (2015). Specific Learning Disabilities. Washington DC: United States Department of Education. Retrieved from www2.ed.gov/policy/speced/guid/idea/ memosdcltrs/guidance-on-dyslexia-10-2015.pdf

제2장

수 감각

우리가 수에 대해 가진 직관적 이해

설명 수준	설명 방법	교육적 맥락
행동 수준	**제2장 수 감각**	제8장 사회, 학교 그리고 집
인지 수준	제3장 산수 스타터킷	제9장 평가
	제4장 난산증의 원인으로서 핵심 결함	
	제5장 산수 능력의 발달	제10장 중재
신경 수준	제6장 뇌 구조와 기능	제11장 정책
유전 및 기타 원인은 제7장		

유아의 스타터킷

유아가 태어날 때, 뇌는 '빈 서판blank slate'이 아니다. 뇌와 감각(시각, 청각, 후각, 미각 및 촉각)은 세상을 이해하도록 설계되었는데, 세상의 몇몇 특징에는 주의를 기울이며 동시에 다른 것들은 무시한다. 뇌는 출생 후 3개월까지, 하루 1%의 비율로 매우 빠르게 자라며, 그 이후로도 하루 0.4%씩 계속 자란다. 사실, 뇌 용적은 출생 후 90일 만에 두 배가 된다. 또 이 기간에는 뇌세포뿐 아니라 세포 간 연결부의 용적에도 매우 빠른 증가가 있다. 이러한 변화에는 감각, 움직임의 통제, 인지 같은 뇌 기능의 급속한 변화도 동반된다.

우리가 빈 서판으로 태어나지 않았다는 한 가지 분명한 증거는 색깔지각이다. 인간은 다른 많은 생물과 마찬가지로 특수한 신경 메커니즘(망막에 있는 막대세포와 원추세포 그

Box 2.1 직산

수평축에서는 점의 개수 그리고 수직축에서는 그 점이 몇 개인지 알아내는데 걸린 평균 시간(ms)을 보여주는 정상 성인의 연구결과이다. 여기에는 두 개의 서로 다른 기울기를 가진 직선이 있는데, 4개의 점까지는 '직산 범위'의 직선이고 5개 이상에서는 '수 세기 범위'의 직선이다. 두 직선의 기울기 차이는 이 과제에서 서로 다른 별도의 경로로 처리됨을 의미한다. 직산(또는 '직지', '즉지셈'이라고도 불린다[5])을 할 때는 점을 차례로 셀 필요가 없다. 당신은 즉시 한눈에 몇 개인지 말할 수 있다. 5개 이상 점의 경우, 관찰자는 보통 말로 또는 무의식적으로 차례로 수를 센다. 물론 세지 않고 어림해서 정답을 말할 수도 있다. 이 범위의 수에 대해 관찰자는 어림과 수 세기를 혼합해서 사용할 수도 있다. 현재까지 두 개의 경로가 있다는 가설을 지지하는 광범위한 증거가(뇌 영상연구를 포함하여) 있다.

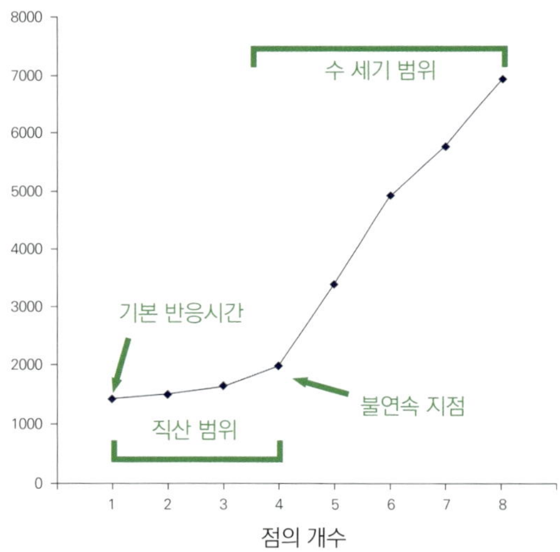

---

5) subitization이나 subitizing의 라틴어 어근은 arrive suddenly이란 의미로 말로 세지 않고 즉시 수량을 안다는 뜻이다. 우리나라에서는 직지, 즉지셈, 직산 등으로 번역되는데 본 역서에는 네이버 사전을 따라 직산으로 번역하였다(역자 주).

리고 이를 뇌의 특수한 네트워크로 연결시켜주는 신경 경로)을 통해 주변 환경의 색깔을 알아보고 구별한다. 물론 이것은 잘 익은 과일과 익지 않은 과일, 쓸모 있는 꽃과 쓸모없는 꽃, 친구와 적, 암컷과 수컷(오리나 공작새를 생각해 보라)을 구별할 수 있게 해주므로 매우 유용한 메커니즘이다. 더욱이, 당신은 세상의 색깔을 안 보려야 안 볼 수 없다. 당신이 보는 어떤 물체의 색깔에 주의를 기울이지 않아서 그 색깔을 기억하지 못할 수도 있지만, 그것을 보았을 때 색깔로 보았다. 흑백모드로 전환하는 스위치는 없다. 그것은 시각 연구자들이 말하는 세상의 '주요 시각적 속성'이라는 것이다.

세상을 수로 보는 것도 색깔로 보는 것과 매우 유사하다는 주장이 있다. 당신이 보는 물체의 수도 세상의 주요 시각적 속성이다. 당신은 그릇에 담긴 사과의 수를 안 보려야 안 볼 수 없다. 만약 그 수가 한눈에 보기 적당하다면, 당신은 사과가 모두 몇 개인지 즉시 그리고 정확하게 알아낼 것이다. 그것을 '직산'(Box 2.1 참고)이라고 한다. 만약 개수가 상당히 많고 정확히 몇 개인지 모르는 두 개의 무더기가 있는 상황에서도, 수량에 대한 대략적인 감각을 가지고 어느 쪽이 더 많은지 알아낼 수 있을 것이다. 예를 들어, 사과 47개와 오렌지 26개가 있으면 사과와 오렌지의 정확한 개수를 모르더라도, 오렌지보다 사과가 더 많다는 걸 안다. 심지어는 그것들이 섞여 있어도 그러하다.

내 눈앞에 보이는 무언가가 물체라는 걸 알아차리는 것은 분명히 몇 개인지 알기 위한 전제조건이다. 유아기infancy(라틴어로 infans는 '말이 없다'라는 뜻)부터 걸음마기를 지나 4세까지, 아동의 지각 시스템, 특히 시각은 점점 더 선명해져서 사람의 얼굴과 목소리를 알아차릴 수 있으며, 언어와 사회적 기술이 습득되며 행동을 더 잘 제어할 수 있으며, 세상에 대한 추론 능력이 점점 정교해 진다. 이렇게 산수 능력은 빠르게 발전하는 이런 상황에 어떻게 적응할까?

수 감각과 '수 모듈'

학습자가 산수를 배우는 일에 사용할 도구가 포함된 스타터킷starter kit을 가지고 있다고 생각하면 이해가 쉽다. 이 스타터킷에는 물체가 배경이나 주변과 분리되어 있음을 인식하는 도구가 포함될 것이다. 또 물체가 완전히 또는 부분적으로 숨겨져 있는 경우에도 여전히 존재함을 인식하는 도구도 필요하다(Gibson & Spelke, 1983).

스타터킷에 든 도구 중 하나가 수와 산수에 대한 학습에서 특별히 사용된다는 것을 알면 놀랄 수도 있다. 프랑스의 신경 과학자이자 수 관련 능력 연구의 중추 역할을 담당하고 있는 스타니슬라스 드앤Stanislas Dehaene은 이러한 타고난 능력을 '수 감각'이라고 부르면서 대중에게 널리 알려왔다.

우리가 '수 모듈'을 가지고 있다는 것은 무엇을 의미할까? 그것은 학습자 자신이 세상에서 특정 영역과 관계없는 특징을 제외하고 관계된 특징만 골라서 인지할 수 있게 해주는 정신 구조와 원리를 가지고 태어난다는 뜻이며, 이는 정규 또는 심지어는 비정규 교육조차 받지 않아도 이를 해낼 수 있다는 뜻이다.

특히, 수 세기와 관련하여, 이 분야의 또 다른 개척자는 로첼 겔만Rochel Gelman이다. 최근에 그녀는 유사한 모듈 방식으로 작동하는 '핵심 도메인'의 목록을 작성했다. 겔만은 "… 널리 알려진 핵심 도메인은 사물에 대한 인식과 추론을 지배하는 것, 자연수, 인과성, 생물 대 무생물, 언어 및 사회성이다"라고 했다(Gelman, 2015). 아기는 미소를 인식하고, 가르쳐주지 않아도 미소로 응답한다. 또 그들은 물체가 다른 물체 뒤에 가려졌다가 다시 나타날 때 놀라지 않을 것이다(영향력이 지대한 스위스 심리학자 장 피아제Jean Piaget의 주장과 반대된다).

이에 반해, 비핵심 도메인은 지도 또는 스스로 학습이 필요하다. 거기에는 체스, 피아노, 크리켓, 미적분, 제빵, 컴퓨터 프로그래밍, 저글링 등이 포함된다. 이것들은 문화의 영향을 받으며, 배우려는 결심이 필요하다.

유아의 수 감각

우리는 유아 행동에 관한 연구를 통해, 유아가 수 감각이 있음을 알고 있다. 어른과 마찬가지로, 유아도 같은 것을 반복해서 보는 것에 지루함을 느끼며, 뭔가 새로운 것이 제시되면 관심이 생긴다. 그렇다면 같은 물건은 아니지만 같은 수의 물건을 제시할 때, 유아가 지루해 하고 그만 보려고 할까? 만일 물건의 *개수*가 달라지면 더 오래 쳐다보기 시작할까? 대답은 "그렇다"이다. 물론 우리는 그것이 제시된 장면의 다른 속성의 변화 때문이 아니고, 개수의 변화가 더 오래 쳐다보도록 하는 거라는 것을 확실히 할 필요가 있다. 피아제Piaget에 따르면 유아는 여전히 감각운동 단계에 있기 때문에, 점이 하얀 배경에 대비해서 얼마나 까만지, 점이 얼마나 빽빽이 모여 있는지, 얼마나 밝은지, 모서리는 얼마나 많은지 등과 같은 시각적 속성과 분리하여 제시된 장면에서 수량만 추상화할 수 없다. [그림 2.1]에서 그 예를 볼 수 있다. 이것은 수량의 변화에 대한 유아의 반응을 알아보려는 첫 번째 시도에서 보여준 화면이다. [그림 2.2]는 더 많은 수량을 사용한 추후 연구를 보여준다.

유아는 물체가 규칙 없이 움직이고 있을 때조차 수량의 변화에 반응할 것이다. 사각의 화면들이 끊임없이 움직이고 있을 때도 그들은 거기서 수량을 알아내고 있으므로, 유아는 패턴의 변화에 반응하는 것이 아니다(Van Loosbroek & Smitsman, 1990).

이 유아들은 5개월에서 8개월 정도로, 비교적 나이가 많았다. 그러나 심지어 생후 1주에서도 수량에 민감함을 보여줄 수 있다(Antell & Keating, 1983). 실제로 태어난 지

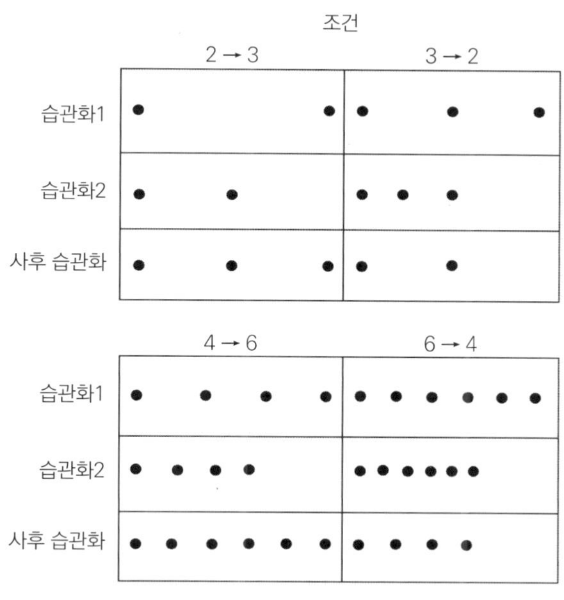

[그림 2.1] 생후 22주 된 유아가 화면에 제시된 물체의 개수가 변하면 알 수 있는지를 검사한 첫 번째 연구

유아는 습관화1과 습관화2가 반복해서 제시될 때, 세 번의 연속 시도에서 쳐다보는 시간이 평균 50% 감소했다. 그러고 나서 동일한 기준을 사용한 사후 습관화(PH) 테스트가 있었다. 그 결과, 두 개의 점이 세 개로 바뀌면 유아가 더 오래 쳐다보았다. 점 2개가 3개로 바뀌거나, 3개가 2개로 바뀌면 그러했지만, 6개가 4개로 바뀌거나 4개가 6개로 바뀔 때는 그러지 않았다(Starkey & Cooper, 1980).

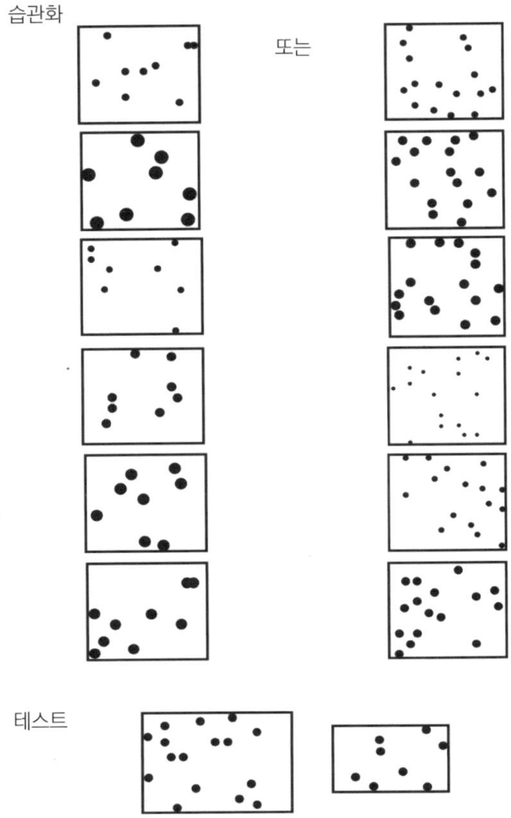

[그림 2.2] 6개월 된 아기는 점의 개수가 변할 때 더 오래 쳐다볼까?

이것은 "매번 다르게보인다고 해도, 유아는 수량(점들의 개수)이 반복되면 습관화될까?"라는 물음으로도 알아볼 수 있다. 만약 그렇다면 다른 수량이 나타났을 때는 더 오래 보는 식으로 탈습관화 되어야 한다.

결과: 유아는 8이 16이 되면, 더 오래 본다. 하지만 8이 12가 될 때는 아니다.

의미: 유아는 비수량적인 특성(예: 화면의 변화에 따라 검은색 양의 변화)을 사용할 수 없다. 하지만 습관화 및 테스트에서의 제시된 수량 비가 충분히 크면(2:1은 되지만 3:2는 안됨) 수량에 근거해서 이런 구별을 할 수 있다(Xu & Spelke, 2000).

2일 된 유아들은 시지각visual perception을 넘어서서 수량에 대한 일종의 추상적 개념을 가진다고 알려져 있다. 그들은 방금 들은 일련의 소리의 *개수*와 일치하는 시각적 화면을 더 오래 쳐다본다.

유아의 수 개념에 상한선이 있을까? 아이는 4개, 10개 또는 100개까지 알아낼 수 있을까? 비록 Starkey와 Cooper(1980)의 연구에서 유아들이 3과 4를 구별해낸 것으로 보아 3개가 최대인 것으로 보이긴 하지만, 그들에게 4개는 단지 '3개 이상'일 뿐일 수도 있다. 하지만 유아는 4까지의 작은 수량을 인지할 수 있을 뿐 아니라, 둘 간의 차이가 충분히 크다면 더 큰 수량도 구별할 수 있다. 그렇게 유아는 [그림 2.2](Xu & Spelke, 2000)에 나오는 16개와 8개의 점을 구별할 수 있으나, 12개의 점과 8개의 점은 구별할 수 없다.

이러한 유아의 능력은 우연히도 다른 생명체에서도 발견된다. 아마도 스타터킷에 들어가 있을 가능성이 높은 도구일 것이다. 물론 산수를 배우려면 다른 도구도 필요하지만, 이것들은 산수 학습에만 사용되는 것은 아니고 넓은 영역에 걸친 다양한 종류의 작업에도 사용된다. 이러한 도구들은 보통 '영역-일반적' 인지 도구라고 불리며, 다양한 작업에 적용할 수 있다. 이것들은 지능, 추론 능력, 작업기억, 장기기억과 주의력이다. 또 나는 이 범주에 언어를 포함시킨다. 만약 학습자가 교사나 보호자가 말하는 내용이나 수학책에 쓰인 내용을 이해할 수 없다면, 산수를 배우는 데는 엄청난 장애가 될 수 있다(제3장 참고).

이는 수와 산수에만 전적으로 적용되는 '영역-특이적' 인지 도구와 대조된다.

수 모듈의 용량 측정

수량 차이 구별

한 사람이 수량의 차이를 얼마나 잘 구별할 수 있는지 알아볼 때 널리 사용되는 방법 중 하나는 더 큰(또는 더 작은) 수량을 선택하도록 하는 것이다. [그림 2.3]에서 나는 이를 테스트하기 위해, 사용된 자극의 종류를 보여주고자 한다. *대략 수 시스템*Approximate Number System이라는 (이름에서 뜻하는 바와 같이) 물건 집합의 수량을 대략 표상해 주는 시스템을 사용해서, 수량의 차이를 구별하는 과제에 이용하는 것이다. 이것은 특히 4보다 큰 집합에서 특히 유용한데, 작은 집합은 종종 직산이라고 불리는 다른 기제를 이용해서 정확하고 빠르게 셀 수 있기 때문이다.

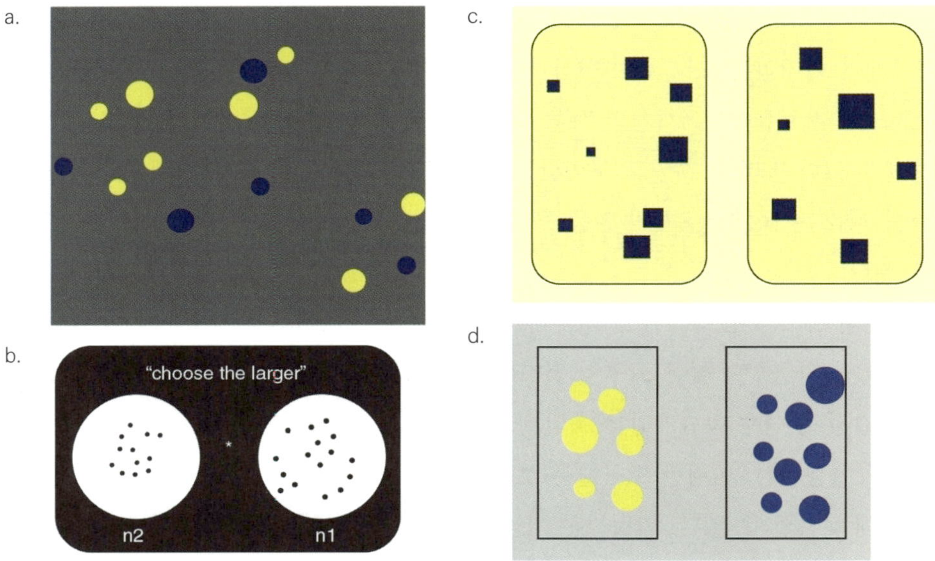

[그림 2.3] 수량 변별 과제에 사용되는 자극 유형

a검사: 파란색 점이 더 많나요? 노란색 점이 더 많나요? (Halberda et al., 2008.)
b검사: 점이 더 많은 상자를 고르세요. (Piazza et al., 2010.)
c검사: 어느 쪽 사각형이 더 많은가요? (Iuculano et al., 2008.)
d검사: 어느 쪽이 더 많은 점? (Libertus et al., 2011.)

이러한 수행능력을 측정하는 방법에는 두 가지가 있다. 첫 번째는 한 사람이 더 많은 집합을 얼마나 안정적으로 고를 수 있는지에 달려있다. 이것은 두 수량이 비슷해질수록 더 어려워진다. [그림 2.3]이 몇 가지 예를 보여준다. 당신은 [그림 2.3a]가 [그림 2.3b]보다 쉽다는 것을 혼자서도 알아낼 수 있다. 이것은 때때로 '거리효과'라고도 한다. 말하자면, 두 집합 사이의 거리, 즉 차이가 클수록 과제가 더 쉬워지고 정답을 맞힐 가능성은 더 높아진다. 거리는 때때로 두 집합 간의 절대적인 차이([그림 2.3a]에서 2개, [그림 2.3b])로 제시된다. 그러나 두 집합의 *비율 차이*로 제시되는 것이 더 일반적이다. 그것은 독일 의사이자 심리학자인 에른스트 베버Ernst Weber(1795~1878)가 처음 확인한 심리학에서 가장 오래된 법칙 중 하나를 따른다. 베버는 무게를 이용하여 실험했지만, 모든 종류의 자극(밝기, 음량 및 음조)도 같은 법칙을 따른다.

사람이 제대로 구별할 수 있는 비율 차이의 정확한 수치는 그 자극의 차원과 각자

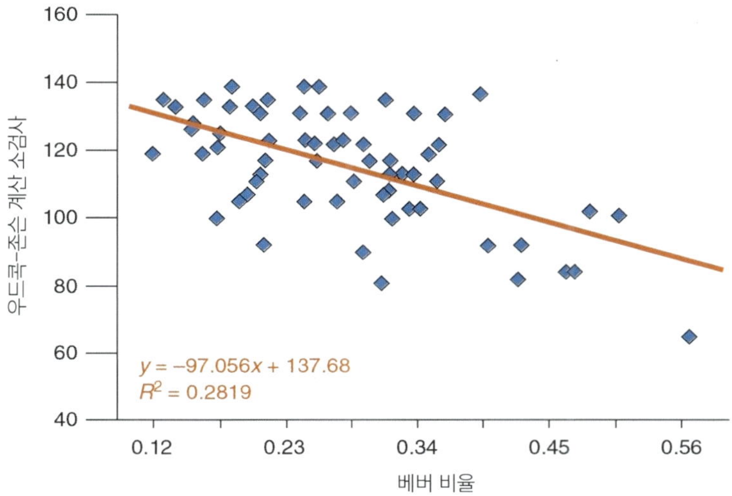

[그림 2.4] 학생의 표준화된 산수 시험[WJ-Rcalc(우드콕-존슨 심리교육 검사집 개정판 계산 소검사)] 에서의 수행과 베버 분수 간의 관계

R^2는 산수 시험에서 베버 분수를 측정하는 방법이다. 0.28이라는 수치는 중간 정도지만 의미 있는 효과가 있다는 뜻으로, 다른 요소도 중요하다는 의미이다.

민감도에 따라 다른데, 음량은 밝기보다 구별하기 쉬운 편이다. 우리가 수량을 인지하는 기술을 평가할 때 관심을 가지는 것은 *각자의 민감도*이다. A 씨가 10% 차이를 확실하게 구분할 수 있는 반면, B 씨는 차이가 20%는 되어야 확실하게 구별한다면, A 씨가 B 씨보다 더 민감하다고 할 수 있다. 민감도는 때때로 에른스트 베버의 이름을 따서 베버 비율Weber Fraction이라고 한다.

[그림 2.4]는 민감도를 산수 능력과 연관시킨 Halberda 등의 첫 번째 연구의 결과를 보여준다.

이제 우리는 다른 것들이 똑같은 조건에서 파란색([그림 2.3a], [그림 2.3c]) 또는 검은색([그림 2.3b])이 더 많다는 것을 쉽게 알 수 있다. 관찰자가 파랑 혹은 검정의 개수가 아닌, 파랑 혹은 검정이 차지한 면적에 기반해서 판단을 내리고 있는지 확신할 수 있을까? 실제로 수량 변별은 점이 차지한 전체 면적 때문에 방해받는다고 알려져 있다(Gebuis & Reynvoet, 2012a; 2012b). 몇 가지 방법이 시도되었었다. 두 집합의 파란색 또는 검은색이 차지한 면적은 똑같게 만들고 대신 더 큰 집합의 점은 평균적으로 더 작게 해서, 관찰자가 점의 크기를 기준으로 판단을 내릴 수 있게 하였다. 즉 작은 점을 가진 집합이 더 많은 점을 가졌으리라 판단하고 집합을 고른다는 뜻이다. 또는 점의 크기를 일정하게 만든 조건에서, 점이 차지한 전체 면적이 크면 집합이 더 크다는 걸 의미하도록 만들어도 보았다. 적어도 하나 이상의 연구에서, 절반은 차지한 면적을 똑같이 하고 나머지 절반은 점의 크기를 똑같이 하였다(Libertus et al., 2011). 내가 바람직하다고 생각하는 또 다른 방법은 [그림 2.3c]의 자극처럼, 총면적과 점 크기를 무작위로 변화를 주는 것이다. 더 많은 사각형이 있으면서 차지한 면적도 큰 상자가 1/3, 더 많은 사각형이 있지만 차지한 면적이 똑같은 상자가 1/3, 더 많은 사각형이 있지만 차지한 면적은 작은 상자가 1/3씩 구성된다(Iuculano et al., 2008).

Box 2.2 아날로그 크기 시스템

수학자들은 수 세기 동안 공간을 수에 대한 모델로 사용했고, 이것은 인간이 수를 생각하는 방식을 변화시켰다. 아주 간단한 예를 하나 들어보면, 직선 왼쪽의 0부터 시작해서 수를 배치하다 보니 수학자들은 0의 왼쪽에는 어떤 종류의 숫자가 있는지 궁금하게 만들었다. 덕분에, 우리는 음수라는 매우 유용한 아이디어를 가지게 되었다. 그리하여, 좌표 공간에서 양수 및 음수를 사용하여(직교 좌표계) 수의 위치를 정하는 생각을 할 수 있게 되었다. 더 일반적으로, 수학자들은 수와 공간 표상을 통합하는 것을 좋아한다. 여기서의 의문점은 수학자가 아닌 인간의 뇌가 어떤 조건에서 같은 일을 해내는가이다. 1993년 프랑스의 수학자이자 신경 과학자인 스타니슬라스 드앤(Stanislas Dehaene)은 이것이 바로 인간의 뇌가 하는 일임을 주장하는 두 개의 논문을 발표한다.

한 논문에서, 그는 성인은 작은 수(<5)는 공간의 왼쪽에 두고 큰 수(6~9)는 오른쪽에 두는 것을 선호한다는 것을 보여주었다. 그는 참가자들에게 수가 홀수면 왼쪽 화살표를 누르고 짝수면 오른쪽 화살표를 누르도록 했다. 수가 작은 경우 왼쪽 키를 누르는 게 더 빨랐고, 수가 큰 경우 오른쪽 키를 누르는 게 더 발랐다. 이 기초 실험은 수백 번 재현되었고, 몇 번은 재현에 실패했다. 이 결과는 머릿속에 '정신적인 수 직선'이 있음을 알려주는 것으로 해석되었다. 그것은 크기와 방향이 모두 있는 일종의 벡터(왼쪽에서 오른쪽)이다(Dehaene et al., 1993).

(계속)

1993년, 드앤은 신경 과학자 장 피에르 샹제(Jean-Pierre Changeux)와 함께 발표한 두 번째 논문에서 수리 능력의 발달과 처리방식에 대한 컴퓨터 모델을 만들었다. 여기서 그들은 유기체가 익숙한 기호를 알지 못하는 상태에서 수 직선을 어떻게 만드는지 보여줬다(Dehaene & Changeux, 1993). 이것은 인간이 아닌 유기체를 포함하여 필요한 처리기술을 가진 어떠한 유기체에 의해서도 물체의 집합이 몇 개인지에 대한 생각이 환경에서 추출될 수 있음을 의미한다. 또 그들은 수 직선을 더 자세히 설명했다. 각각의 수는 수 직선에서 활성화의 분포로 표시되며, 그 수의 분포는 정점에 있다. 이제 아래 그림에서 수들의 표상이 서로 겹치는 것을 주목하라. 수 사이의 거리는 '거리효과'를 발생시키는데, 멀리 떨어진 수의 표상끼리는 덜 겹치므로 더 큰 것을 더 쉽게 더 빨리 고를 수 있다. 드앤과 샹제는 이를 또 한 번 수정하는데, 수 직선은 압축(예를 들어 로그함수로 압축됨)된다는 것이다. 그들은 이것이 뇌의 개별 뉴런이 행동하는 방식과 좀 더 일치한다고 생각한다. 이는 또한 거리효과에 대해 (약간) 더 나은 수학적 설명을 제공한다.

만약 수의 신경 표상이 겹치고 본질적으로 확률적이라면, 이러한 표상은 우리에게 친숙한 정수와는 다르다. 예를 들어 정수체계에서는 4에서 5가 되면 한 칸 변한 것이다. 그 때문에, 많은 사람들이 이런 종류의 표상을 '대략 수 체계'라고 부르며, 이는 수가 그저 대략적으로만 표상된다는 의미이다. 이는 우리가 일반적으로 정수를 생각하는 방식인 정확한 방식과는 다르다.

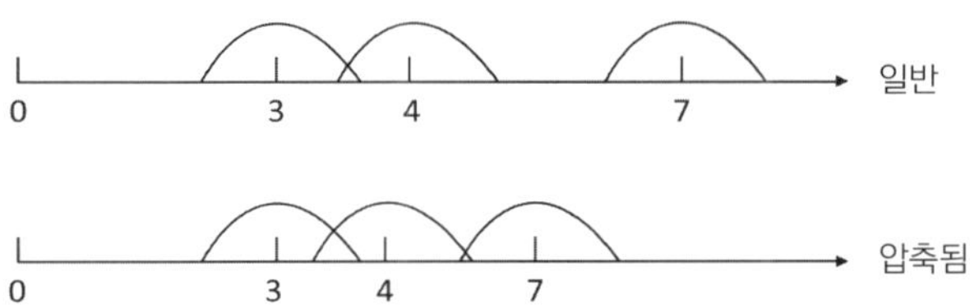

수량 인식

한 사람의 계수 능력을 측정하기 위해 널리 사용되는 또 다른 방법은 학생에게 눈앞에 보이는 물체들이 몇 개인지 묻는 것이다. 여기서 우리는 정확도와 속도라는 두 가지 측정 항목을 사용할 수 있다. 당신은 [그림 2.5]의 화면을 이용해서 혼자서도 해볼 수 있다. 맨 왼쪽 화면부터 시작해서 가능한 한 빠르고 정확하도록 노력해 보라.

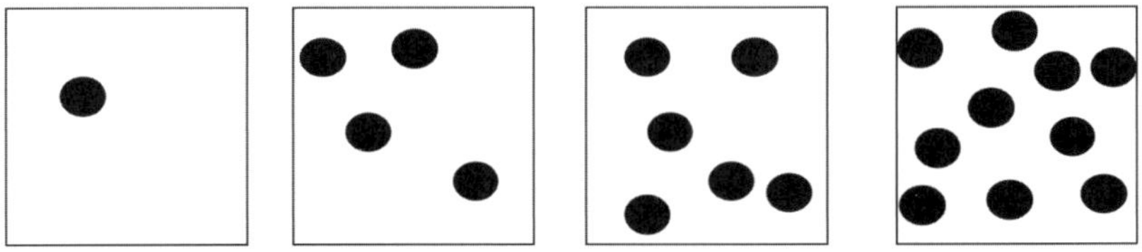

[그림 2.5] 점 계수 과제에 사용되는 자극의 종류
가장 왼쪽 상자부터 시작하여 몇 개인지 말해보아라.

수 감각과 산수

수 감각이 산수를 배우는 데 있어 결정적인 기초인지 알아보는 한 가지 방법은 위에서 열거한 수 감각 과제를 수행하는 능력이 산수를 배우는 능력과 연관되어 있는지 알아보는 것이다. 물론 산수를 배우는 데에는 공교육의 질과 가정에서의 수에 대한 노출과 같은 다른 많은 요소들도 중요하다. 이러한 요소들에 대해서는 제8장에서 자세히 다룰 것이다. 먼저 우리는 수 감각의 개인차와 산수 능력과의 관계를 살펴볼 것이다.

수량 변별

이런 종류의 연구는 볼티모어에 있는 존스홉킨스대학의 세 명의 미국 심리학자인 저스틴 핼버다Justin Halberda, 리사 페이겐슨Lisa Feigenson 및 미셸 마쪼코Michèle Mazzocco가 개척했다. 그들은 14세 학생들의 수 감각 차이를 기록했고, [그림 2.1a] 같은 검사를 통해 얻은 수량 변별 능력을 유치원부터 표준화된 산수 테스트 수행도에 대한 자세한 기록과 연관지어 연구했다(Halberda et al., 2008). 그들은 모든 연령에서, 산수 능력과 수량 변별 능력 사이에 상당한 연관이 있음을 발견했다. 이 발견은 이후 미취학 아동에 관한 연구(Gilmore et al., 2007)나 1학년 아동을 대상으로 한 연구(Gilmore et al., 2010) 그리고 최근 이루어진 전 연령대에 걸친 대규모 웹 기반 연구(Halberda et al., 2012)에서도 지지를 받아왔다.

이제 여러분은 숙련되었을 때보다 수학을 배우기 시작할 때, 이 기본 역량이 더 필요할 것이라고 상상할 수 있다. 실제로 일부 실험실 기반(웹 기반과 반대) 연구에 따르면, 아동에서는 연관이 있었지만, 성인에게는 해당하지 않았다(예: Inglis et al., 2011). 사실 일부 연구는 아동에게도 연관 관계를 증명하지 못했다(Holloway & Ansari, 2009; Iuculano et al., 2008).

수량 인지

수 감각의 개인차를 측정하는 일반적인 방법은 참가자에게 [그림 2.5]와 같이 화면의 점 개수를 말하라고 요구하는 것이다. 이를 일반적으로 *점 계수*라고 하며, 여기서 중요한 척도는 점의 개수를 올바르게 말하는데 걸린 시간이다. 여기서 나온 점수를 산수 능력 점수와 관련시켜 볼 수 있다.

우리는 점 계수 과제를 사용하여, 저명한 발달 심리학자 밥 리브의 주도하에 호주 멜버른에서 종단 연구를 수행했다(Reeve et al., 2012). 그것은 *전향적* 연구였다. 다시 말해, 유치원에서 아이들을 테스트한 후, 유치원에서의 수 감각이 이후 5년간 산수 능력을 예측할 수 있는지 추적하는 연구였다. 이 연구는 이 문제에 대한 가장 완전한 종단 연구이기 때문에, 이 연구에 대해 더 자세히 설명하겠다. 155명의 아이들이 11살이 될 때까지 7번의 검사를 받았는데, 여기에는 6세, 7세, 8.5세, 9세, 11세 때 이루어지는 5번의 점 계수 검사뿐만 아니라 비언어적 지능검사[Ravens Coloured Progressive Matrices] 및 또 다른 표준화 검사인 두 숫자(예: 2와 8) 중 더 큰 숫자를 고르는 검사도 포함되었다. 산수 능력의 측정은 연령 및 교과과정에 적합한 것이었는데, 6세 때는 한 자릿수 덧셈, 9.5세 때는 두 자릿수 덧셈, 뺄셈, 곱셈, 10살 때는 세 자릿수 뺄셈, 곱셈, 나눗셈이었다.

우리는 유치원생들에 대한 후속 테스트에서 점 계수 검사 수행결과를 기준으로 세 그룹으로 나뉘는 것을 실제로 발견했으며, 이렇게 나뉜 그룹은 연구가 진행되는 동안 계속 유지되는 경향을 보였다. 우리는 그룹을 느림, 중간, 빠름으로 이름을 붙였다. 모든 아동들이 나이가 들면서 점차 수행속도가 증가하였지만, 예측대로 개별 아동들의 속도를 그들의 또래와 비교할 때는 같은 수준에 머물렀다. 즉, 느린 그룹에 있는 아동들은 우리가 그들을 테스트할 때마다 항상 다른 두 그룹보다 느린 수준이었다. 우리는 유치원생일 때에 어느 그룹에 있었는지가, 11살 때까지는 그 연령에 기대되는 수행능력을 예측할 수 있음을 발견했다([그림 2.6] 참고). 이러한 발견들은 산수 능력이 선천적인 영역 특정적 역량에 기반을 둔다는 강한 증거가 되며, 유치원생에 대한 테스트가 산수 학습에서의 어려움을 지닐 수도 있을 아동들을 찾아낼 수 있다고 주장한다.

수 직선 과제

이 과제는 학생이 수 이름과 숫자 기호의 의미를 항상 이해하고 있는지 확인하는 간편한 교육 도구이다(Bright et al., 1988). 또한, 이것은 뇌 손상 환자의 수 이해 능력에 대한 간편 검사로 오랫동안 사용되었다(Cohen et al., 2000; van Harskamp et al.,2002). 시행 방법은 다음과 같다. 예를 들어 왼쪽 끝을 0으로, 오른쪽 끝은 100으로 정한 선(환자 연구에서는 일반적으로 아래쪽에 0 또는 1이 있고, 위쪽에 100 또는 1000이 있는 '온도계' 방식을 사용한다)을 종이에 그린 다음, 환자 또는 학생이 해당 줄에서 76에 표시하게 한다. 수를 얼마나 잘 이해하는지는 얼마나 정확하게 표시했는지로 측정된다. 이 간단한 검사는 이제 성인의 수리 능력을 평가하기 위한 표준화된 검사집의 일부가 되었다(Semenza et al., 2014).

여러 연구에 따르면, 이 과제 수행의 정확도는 아이의 산수 능력과 연관 관계가 있었다(Booth & Siegler, 2008; Siegler & Opfer, 2003). 특히 아이가 나이가 들어감에 따라 정확도 향상이 있음을 고려할 때 더욱 그러했다(Reeve et al., 2015). [그림 2.7]을 참고하라.

하지만 다른 연구들은 이 연관성을 찾는 데 실패했다(Iuculano et al., 2008). Siegler와 동료들은 특이하게 수 직선 과제는 왼쪽에서 오른쪽으로 뻗는 '정신적 수 직선'을 반영하고 있으며, 타고난 정신적 수 직선은 로그 함수적이라고 주장한 바 있다. 덕분에 [그림 2.7]의 유치원과 1학년의 곡선의 모양을 설명할 수 있다. 수들이 실제로는 균일한 간격, 즉 로그가 아닌 선형이라는 것을 배우면, 정신적 수 직선이 곧바르게 된다.

그러나 오른쪽을 0, 왼쪽을 100으로 정해도, 과제는 똑같이 쉽다고 한다(Iuculano & Butterworth, 2011; Karolis et al., 2011). 어쨌든, 수 직선 과제 정확도의 종적인 변화는 수학 능력의 유용한 예측 변수이다(Reeve et al., 2015).

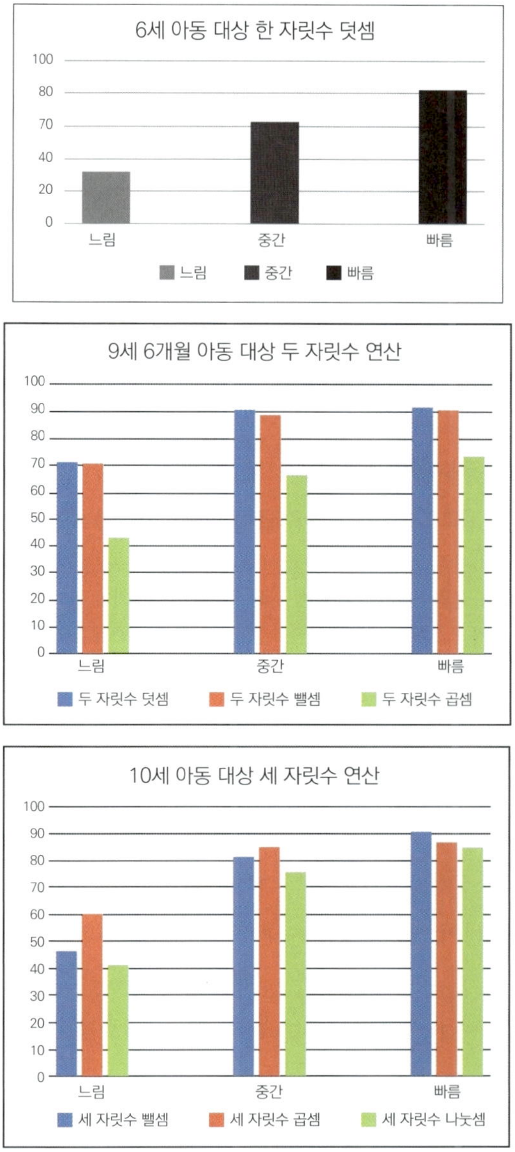

[그림 2.6] 유치원부터 11살 때까지 측정한 159명의 학생의 나이에 맞는 산수 과제 수행을 보여주는 그림

우리는 이 아이들에게 되도록 빨리 점의 개수를 세는 '점 계수 과제'도 (9개까지) 주었다. '군집분석'이라 불리는 통계 기술로 그들의 속도와 정확도에 기반하여 3개의 군집으로 나눌 수 있었는데, 느린, 중간, 빠른 군집이었다. 7%는 느린 군집어 들어갔다. 표를 보면 느린 군집은 항상 다른 두 군집보다 수행이 좋지 않았다. 우리는 정규 교육이 시작할 무렵에 간단한 점 계수 검사를 하면, 장차 수학이 뒤처질 위험성을 가진 아이를 선별하는 좋은 방법이 될 거라고 제안한다.

Reeve et al., 2012.

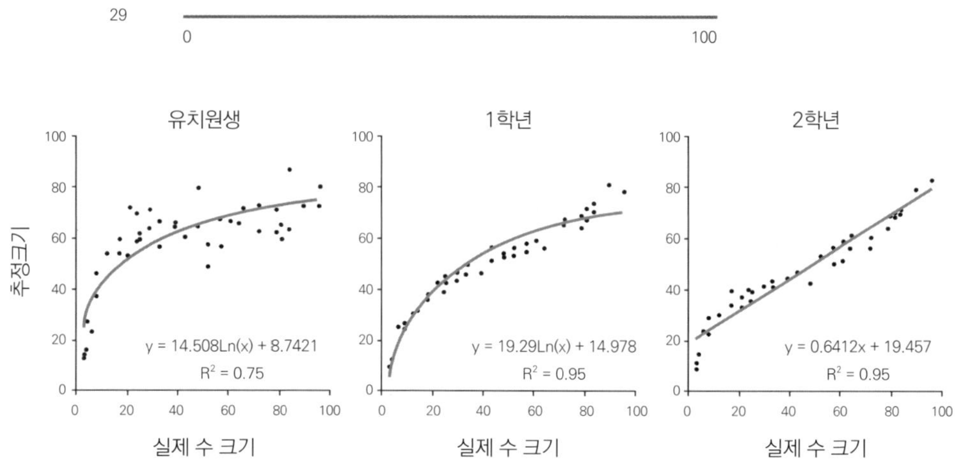

[그림 2.7] 아이들에게 주는 과제의 예(그림 상단)

아이들은 이 선에서 29가 있어야 한다고 생각하는 위치에 표시해야 했다. 그들은 각기 별도의 줄에 모두 24개의 수를 표시했다. 하단의 그림들은 다양한 연령대의 아동들의 반응을 보여준다. 나이가 들면서 더 정확해진다(Siegler & Booth, 2004). 후속 연구에서, 정확도가 표준화된 산수 검사의 수행과 상당한 상관관계가 있음을 알아냈다.

Booth & Siegler, 2008.

요약

- 타고난 수 감각 시스템이 있는데, 이는 내가 '수 모듈'이라고 부르는 것의 구성요소다.
- 수 감각 능력의 개인차는 산수 능력과 상관관계가 있다.
- 다양한 방법으로 측정해도 대체로 비슷한 결과가 나온다는 사실로 봐서, 수 감각이 유효한 구성임을 시사한다.

이러한 소견은 이 책의 핵심 주장을 위한 토대를 제시한다. 난산증은 수 모듈의 결함이다. 우리는 위에 나온 검사들을 사용할 수 있는데, 특히 점 계수 검사는 스타터킷의 핵심 도구에 결함이 있는 아동과 성인 학습자를 선별해낼 수 있다.

참고문헌

Antell, S. E., & Keating, D. P. (1983). Perception of numerical invariance in neonates. *Child Development*, 54, 695–701.

Booth, J. L., & Siegler, R. S. (2008). Numerical Magnitude Representations Influence Arithmetic Learning. *Child Development*, 79(4), 1016–1031. doi: 10.1111/j.1467-8624.2008.01173.x

Bright, G. W., Behr, M. J., Post, T. R., & Wachsmuth, I. (1988). Identifying fractions on number lines. *Journal for Research in Mathematics Education*, 19(3), 215–232.

Cohen, L., Dehaene, S., Chochon, F., Lehericy, S., & Naccache, L. (2000). Language and calculation within the parietal lobe: a combined cognitive, anatomical and fMRI study. *Neuropsychologia*, 38, 1426–1440.

Dehaene, S., & Changeux, J.-P. (1993). Development of elementary numerical abilities: A neuronal model. *Journal of Cognitive Neuroscience*, 5, 390–407.

Dehaene, S., Bossini, S., & Giraux, P. (1993). The mental representation of parity and numerical magnitude. *Journal of Experimental Psychology: General*, 122, 371–396.

Gebuis, T., & Reynvoet, B. (2012a). The interplay between nonsymbolic number and its continuous visual properties. *Journal of Experimental Psychology: General*, 141(4), 642–648. doi: 10.1037/a0026218

Gebuis, T., & Reynvoet, B. (2012b). The Role of Visual Information in Numerosity Estimation. *PLoS ONE*, 7(5), e37426. doi: 10.1371/journal.pone.0037426

Gelman, R. (2015). Learning in core and non-core number domains. *Developmental Review*, 38, 185–200. doi: 10.1016/j.dr.2015.07.010

Gibson, E. J., & Spelke, E. S. (1983). The development of perception. In J. H. Flavell & E. M. Markman (Eds), *Handbook of child psychology*: Vol. 3. Cognitive development 4th ed (pp. 1–76). New York: Wiley.

Gilmore, C. K., McCarthy, S. E., & Spelke, E. S. (2007). Symbolic arithmetic knowledge without instruction. *Nature* (447), 589–592.

Gilmore, C. K., McCarthy, S. E., & Spelke, E. S. (2010). Non-symbolic arithmetic abilities and mathematics achievement in the first year of formal schooling. *Cognition*, 115(3), 394–406.

Halberda, J., Mazzocco, M. M. M., & Feigenson, L. (2008). Individual differences in non-verbal number acuity correlate with maths achievement. *Nature*, 455, 665–668 doi: 10.1038/nature07246

Halberda, J., Ly, R., Wilmer, J. B., Naiman, D. Q., & Germine, L. (2012). Number sense across the lifespan as revealed by a massive Internet-based sample. *Proceedings of the National Academy of Sciences*, 109(28), 11116–11120. doi: 10.1073/pnas.1200196109

Holloway, I. D., & Ansari, D. (2009). Mapping numerical magnitudes onto symbols: The numerical distance effect and individual differences in children's mathematics achievement. Journal of *Experimental Child Psychology*, 103(1), 17–29.

Inglis, M., Attridge, N., Batchelor, S., & Gilmore, C. (2011). Non-verbal number acuity correlates with symbolic mathematics achievement: But only in children. Psychonomic *Bulletin & Review*, 18(6), 1222–1229. doi: 10.3758/s13423-011-0154-1

Iuculano, T., & Butterworth, B. (2011). Understanding the real value of fractions and decimals. *Quarterly Journal of Experimental Psychology*, 64 ((11)), 2088–2098. doi: 10.1080/17470218.2011.604785

Iuculano, T., Tang, J., Hall, C., & Butterworth, B. (2008). Core information processing deficits in developmental dyscalculia and low numeracy. *Developmental Science*, 11(5), 669–680.

Karolis, V., Iuculano, T., & Butterworth, B. (2011). Mapping numerical magnitudes along the right lines: Differentiating between scale and bias. *Journal of Experimental Psychology: General*, 140(4), 693–706. doi: 10.1037/a0024255

Libertus, M. E., Feigenson, L., & Halberda, J. (2011). Preschool acuity of the approximate number system correlates with school math ability. *Developmental Science*, 14, 1292–1300. doi: 10.1111/j.1467-7687.2011.01080.x

Piazza, M., Facoetti, A., Trussardi, A. N., Berteletti, I., Conte, S., Lucangeli, D., Dehaene, S., Zorzi, M. (2010). Developmental trajectory of number acuity reveals a severe impairment in developmental dyscalculia. *Cognition*, 116(1), 33–41.

Reeve, R., Paul, J. M., & Butterworth, B. (2015). Longitudinal changes in young children's 0–100 to 0–1000 number-line error signatures. *Frontiers in Psychology*, 6, 647. doi: 10.3389/fpsyg.2015.00647

Reeve, R., Reynolds, F., Humberstone, J., & Butterworth, B. (2012). Stability and Change in Markers of Core Numerical Competencies. *Journal of Experimental Psychology: General*, 141(4), 649–666. doi: 10.1037/a0027520

Semenza, C., Meneghello, F., Arcara, G., Burgio, F., Gnoato, F., Facchini, S., ... Butterworth, B. (2014). A new clinical tool for assessing numerical abilities in neurological diseases: Numerical Activities of Daily Living. *Frontiers in Aging Neuroscience*, 6. doi: 10.3389/ fnagi.2014.00112

Siegler, R. S., & Booth, J. L. (2004). Development of numerical estimation in young children. *Child Development*, 75(2), 428–444.

Siegler, R. S., & Opfer, J. E. (2003). The development of numerical estimation: Evidence for multiple representations of numerical quantity. *Psychological Science*, 14, 237–243.

Starkey, P., & Cooper, R. G., Jr. (1980). Perception of numbers by human infants. *Science*, 210, 1033–1035.

van Harskamp, N. J., Rudge, P., & Cipolotti, L. (2002). Are multiplication facts implemented by the left supramarginal and angular gyri? *Neuropsychologia*, 40, 1789–1793.

Van Loosbroek, E., & Smitsman, A. W. (1990). Visual perception of numerosity in infancy. *Developmental Psychology*, 26, 916–922.

Xu, F., & Spelke, E. (2000). Large number discrimination in 6-month-old infants. *Cognition*, 74, B1–B11.

제3장

산수 스타터킷

설명 수준	설명 방법	교육적 맥락
행동 수준	제2장 수 감각	제8장 사회, 학교 그리고 집
인지 수준	**제3장 산수 스타터킷**	제9장 평가
	제4장 난산증의 원인으로서 핵심 결함	
	제5장 산수 능력의 발달	제10장 중재
신경 수준	제6장 뇌 구조와 기능	제11장 정책
유전 및 기타 원인은 제7장		

제2장 끝에서, 나는 산수 학습에 대해 생각하는 좋은 방법은 인지적 '스타터킷' 안에 작업에 필수적인 도구들이 들어있는지의 관점에서 생각하는 거라는 제안을 한 적이 있다. 이 장에서 나는 이러한 도구들의 역할에 관해 설명하고자 한다.

도구는 두 가지 유형으로 나눌 수 있다.

- '영역-특정적': 수 모듈. 이것은 수와 산수에만 특화된 인지 도구이다. 제2장에서 나는 수 감각(과거에 나는 수 추상이라 불렀다)에 집중했다. 이는 우리가 환경에서 수 정보를 추출하거나 추상화하는 방법이며, 이를 수행하는 능력의 개인차는 정규 산수 능력이 얼마나 잘 획득되는지와 관련이 있다. 그러나 나는 매우 일반적인 방식 외에는 왜 이것이 사실인지 설명하지 않았다. 이 장에서 수 추상화는 내

가 '수 모듈'이라고 부르는 더 복잡한 능력의 구성요소이며, 수 모듈에는 집합과 집합의 특성을 이해하게 해주어 수에 관해 학생이 추론할 수 있게 해주는 능력이 포함되어 있음을 보여주려 한다.

- '영역-일반적': 이것은 광범위한 과제에 적용되고 모든 과목 학습에 적용되는 인지능력을 말한다. 여기에는 추론 능력(종종 IQ로 측정), 작업기억, 장기기억, 주의력이 포함된다. 나는 또한, 이 범주에 언어를 포함한다. 만약 학생이 교사나 보호자의 말, 교과서에 기록된 내용을 이해할 수 없다면, 산수를 배우는 데 엄청난 장애가 될 수 있다.

두 가지 유형의 도구(영역-일반적 및 영역-한정적)가 학생의 스타터킷에 있다. 둘 다 수리 능력을 발달시키는 데 필요한 것은 맞지만, 지금부터 나는 영역-한정적 도구 즉, 내가 수 모듈이라고 부르는 것의 결함은 난산증을 일으킨다고 주장하려 한다. *수 모듈의 결함으로 인한 장애와 영역-일반적 도구의 결함에 의한 장애는 뚜렷이 다르다.* 제5장에서 영역-일반적 도구의 결함이 일으키는 효과에 관해 설명할 것이고, 그것들은 학생에게 완전히 다른 패턴의 어려움을 가져다준다는 것을 보여주겠다.

영역-특정적 도구

인간은 세상에 올 때 보편적인 학습 기제를 사용해서 모든 것을 똑같이 잘 배울 수 있는 '빈 서판'이 *아닌* 상태로 세상에 온다(Pinker, 2008). 오히려 인간의 유아는 특화된 능력 즉, 어떤 것은 다른 것보다 훨씬 배우기 쉽게 만들어주는 모듈을 가지고 태어난다. 이 중에서 지금까지 가장 널리 알려지고 유명한 것은 언어 학습 능력이다. 성인이 다른 언어를 배우려고 할 때, 대부분의 언어는 매우 복잡하다. 이는 까다로운 규칙들, 예외적인 규칙들 그리고 50,000개 이상의 어휘들 때문이다. 하지만 아기들은 체계적인 공식 교육 없이도 명백히 쉽게 모국어를 사용할 수 있다. 촘스키에 따르면, 이것은 우리가 언어 모듈을 가지고 태어났기 때문이다. 즉, 언어 학습자는 관련 없는 것은 배제하고 언어영역과 관련된 세계의 특징들을 확립시킬 수 있는 정신적 구조와 규칙을 가지고 세상에 온다(Hauser et al., 2002; Pinker, 1994).

영역-한정성의 또 다른 예는 세상을 색깔로 보는 것이다. 다시 한번 말하지만, 우리는 이를 가능하게 해주는 신경 장비를 가지고 태어났다. 그것들은 망막의 복잡한 간체와 추체의 연결망에서 출발하여 일련의 특화된 뇌 영역을 지난다. 그것은 완벽하게 자동으로 작동한다. 우리는 세상을 색깔로 볼 수밖에 없다. 당신은 세상을 흑백으로 보도록 선택할 수 없다.

물체의 수를 볼 때도 마찬가지일까? 호주의 두 시각 과학자 데이빗 버David Burr와 존 로스John Ross에 의하면, 대답은 "그렇다"이다(Burr & Ross, 2008). 즉, 우리가 세상을 색깔로 볼 수밖에 없는 것처럼, 수치상으로 세상을 볼 수밖에 없다. 우리와 다른 생명체들은 '저 나무'보다 '이 나무'에 열매가 더 많다는 것을 알 수 있고, '우리 편'보다 '적'이 더 많다는 것도 알 수 있다(우리는 싸우지 않고 도망가야 한다). 우리와 다른 생명체들은 주변에서 일어나는 사건의 비율도 계산할 수 있다. 즉, 사건이 몇 번 일어났는지를 알고, 이를 시간 단위로 나눌 수 있다는 것이다.

우리 인간이 수에 대한 핵심 지식과 수리 능력을 타고났다는 생각은 원래 미국 심리학자인 로첼 겔만Rochel Gelman과 찰스 갤리스텔Charles Gallistel이 1978년 출판한 획기적인 책인 『아동의 수 이해The Child's Understanding of Number』에서 제시한 것이다. 이 책은 유아가 작은 수량을 식별할 수 있는 수 모듈을 가지고 태어난다고 주장했다.

이 책은 매우 영향력 있는 스위스 심리학자 장 피아제Jean Piaget의 의견에 반대되는 내용이었다. 그는 수와 수량의 개념은 영역-일반적인 도구인 일반 추론 능력의 적용 결과라고 믿었다. 피아제의 주장에 대한 자세한 내용은 제5장을 참고하라.

수 모듈은 무엇을 하나?

제2장에서 보았듯이, 수 모듈의 기능 중 하나는 주변 환경으로부터 수리 정보를 추출하는 것이다. 이는 주변 환경에서 색깔 정보를 추출하듯이 자동으로 수행된다. 당신은 그렇게 하려고 마음먹거나 그렇게 하려고 의도할 필요도 없으며, 사실 그렇게 하지 않을 수도 없다. 이것이 '수 감각' 기능이다. 이것은 우리에게 우리의 감각, 일반적으로 시각으로 우리 앞에 제시된 수량을 식별하거나 대응시키지만, 청각이나 촉각을 통해 시킬

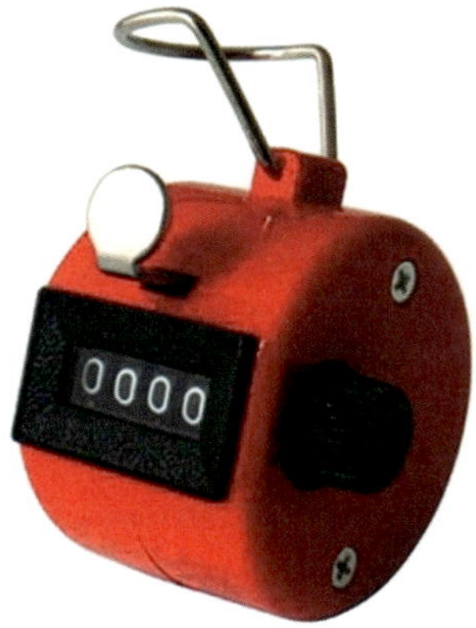

[그림 3.1] 클릭 카운터: 아주 간단한 누산기

수도 있다(Anobile et al., 2015).

이를 수행할 수 있는 매우 간단한 메커니즘이 있다는 것이 밝혀졌다. 지금 나는 수 추상화 능력이 타고난 것이라고 주장한다. 나는 동물 수리 능력에 관한 선구적인 연구를 이끌어왔다(Meck & Church, 1983). 여기서 나온 핵심 생각은 우리의 뇌와 그리고 아마도 대부분의 다른 생명체의 뇌에는 '누산기'라 불리는 경험한 사건이 몇 번인지 알아내는 메커니즘을 가지고 있다는 것이다. 이것을 생각해 볼 수 있게 해주는 것 중 하나는 클릭 카운터이다([그림 3.1] 참고).

이것은 셈하려는 것을 항목당 한 번씩 단추를 누르기만 하면 되는 매우 간단하고 저렴한 장치이다. 이는 적은 수의 뇌세포로도 쉽게 구현할 수 있어서, 뇌세포가 백만 개에 불과한 곤충조차도 셈을 할 수 있다. 실제로 벌과 개미에서도 입증된 바 있다(Skorupski et al., 2018). 무엇을 셀지 결정하거나 센 것을 분류하고 아닌 것을 무시하려면 더 큰 두뇌가 필요하다. 예를 들어 화면으로 제시된 사각형이 몇 개인지 알아내려고 할 때, 사각형이 작은지 큰지 또는 검은색인지 흰색인지 상관없이, 각 사각형은 하나의 *단위*로 계산된다. 요즘 클릭 카운터는 숫자를 보여주지만, 뇌도 똑같이 그럴 것이라고 보지는 않는다. 결론만 말하자면, 뇌의 누산기는 측면에 눈금이 있는 용기에 담긴 액체의 수위값이 연속적인 양을 표상한다고 할 수 있다. 액체의 수위가 결코 눈금과 정확히 일치하지는 않겠지만, 충분한 근사치로 안정적으로 수량을 표상할 수 있다. 비유하자면, 용기에 액체를 한 컵씩 붓는다면, 셈하는 물체 한 개당 한 컵에 해당한다고 생각할

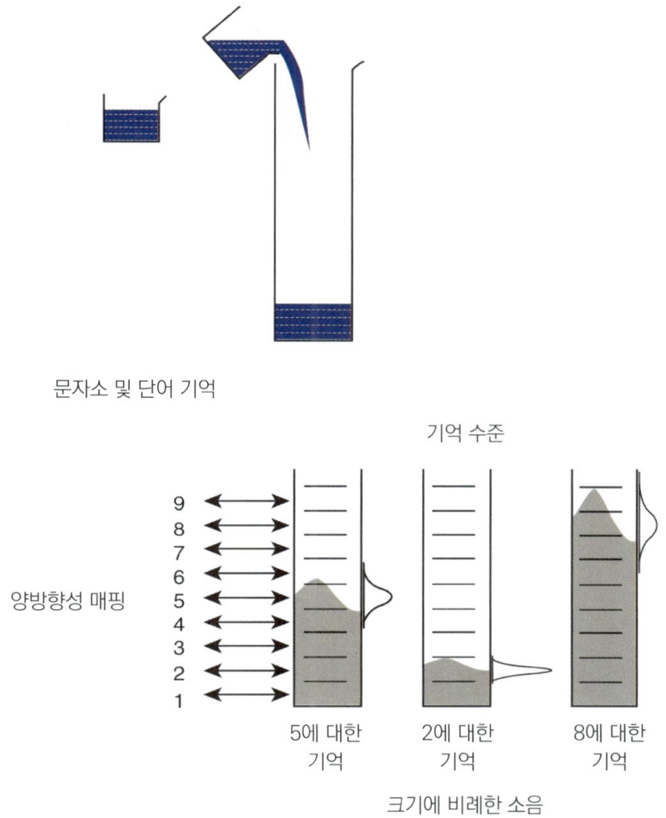

[그림 3.2] 은유적으로 표현한 누산기 계수

컵은 단위를 나타내고 누산기의 수위는 몇 단위를 세고 있는지 나타낸다. 보정은 지금까지 센 것이 2개라는 것을 알려준다. 한 번 셀 때마다 기억에 저장된다. 여기서는 5, 2, 8에 대한 기억에 저장된 수위를 보여주고 있다. 수 이름이나 숫자(문자)로 수를 세는 것을 배울 때 아동은 기억에 있는 수위와 수 이름, 숫자를 대응시키는 법을 배워야 한다. 그렇게 하면 뇌는 수량에 비례해서 잡음이 커지는 시스템이므로, 해당 수위에 대한 최선의 추정치에 대응될 것이다.

Adapted from Cordes et al., 2001; Leslie et al., 2008.

수 있을 것이다([그림 3.2] 참고).

누산기 메커니즘에는 매우 간단한 세 가지 구성요소만 필요하다.

1. 단위 — 가장 단순하고 가장 기본적인 숫자. [그림 3.2]에서는 컵이 누산기에 전달되는 에너지 단위를 나타낸다.

2. 추가 — 이것은 누산기의 수위를 일정량만큼 올림으로써 달성된다.
3. 각 수위가 특정 수량에 대응하도록 누산기를 보정. 이것이 왜 중요하냐면, 뇌는 타고날 때부터 잡음이 많은 시스템이므로 대응되는 수위가 약간씩 다를 수 있으며, 누산기는 각각의 수량마다 가장 적합한 수위를 찾아내야 하기 때문이다.

보정은 수를 세는 단어와 누산기의 수위를 대응시킬 때 중요하다고 알려져 있다(제5장 참고).

자신의 경험이 시각, 청각 또는 다른 무엇에서 들어오든지에 상관없이 유기체가 그것을 셀 대상과 무시할 대상으로 분류할 수 있는 한, 지금 세고 있는 것과 누산기는 완전히 독립적으로 작동한다는 사실을 주목하라. 겔만과 갤리스텔은 이 기능이 집합의 수량을 추출하고 추상적으로 표상하기 때문에 '수 추상화'라고 불렀다. 다시 말해서, 내 손에 있는 손가락의 수는 빅벤 탑에서 5시에 치는 종소리의 수와 같은(추상적으로) 수와 같다는 말이다. 손가락은 보이고 종소리는 들리므로 지각적인 특징을 공유하지 않지만, 공통점은 모두 다섯이라는 공통점을 가지고 있다.

그들의 선구적인 연구에 따르면, 수 모듈에는 그들이 '도메인 관련 구조'라고 부르는 것이 들어있다. 그것들은 아동이 주변 환경에서 수리 정보를 인지하고 사용할 때 유용한 원리들인데 오렌지보다 사과가 더 많다는 것을 아는 것 그리고 세 개의 사탕에 두 개의 사탕을 더하면 더 많아진다는 것을 이해하는 것 같은 것이다. 처음에는 이러한 원리들이 분명하거나 심지어는 자각되지 않을 수도 있다. 그러나 그것들은 아동이 '올바른 발달 경로'를 시작하게 해준다(Gelman & Gallistel, 1978).

유아의 수 추상화

겔만과 갤리스텔은 '수 추상화'와 '수 추론'을 구분해서 말한다. 수 추상화는 정확하게 말하자면, 우리나 다른 많은 동물들이 집합을 구성하는 물체의 감각적 특성이 다른 것과 상관없이 수량을 식별, 대응, 변별할 수 있게 해주는 인지능력을 말한다. 사실 우리는 유아가 사물들끼리 공통된 감각적 특성이 없을 때도, 봤는지 들었는지에 상관없이 집합의 수량을 대응시킬 수 있음을 안다. 예를 들어 유아들은 말한 사람이 몇 명인지 본 것과 들은 바를 대응시킬 수 있다(Jordan & Brannon, 2006). 이러한 2감각 교차대응 능력 cross-modal matching은 태어난 지 몇 시간 안 된 시기에도 분명히 드러난다(Izard et al.,2009). 이는 수 모듈의 수 추상화 요소가 집합의 수를 대상의 감각 속성에 상관없이 추상적으로 처리할 수 있게 해줌을 시사한다.

이것은 산수 능력 발달에 중요하다. 왜냐하면, 산수 능력은 집합 그리고 내가 수량이라고 부르는 집합의 속성에 기초하기 때문이다. 집합은 추상적이다. 당신은 집합의 구성요소를 보거나 들을 수 있겠지만, 집합 자체를 보거나 들을 수는 없다. 집합의 수량

Box 3.1 아날로그 크기 시스템

드앤과 동료들(Dehaene & Changeux, 1993)에 이어, 이 분야의 많은 연구자들은 인간과 다른 동물들이 집합과 그 수량을 표상하게 해주는 수 모듈을 가지고 태어나지 않았다는 견해를 옹호한다. 기껏해야 그들은 수량을 그저 대략적으로 표상하는 능력만을 가지고 있을 뿐이라는 것이다.

물체의 수와 수 세기하는 수 이름(하나, 둘, 셋…)은 뇌에서 아날로그 방식으로 표상된다. 그래서 이 모델은 아날로그 크기 시스템(analogue magnitude system) 또는 대략적인 수 시스템(approximate number system)이라고 불린다. 이러한 수에 대한 내부 (신경) 표상은 연속적인 양의 표상과 같다. 그리고 수에 대한 내부 (신경) 표상은 서로 겹치는데, 수가 근접할수록 더 많이 겹친다. 이것은 4개의 물체 또는 4라는 단어가 종종 5나 3과 관련된 표상과 연합될 수도 있다는 뜻이다. 그리고 6이나 2의 표상과 연합될 가능성은 떨어진다는 뜻이다.

이러한 상황의 문제는 충분히 검토되어 왔다. 다음과 같은 이유로, 이 시스템은 집합 기본 속성의 바탕이 될 수 없다.

- 둘 사이에 분명한 경계선이 없기 때문에, 일대일로 대응된 두 집합이 정확히 같은 것인지 알 수 없다.
- 구성요소를 더하거나 뺄 때, 집합의 수량에 미치는 효과를 알 수 없다. 왜냐하면, 이러한 연산이 그저 표상의 수량을 변경할 가능성만 바꿀 수 있기 때문이다.

수를 세는 단어를 배우는 것은 수에 대한 내부 표상, 즉 수 이름과 수량 모두의 질적 변화를 이끈다는 주장이 있었다(Carey, 2009; Le Corre & Carey, 2007). 이것이 어떻게 일어나는지는 분명하지 않다.

내부 표상이 로그함수를 따른다는 드앤의 주장에서는 또 다른 문제가 제기된다. 로그를 직선 함수로 변환하지 않고서는 수를 더하거나 빼는 것이 수학적으로 불가능하다는 점이다.

속성 또한 추상적 개념이다. 덕분에 이것은 당신이 손에 있는 손가락 개수와 빅벤이 치는 종의 횟수가 같은지 아닌지 말할 수 있다. 이렇게 하는 것은 수 추상화를 넘어선 수 추론의 예가 되겠지만, 이는 또다시 수 추론에 기반한다. 다시 말해, 두 집합의 수량이 같은지 다른지 알아낼 수 있는 능력이 산수를 배우는데 기초가 된다는 말이다.

현재, 모든 사람들이 유아가 집합과 그 속성을 표상할 수 있음에 동의하지는 않는다. '수 감각'이라는 용어를 사용하는 많은 연구자들은 우리가 오직 수량을 대략 표상할 수 있는 능력만을 가지고 태어났다고 주장한다. 수량을 정확하게 표현하려면 숫자 기호를 다룰 수 있어야 한다. 이러한 주장의 개요를 Box 3.1에서 설명한다.

유아 산수

수량이라는 개념을 갖는다는 것은 단순히 두 집합의 수량이 같은지 다른지 말할 수 있는 것 이상을 의미한다. 거기에는 새로운 구성요소들이 추가되거나 기존 구성요소가 제거될 때 수량의 변화를 알아내는 능력도 포함된다. 다시 말해, 더하기와 빼기의 산수적 결과를 계산할 수 있는 능력이다. Wynn(1992)은 유아가 그들의 예측을 빗나가는 사건을 더 오래 응시한다는 사실을 바탕으로 유아에게 이러한 능력이 있음을 보여주었다. 4~5개월 된 유아에게 무대 위의 인형 하나를 보여준 다음 스크린으로 가린 후, 두 번째 인형을 스크린 뒤에 추가했다. 유아는 인형을 전혀 볼 수 없는 상황이고 스크린 뒤 상황을 상상해야 했다. 만약 유아가 인형 하나 더하기 인형 하나가 인형 둘이라는 계산을 할 수 있다면, 산술적으로 스크린 뒤에 두 개의 인형이 있을 거라 기대할 것이다. Wynn은 스크린이 치워졌을 때 남은 인형이 2개인 경우보다 1개 혹은 3개인 경우, 유아가 더 오래 응시함을 발견했다. 같은 방법으로 두 개의 인형을 무대 위에 놓고 가린 다음, 한 개의 인형이 치워지는 것을 보여줘서 한 개의 인형만이 남을 거라 예상되는 상태에서 남은 인형의 개수가 다를 때 더 오래 응시하였다.

이 실험 결과는 지금까지 자주 재현되었고, 3~5개월 된 유아가 인형의 모습이 바뀔 때보다(인형 하나가 은근슬쩍 바뀐다는 뜻이다), 인형의 개수가 예상을 벗어날 때 더 오래 응시함을 보여주었다(Simon et al., 1995). 이는 유아가 인형의 모습이나 시각적 특성만큼 인형의 개수에 주의를 기울인다는 것을 보여준다.

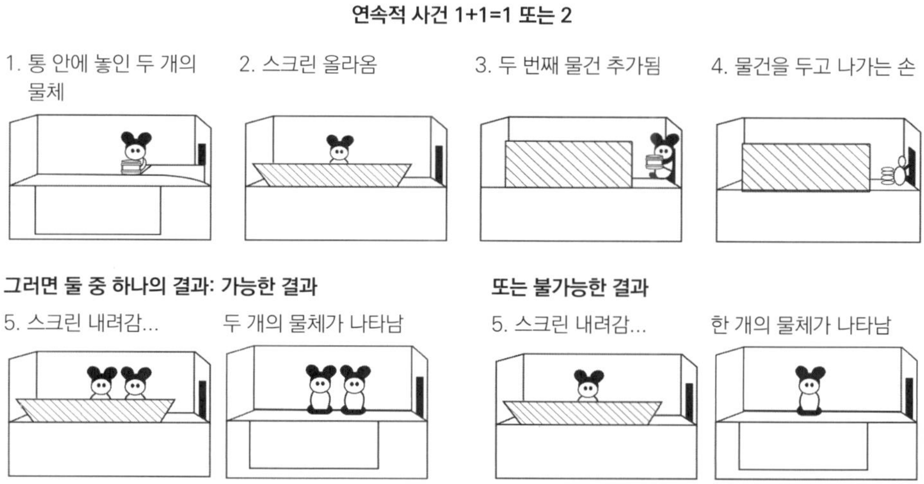

[그림 3.3] 유아 덧셈 과제

유아는 위 줄에 제시된 일련의 사건들을 보고 나서, 인형 하나에 하나가 추가되면 인형이 둘이 된다는 '가능한 결과' 또는 인형 하나에 하나가 추가되었는데 인형이 둘이 되지 않는 '불가능한 결과'를 본다. 산수 계산은 유아의 머리에서 일어나는 것이지 눈앞에 보이지 않음을 명심하라. 다시 말해 유아는 산수적 기대치를 만든 후, 보이는 결과가 기대를 위반한 경우 더 오래 응시하게 된다. 응시 시간이 산수적 기대를 반영한다.

Adapted from Wynn, 1992.

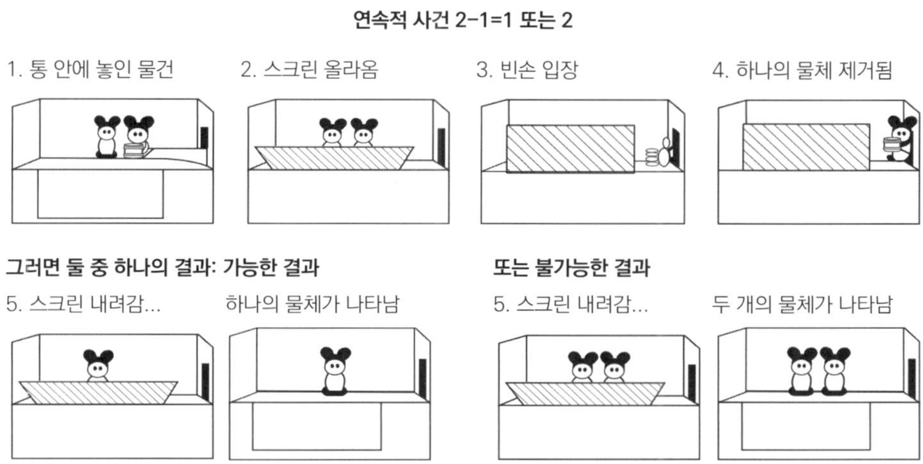

[그림 3.4] 유아 뺄셈 과제

유아는 하나의 물건이 제거되는 것을 본 다음, 가능한 혹은 불가능한 결과를 본다. 유아는 뺄셈의 산수적 기대치를 생성한다. 만약 기대를 위반한 경우(불가능한 결과) 유아는 화면을 더 오래 응시함으로 신호를 보낸다.

Adapted from Wynn, 1992.

수 세기 단어 배우기

소리 내어 세는 것은 아이의 타고난 수량에 관한 능력 즉, 누산기와 그가 태어난 문화의 더 발전된 수학적 성취 사이에 다리를 놓아주는 기능이 있다. 이것이 어른들에게는 매우 쉬워 보이지만, 세는 법을 배우려면 2살에서 6살까지, 약 4년이 걸린다. 아이들은 약 2살부터 시작하여 계산하는 방법을 이해하고, 약 6살이 되면 거의 성인과 같은 방식으로 수를 세고 이를 이용할 수 있게 된다.

문화적 맥락

우리처럼 수학을 아는 사회에서 태어난 유아들은 아주 일찍부터 수 문화를 경험하기 시작한다. 심지어는 언어를 이해하기 전부터 아이들은 손가락과 발가락을 세는 것과 같은 게임이나, 걸으면서 "하나, 둘, 셋, 헉!"하는 게임에 노출될 것이다. 부모와 보호자는 종종 물건을 세어보고, 아이들에게도 똑같이 하기를 요구한다. 그들은 자녀와 쇼핑하러 가서는 수와 가격에 관해 얘기할 수도 있다. 또 아이들에게 아기 돼지 3형제나 일곱 난쟁이에 관한 얘기를 해준다. 또 수를 포함한 다음과 같은 동요를 일반적으로 불러준다.

6펜스의 노래를 불러, 호밀로 가득 찬 주머니
24마리의 검은 새가 파이로 구워지네.

하나, 둘, 신발을 죄어라
셋, 넷, 문을 두드려
다섯, 여섯, 막대기를 집어
일곱, 여덟, 똑바로 눕혀
아홉, 열, 크고 뚱뚱한 암탉
열하나, 열둘, 파내고 뒤지고
열셋, 열넷, 구애하는 아가씨
열다섯, 열여섯, 부엌의 아가씨

열일곱, 열여덟, 아가씨들이 기다리고 있어
열아홉, 스물, 내 접시는 비었어.

하나, 둘, 셋, 넷, 다섯.
살아있는 물고기를 잡고
여섯, 일곱, 여덟, 아홉, 열,
그런 다음 다시 놓아준다.
왜 놓아 주니?
내 손가락을 물었기 때문에.
어느 손가락이 물렸나요?
오른쪽 새끼손가락.

사실, 더 많은 아이들이 가정에서 수를 경험할수록, 학교에서 산수를 더 잘 배울 것이다(Benavides-Varela et al., 2016).

아이가 직면하게 될 한 가지 문제는 수 이름이 수량, 순서, 명칭이라는 몇 개의 서로 다른 의미가 있다는 것이다. '셋'은 집합의 개체 수를 나타내지만, *하나*, 둘, *셋*, 1, 2, 3은 책의 페이지나, 집, 경쟁하는 곳에서 순서를 매길 때도 사용할 수 있다. *첫째first*, 둘*째second*, *셋째third*와 같이, 종종 순서를 매기는 특수한 이름이 사용되기도 한다. 하지만 수를 배울 때, 순서와 수량에 대해 혼동을 느끼는 아이들을 쉽게 볼 수 있다. 여기 3세 아이의 예가 있다(Wynn, 1990).

실험자: 거기에 몇 명이 있나요? [수량에 관한 질문]
아담: (세 개의 물체를 세면서) 하나, 둘, 다섯!
실험자: (세 물체를 가리키며) 여기에 다섯 개가 있나요?
아담: 아니요, 저건 다섯 번째에요('다섯'이라고 센 물체를 가리키며). 하나, 둘, 다섯 (아까 했던 대로 세며). [순서 답변]

물론 수는 순서와 밀접한 관련이 있다. 43페이지는 43쪽이나 43개의 집합을 의미할 수 있다. 또 4는 3 다음에 오고 5 앞에 온다는 식으로, 우리는 수량을 크기별로 줄

세울 수 있다.

명칭 수

또, 우리는 수량이나 순서와 상관없이 수 이름(대부분 숫자)을 사용한다. 예를 들어, 전화번호 452-6289는 452-6288보다 크지 않으며, 전화번호의 순서가 작은 것부터 큰 것으로 있는 건 아니다. TV 채널 2와 채널 4가 모여 채널 6을 만들지 않는다. 그리고 버스 노선, 여권 번호(영국에서는 아홉 개의 숫자만 사용) 및 범용 바코드도 그렇다.

따라서 수를 세고 산수를 배우는 아이는 수 이름의 다양한 의미를 구별할 수 있어야 한다. 이것은 집합이 몇 개인지 알아내기 위해 수 이름을 사용하는 것, 즉, 수 세기를 배우기 위한 전제조건인 것으로 보인다.

수 세기 원리

철학자 존 로크John Locke는 수 이름이 각기 다른 수량을 외우는 데 도움이 된다는 것을 인식했다.

> 내가 대화를 나눈 일부 남미인들은(다른 면에서는 재빠르고 충분히 합리적인) 20까지는 꽤 잘 계산할 수 있었지만, 우리가 하는 것처럼 결코 1,000까지 셀 수도 없었고 그 수에 대한 뚜렷한 인식도 없었다.

브라질 정글의 Tuoupinambos족(현대 용어로 투피남바족)은 5 이상의 수 이름을 가지고 있지 않았다. 로크는 우리가 '하나'라는 생각으로부터 각 수에 관한 생각을 구성한다고 믿었다(우리가 가진 가장 보편적인 생각). 우리 마음에 있는 이 생각을 반복하여 더하는 방법[1 (에 대한 생각) 더하기 1 (에 대한 생각)]으로, 우리는 둘이라는 복잡한 생각을 가지게 된다. 로크는 큰 수마다 뚜렷한 생각을 가지기 위해서는 수 이름이 필수적이라고 생각했다. 또 수 이름 *체계*는 정확한 계산으로 이끌어 준다고 생각했다(Locke, 1690/1961). 따라서 로크는 수량에 관한 기초적인 생각은 문화의 도움 없이도 가능하지만, 어떤 상황에서는 문화가 도움이 될 수도 있다고 보았다.

물론, 로크는 이 결론을 내리기 위해, 5 이상의 수 이름이 없는 문화에서 자란 아이들을 대상으로 가설을 탐구하는 체계적인 조사와 현대적인 방법 대신, 우연한 관찰에 의존했다. 그러한 문화는 아마존강 유역, 뉴기니, 호주의 원주민에 존재하는데, 특히 호주 원주민 언어는 3 이상의 수 이름을 가지고 있지 않다(Dixon, 1980). 이러한 연구는 수 이름 체계가 계산을 잘 하는 데 유용하다는 로크의 주장을 광범위하게 뒷받침한다(Butterworth et al., 2008; Pica et al., 2004).

겔만과 갤리스텔의 고전 『아동의 수 이해』에서 그들이 '원리'라고 부르는 능력을 언급했는데, 이는 어떤 타고난 형태의 것으로 수 세기를 할 수 있게 되는 데 필요한 것이다(Gelman & Gallistel, 1978). 이것은 때때로 수 세기를 배우기 위한 '사전원리'라고 불리며, 이 원리는 아동들이 수 세기를 연습하면서 유추하거나 추론한다는 '사후원리'라는 견해에 대비되는 것이다(Butterworth & Reeve, 2012). '사전원리'란 아이들이 태어날 때 누산기 같은 것을 가지고 태어난다는 뜻이며, 원리는 기본적으로 누산기의 작동원리를 내포하고 상세히 설명하는 것이다.

이 원리를 설명하기 위해, 5개의 공룡을 세는 아동의 예를 생각해 보아라.

- ■ **일대일 원리**: 수 이름 각각은 오직 한 개의 대상에 대해 한 번씩만 연결해야 한다. 수 이름을 두 번 이상 사용해서는 안 되며, 모든 대상이 세어져야 한다. 다시 말해 우리는 각 대상을 수 이름과 일대일로 대응시켜야 한다. 이것은 일 인당 한 컵씩이라는 원리와 일치한다.
- ■ **기수성 원리**: 아동은 '하나, 둘, 셋, 넷, 다섯. 다섯 마리 공룡 인형'하는 식으로, 마지막으로 센 수의 이름을 사용해서 장난감 공룡의 수를 말해야 한다. 이것은 누산기의 보정된 최종 수위와 일치한다.
- ■ **추상의 원리**: 이는 무엇이든 셀 수 있음을 의미한다. 누산기는 세어지고 있는 대상의 성질에 대해 중립적이다.
- ■ **순서 무관의 원리**: 이는 당신이 집합에 있는 어떤 물체부터 세기를 시작해도 같은 수량에 도달하게 됨을 의미한다. 일 인당 한 컵씩이 의미하는 것은 누구부터 시작해도 상관없다는 뜻이기도 하다.

■ **안정된 순서의 원리**: 비록 아동들은 하나, 둘, 셋, 넷, 다섯 같은 식으로 못 할 수도 있지만, 항상 같은 순서로 된 다섯 개의 수 이름을 알 필요가 있다. 다음에 나올 아담의 예를 참고하라.

내가 제안했듯이 원리의 이해는 수량의 개념을 이해하는 것으로부터 나온다. 집합은 본질적으로 정렬되어 있지 않다. 이를 이해했다는 것은 당신이 순서 무관의 원리를 이해했음을 의미한다. 또한, 서로 분리만 된다면 집합의 구성원이 될 수 있는 사물의 종류에는 제한이 없다. 이것을 이해한다는 것은 추상의 원리를 이해한 것이다. 물론 아동과 성인은 원리들을 완전히 적용할 수 있는 상태에서 수량의 개념과 누산기 작용기전을 완전히 이해하고 있을 수도 있다.

수 이름의 순서 배우기

이것은 숙달되어야 할 기술 중 첫 번째 기술이다. 아이들은 약 2살 반이 되면 수 이름이 뭔지 알고 있는 것 같으며, 순서는 정확하지 않더라도 셀 때 수 이름 아닌 단어가 끼어들지는 않는다(Fuson, 1988, Chapter 10).

수 이름의 순서를 배우는 것도 그렇게 간단하지 않다. 2~3세의 아이들은 종종 처음 몇 단어를 단지 '하나둘셋넷다섯'처럼 하나의 긴 단어라고 생각하며, 이 긴 단어가 사실은 5개의 작은 단어라는 것을 아는 데 시간이 좀 걸린다(Fuson, 1992).

여기에 3살 반 된, 아담이라는 아이가 8개의 물건을 세려고 한다.

> 하나, 둘, 셋, 넷, 여덟, 열, 열헤너(eleben), 아니, 다시 해볼게요. 하나, 둘, 셋, 넷, 다섯, 열, 열헤너(eleben), 아니 다시 해볼게요. 하나! 둘! 세넷! 다섯, 열, 열헤너(eleben), 아니, …[마침내]… 하나, 둘, 셋, 넷, 다섯, 여섯, 일곱, 열하나(eleven)! 아휴!
>
> (Gelman & Gallistel 1978)

이것은 수 이름을 알고 분리시킬 수 있어도, 그 순서를 제대로 알게 되는 것은 어려운 단계라는 것을 보여준다.

일대일 대응

이것은 약 2살 때 나타나는데, 수 이름의 순서를 배우는 것과는 독립적으로 일어난다. 두 살 때 아이들은 각각의 사람에게 사탕 한 개씩 줄 수 있고, 접시마다 컵 하나씩 놓을 수 있고, 방이나 그림에 있는 각 사람의 이름을 하나씩 가리키며 한 명씩 말할 수 있다(Potter & Levy, 1968). 72개월 된 아동에게 같은 대상을 두 번씩 세거나, 모두 세지 못하고 빠뜨리는 것처럼 '수 세기를 잘하지 못하는 꼭두각시 인형'을 보여주면, 이러한 일대일 원리의 위반을 아주 잘 발견해낸다(Gelman & Meck, 1983). 그리고 거의 모든 아동들이 수 이름을 정확하게 사용할 수 있는 능력이 있어도, 셀 때 물체를 하나씩 가리키면서 센다. 그래서 물체, 가리키기, 수 이름 간에 일대일 대응이 있다(Gelman & Gallistel, 1978).

3살 정도의 아동은 어떤 상황에서는 셀 수 있지만, 모든 적절한 상황에서 셀 수 있는 것은 아니다. 장난감 공룡 세 마리를 달라고 하면, 세지 않은 채 한 움큼 쥐어서 당신에게 줄 수도 있다. Wynn은 그들을 '움켜쥐는 자'라고 부른다. '움켜쥐는 자'는 숫자를 세는 데 있어서 수 이름의 역할은 아직 파악하지 못하였더라도, 수 이름이 두 개 이상의 집합을 표상한다는 것은 분명히 알고 있다. 그리고 모두 몇 개인지 말하기 위해 마지막 센 수 이름을 사용하지 않는다(Wynn, 1990).

위의 아담(겔만과 갤리스텔의 아담과 혼동하지 말라)의 경우에서 본 것처럼 아동은 수 이름이 단지 대상에 붙이는 딱지라고만 생각할 수 있다.

몇 개월 더 커서 '셀 수 있는 자'가 된 아동은 '~개만 다오' 과제에서, 소리 내서든 속으로든 인형을 하나씩 세어서 당신에게 건네줄 것이다. 또한, 그들은 "모두 몇 개인가?"에 대한 대답으로 마지막으로 센 수 이름을 안정적으로 사용함으로써, 기수성의 원리를 충족시킨다. 이 아이들은 처음에는 적은 수량만 셀 수 있는데, 그것도 아마도 1개에서 2개로, 2개에서 3개로, 3개에서 4개로처럼 체계적으로 능력을 쌓아감으로써 가능해진 것이다. '~개만 다오' 과제에서 그들은 안정적으로 1개를 줄 수 있다가, 그다음에는 2개를 주지만 3개는 주지 못하는 상태, 이어서 3개는 주지만 4개는 못 주는 상태로 발전해간다. 그리하여 3살 반이 되면, 대부분의 아동들은 작은 수량을 알게 되고 수 세기는 집합의 수량을 알아내려는 방법이란 걸 이해한다.

겔만과 그녀의 동료들에 따르면, 기술이 완전히 개발되기 전부터도, 숫자를 셀 줄

아는 아동들은 원리를 알고 있었다. 확실히, 아동들의 수행은 수 크기의 영향을 받았으며, 큰 수일수록 더 어려워했다(예: Fuson, 1988). 안정된 순서 원리가 보통 제일 먼저 습득되고, 이어서 대상과 수 이름의 일대일 대응이 뒤따르며 기수성 원리가 셋 중에 가장 나중에 습득되는데, 원리가 숙달되어 세 원리가 완전히 동시에 적용되는 것은 아니다(Fuson, 1988, Chapter 10).

기수 단어 원리-집합을 셀 때 마지막으로 말한 수 이름이 숫자를 센 집합의 수량이라는 기수 단어 원리 또한 수량의 개념으로부터 나오는 것이다. 왜냐하면, 당신이 알고 있는 최대 5까지의 수와 아직 모르지만 앞으로 세야 할 수 사이의 관련성을 확립해나가는 중이기 때문이다. 이 역시 실용적인 방향을 따른다. 유아는 최대 3개 정도의 물체를 인식함을 기억하라. 푸송은 아이들이 "하나, 둘, 셋" 하며 집합을 셀 때, 그들이 그 집합을 '직산subitize'할 때와 같은 수를 얻는다고 주장한다(Fuson, 1988). 직산이란 세지 않고 집합의 수량을 인지하는 능력을 의미한다(직산 및 수 세기 검사는 제4장 참고). 이를 통해 N까지 세는 것은 집합에 N개의 물체가 있음을 알아낼 수 있다고 확신하도록 도와준다. 반복해서 세어도 직산으로 알아낸 수가 나옴을 알면, 모든 수 이름은 각자 고유의 수량을 나타낸다는 생각을 강화시킨다. 다시 말하지만, 이것이 우리에게는 분명하지만 아이에게는 그렇지 않을 수도 있다. 특히 실제로 아이는 같은 집합을 세어도 서로 다른 결과를 얻는다. 아이가 수 세기를 하는데 "하나, 둘, 셋, 공룡", 다시 셀 때 "하나, 둘, 넷, 공룡", 그리고 다시 셀 때 "하나, 둘, 셋, 넷, 공룡"이라고 셀 수 있다. 아이는 서로 다른 수 이름이 같은 수량, 공룡 집합의 수량을 지칭하는 것이 아닌가 생각할 수 있다.

피아제(1952)는 수량의 개념을 획득하기 위해서는 세고 있는 집합에서 수량과 무관한 지각적 특징을 무시하고 추상화시킬 수 있는 능력이 있어야 함을 완전히 파악한 최초의 인물 중 하나이다. 그래서 당신은 예를 들어, 물건들이 더 흩어져 있다는(또는 더 조밀하게 모였다는) 이유만으로 더 많다고 생각하지는 않을 것이다. 그는 전반적인 아이의 발달이 특정한 것에서 일반적이고 추상적인 것으로 바뀌는 것으로 보았다.

요약

■ 학교 산수 학습을 위한 인간의 '스타터킷'에는 두 가지 유형의 인지 도구가 들어있다. 모든 학교 과목을 학습할 때 사용되는 영역-일반적 도구 그리고 수량과 집합에 관한 것으로 수학을 배울 때만 적용되는 '수 모듈' 같은 영역-특정적 도구이다.

■ 그것은 부분적으로는 단순한 누산기 작동 기전으로 구현된다.

■ 전형적으로 아동은 이러한 도구로 가지고 태어나는데, 덕분에 수 이름으로 셀 수 있고, 나아가 상징을 가지고 세는 법을 배우는 토대를 얻는다.

■ 수 이름을 적절하게 사용하는 능력이 생기려면 몇 년이 걸린다.

참고문헌

Anobile, G., Cicchini, G. M., & Burr, D. C. (2016). Number as a Primary Perceptual Attribute: A Review. *Perception*, 45, 5–31. doi: 10.1177/0301006615602599

Benavides-Varela, S., Butterworth, B., Burgio, F., Arcara, G., Lucangeli, D., & Semenza, C. (2016). Numerical Activities and Information Learned at Home Link to the ExactNumeracy Skills in 5–6 Years-Old Children. *Frontiers in Psychology*, 7(94). doi: 10.3389/fpsyg.2016.00094

Burr, D. C., & Ross, J. (2008). A visual sense of number. *Current Biology*, 18, 425–428.

Butterworth, B., & Reeve, R. (2012). Counting words and a principles-after account of the development of number concepts. In M. Siegal & L. Surian (Eds), Access to Language and *Cognitive Development*. Oxford: Oxford University Press.

Butterworth, B., Reeve, R., Reynolds, F., & Lloyd, D. (2008). Numerical thought with and without words: Evidence from indigenous Australian children. *Proceedings of the National Academy of Sciences of the* USA, 105, 13179–13184. doi: 10.1073_pnas.0806045105

Carey, S. (2009). Where our number concepts come from. Journal of Philosophy, 106(4), 220–254. Cordes, S., Gelman, R., Gallistel, C. R., & Whalen, J. (2001). Variability signatures distinguish verbal from nonverbal counting for both large and small numbers. *Psychonomic Bulletin & Review*, 8(4), 698–707.

Dehaene, S., & Changeux, J.-P. (1993). Development of elementary numerical abilities:

A neuronal model. *Journal of Cognitive Neuroscience*, 5, 390–407.

Dixon, R. M. W. (1980). *The Languages of Australia*. Cambridge: Cambridge University Press.

Fuson, K. C. (1988). *Children's Counting and Concepts of Number*. New York: Springer Verlag.

Fuson, K. C. (1992). Relationships between counting and cardinality from age 2 to 8. In J. Bideaud, C. Meljac, & J. P. Fisher (Eds), *Pathways to Number, Children's Developing Numerical Abilities*. Hillsdale, NJ: LEA.

Gelman, R., & Gallistel, C. R. (1978). *The Child's Understanding of Number* (1986 ed.). Cambridge, MA: Harvard University Press.

Gelman, R., & Meck, E. (1983). Preschoolers counting: Principles before skill. *Cognition*, 13, 343–359.

Hauser, M. D., Chomsky, N., & Fitch, W. T. (2002). The faculty of language: what is it, who has it, and how did it evolve? *Science*, 298, 1569–1579.

Izard, V., Sann, C., Spelke, E. S., & Streri, A. (2009). Newborn infants perceive abstract numbers. *Proceedings of the National Academy of Sciences*, 106(25), 10382–10385.

Jordan, K. E., & Brannon, E. M. (2006). The multisensory representation of number in infancy. *Proceedings of the National Academy of Sciences of the United States of America*, 103(9), 3486–3489.

Le Corre, M., & Carey, S. (2007). One, two, three, four, nothing more: An investigation of the conceptual sources of the verbal counting principles. *Cognition*, 105(2), 395–438. doi: 10.1016/j.cognition.2006.10.005

Leslie, A. M., Gelman, R., & Gallistel, C. R. (2008). The generative basis of natural number concepts. *Trends in Cognitive Sciences*, 12(6), 213–218. doi: 10.1016/j.tics.2008.03.004

Locke, J. (1690/1961). *An Essay concerning Human Understanding* (Based on Fifth Edition, edited by J. W. Yolton ed.). London: J. M. Dent.

Meck, W. H., & Church, R. M. (1983). A mode control model of counting and timing processes. *Journal of Experimental Psychology: Animal Behavior Processes*, 9(4), 320–334.

Pica, P., Lemer, C., Izard, V., & Dehaene, S. (2004). Exact and approximate calculation in an Amazonian indigene group with a reduced number lexicon. *Science*, 306, 499–503.

Pinker, S. (1994). *The Language Instinct*. London: Allen Lane The Penguin Press.

Pinker, S. (2008). *The Stuff of Thought. Language as a Window into Human Nature*. London: Penguin Books.

Potter, M. C., & Levy, E. I. (1968). Spatial enumeration without counting. *Child Develo-*

pment, 39, 265-272.

Simon, T. J., Hespos, S. J., & Rochat, P. (1995). Do infants understand simple arithmetic? A replication of Wynn (1992). *Cognitive Development*, 10, 253-269.

Skorupski, P., MaBouDi, H., Galpayage Dona, H. S., & Chittka, L. (2018). Counting insects. *Philosophical Transactions of the Royal Society B: Biological Sciences*, 373(1740).

Wynn, K. (1990). Children's understanding of counting. *Cognition*, 36, 155-193.

Wynn, K. (1992). Addition and subtraction by human infants. *Nature*, 358, 749-751.

제4장

수 모듈의 핵심 결함

난산증의 인지적 원인

설명 수준	설명 방법	교육적 맥락
행동 수준	제2장 수 감각	제8장 사회, 학교 그리고 집
인지 수준	제3장 산수 스타터킷	제9장 평가
	제4장 난산증의 원인으로서 핵심 결함	
	제5장 산수 능력의 발달	제10장 중재
신경 수준	제6장 뇌 구조와 기능	제11장 정책
유전 및 기타 원인은 제7장		

나는 우리가 수 추상화와 수 추론을 위한 핵심 역량을 가진 수 모듈을 가지고 태어난다고 주장하려 한다. 제3장에서 어떻게 수 감각이 산수 능력 발달의 기초가 되는지 보여주었다. 또 언어 및 색깔 인지와 같이, 자체 핵심 역량을 가진 다른 인지 모듈이 어떻게 환경으로부터 영역-특정적 정보를 추출하는 것을 지원하는지도 요약하였다. 이 모듈들은 환경의 특정 특성에 '조율'되어 이러한 특성들을 자동으로 추출한다. 이제 나는 수 모듈이 효율적으로 작동하지 못해서 수 추상화 및 추론 능력의 핵심 결함이 발생하면, 무슨 일이 발생하는지 살펴보려 한다.

핵심 결함

경제협력개발기구[OECD]의 한 부서에서 수행 한 대규모 연구를 살펴보자. 이는 PISA 연구(이탈리아 도시 이름이 아닌, 3년마다 시행되는 국제 학생 평가의 앞 자를 딴 프로그램)로 알려져 있다. 2012년에는 15세 3개월에서 16세 2개월 사이의 약 51만 명의 학생에 대한 평가를 완료했다. 이들은 65개 국가와 경제권에 있는 2,800만 명의 15세 학생을 대표한다.

이제 무엇을 기준으로 할지 생각해 보자. 난산증이라 하려면, 표준화된 산수 시험에서 몇 퍼센타일(%ile)에 위치해야 할까? 하위 10%? 하위 5%? 하위 25%? 나는 그것을 사용한 연구와 표준편차 단위 측면에서, 그런 각각의 기준마다 좀 더 멋진 기준을 사용한 연구들을 열거할 수 있다.

이 연구에서 OECD 국가 학생의 23% 그리고 모든 참여국 및 경제권 학생의 32%가 PISA 수학 평가 레벨 2의 최저 기준치에 이르지 못했다. 이 수준에 있는 학생들은 단일 정보원에서 관련 정보를 추출할 수 있고, 정수를 다루는 문제를 해결하기 위한 기본 알고리즘, 공식, 절차 또는 규칙을 사용할 수 있다. 이것은 15세 학생이 유능한 시민이 되기 위해서 가져야 하는 최소 수준을 의미한다.

레벨 2 미만 학생들의 비율은 국가 간에 상당히 차이가 컸다(〈표 4.1〉 참고).

〈표 4.1〉 레벨 2 기준에 도달하지 못한 15~16세 학생의 비율

국가	평균(%)
싱가포르	8.3
핀란드	12.3
영국	21.8
뉴질랜드	22.6
미국	25.8
크로아티아	29.9
모로코	75.7

여기에 레벨 2의 문항이 있다. 이것은 15~16세 학생을 평가하도록 설계되었음을 기억하라.

시험 문항(레벨 2) **사이클 선수 헬렌**

헬렌에게 방금 새 자전거가 생겼다. 핸들 바에는 속도계가 있다. 속도계는 헬렌에게 가능한 이동 거리와 평균 속도를 알려준다.

질문

헬렌은 한 번의 주행에서 처음 10분 동안 4km를 갔고, 다음 5분간은 2km를 갔다.
다음 중 올바른 설명은 무엇입니까?

A. 헬렌의 평균 속도는 처음 10분 동안이 다음 5분보다 더 빨랐다.
B. 헬렌의 평균 속도는 처음 10분 동안과 다음 5분이 같았다.
C. 헬렌의 평균 속도는 처음 10분 동안이 다음 5분보다 더 느렸다.
D. 주어진 정보로는 헬렌의 평균 속도에 대해 말할 수 없다.

이는 레벨 2에 도달하지 못한 채 가장 저조한 수행을 보이는 학생의 비율(n%)은 국가마다 다름을 의미하며, 기준이나 정의는 학생의 *고유한 수리 능력이 아니라* 어디서 교육받는지에 따라 달라진다.

핵심 결함이 있다는 것은 무엇을 의미하는가?

먼저 언어의 예를 들어보겠다. 소수의 사람들은 유전자(FOXP2)의 돌연변이 때문에, 정상적인 방식으로 언어를 배울 수 없다(Fisher et al., 1998). 이 돌연변이는 언어 처리의 여러 측면에 결함이 있는 KE 가족 구성원에 의해 유전되었다. 이 결함에는 어미변화와 구문 구조를 만들고 이해하는 능력이 포함되는데, 다른 비언어적 능력은 정상 범주 안에 포함됨에도 그러하다. 즉, 그들은 언어모듈에 핵심 결함을 가지고 있다.

'색깔 모듈'은 어떨까? 세상에는 *색각이 결핍된*colour vision deficiency(흔히 색맹이라고 부르는) 사람들이 있다. 이는 그들이 대부분의 다른 사람처럼 세상을 자동적으로 색깔로 보지 못한다는 뜻이다. 대부분 이러한 상태는 유전된다. 예를 들어, 적록 색맹은 X 염색체의 돌연변이로 인해 발생하는 것으로 알려져 있다. 색맹이 있는 사람들도 종종 *보상 전략*을 사용하여 적절한 색상을 선택할 수 있음을 명심하라. 예를 들어, 그들은 신호등이 빨간색인지 녹색인지 위치를 보고 알 수 있다(빨간색은 위쪽이고 녹색은 아래쪽). 즉, 색각모듈이 제대로 작동하지 않을 때, 그들은 영역-일반적인 도구의 도움을 빌려서 같은 일을 하려 시도할 수 있다. 신호등의 경우, 다른 사람들이 적색, 황색 및 녹색 표시등의 위치에 관해 우리에게 말한 것에 대한 기억을 사용할 수 있다. 사실, 이 방법은 등의 색깔을 보는 것만큼 효율적이지는 않겠지만 할 일은 해낼 수 있다.

내 주장은 마치 색맹이나 단순 언어장애처럼 어떤 사람들의 수 모듈에는 결함이 있다는 것이다. 아마도 더 유사한 비유는 난독증일 듯하다. 언어모듈의 핵심 기제는 말소리를 구성요소와 '음소'라고 하는 언어학적으로 유의미한 부분으로 분해하는 능력이다. 다시 말해, 언어 사용자가 'cat'이라는 단어를 듣고 세 개의 분리된 음소(2개의 자음과 1개의 모음)를 포함하고 있음을 아는 것이다. 사실 모든 화자는 'cat'이라는 단어를 각자 다르게 말할 것이다. 일반적으로 아동과 여성은 성인 남성보다 높은 음조로 단어를 발음하며, 각각의 경우마다 음량은 철저히 다르며, 각각의 말소리마다 정확한 음향 특성도 화자의 성대 모양과 해당 지역의 '억양'에 따라 다르다. 그럼에도 불구하고 언어모듈은 듣는 사람으로 하여금 두 가지 매우 다른 음성 신호를 3개의 음소를 가진 같은 단어의 사례들이라 여기게 해준다. 이를 '범주적 인식'이라고 하는데, 꽤 다른 음향 신호가 k-범주, a-범주, t-범주 같은 범주로 분류한다(이들처럼 언어적으로 유용한 범주들은 관습적으로 /k/, /t/로 표기되며, a는 alien이나 part 등에서 나는 문자 a의 다른 발음과 구별하기 위해 /æ/로 표시된다).

사실, 이렇게 할 수 있는 것은 알파벳 문자 체계를 사용하는 언어에서 읽기를 배우기 위한 필요조건이다. 이 문자 체계에서는 각 문자가 해당하는 특정 음소에 대응되며, 각 음소는 특정한 문자에 대응된다. 물론 대부분의 쓰기 시스템은 글자-문자의 일대일 대응의 예외로 가득 차 있으며, 영어가 가장 악명 높다. 그러나 우리가 이렇게 할 수 있으면, 우리가 통상 이 문자 체계를 읽기를 배우는 방법을 배울 수 있다. 실제로 만약 이 일을 하는 우리 언어모듈의 작업에 결함이 있다면, 영어를 읽고 쓰는 것을 배우는 것은 매우 어려울 것이며, 가장 흔한 형태의 난독증이 발생할 것이다(Snowling, 2000). 이것이 언어모듈의 *핵심 결함*이다. 우연히, 언어가 알파벳 체계를 사용하지 않는 경우(예: 중국어 또는 일본어), 이 핵심 결함은 난독증을 가진 사람은 물론 어느 누구에게도 읽기와 쓰기를 배우는 것을 방해하지 않을 것이다. 실제로 우리는 부모는 영어를 구사하는 사람이지만 일본에서 자란 한 소년에 대해 광범위한 테스트를 수행했다. 그는 영어와 일본어 모두를 완벽히 구사했고, 특히 일본어를 뛰어나게 잘 읽었다(대부분의 일본인 동급생보다 더 잘 읽었다), 그러나 그는 영어에서는 심한 난독증이 있었다(Wydell & Butterworth, 1999)(나는 10장에서, 난독증과 난산증의 비교적 흔한 동시 발생에 대해 다룰 것이다).

사실 난독증과 난산증 사이에는 중요한 차이가 있다. 읽기는 언어에 기반하고 인간 이외 다른 종들은 인간의 언어 같은 것을 두고 있지 않기 때문에, 난독증의 동물 모델 같은 것은 없다. 하지만 동물에게 말소리와 비슷한 소리를 가지고, 범주 인식을 할 수 있는지 시험하는 건 가능하다. 실제로 어떤 종은 /t/와 /d/의 차이를 구분하는 것처럼 어떤 말소리를 인식하는 능력을 가지고 있다. 이는 친칠라[6](Kuhl, 1976)에서 증명되었는데, 친칠라는 이 능력을 *time*과 *dime* 같은 단어를 배우는 능력과 통합할 수는 없었다.

그러나 우리는 다른 많은 종들도 수 모듈을 가지고 있음을 알고 있다(Agrillo & Beran, 2013). 동물들은 집합의 수량을 구별할 수 있다. 그들은 수량을 알아내고 네 개라고 말할 수도 있으며, 같은 수량을 가진 패턴들을 고를 수도 있다. 사실 원숭이들은 인간과 비슷한 뇌 신경망을 이용한다(Nieder & Dehaene, 2009). 이것은 우리 인간과 원숭이는 공통조상의 특정 기제를 공유하고 있을 가능성이 있다는 것을 시사한다. 나는 제7장에서 유전 가능성에 관해 자세히 다룰 것이다.

수와 집합

수 모듈의 중요한 산수적 특징은 거의 모든 수의 작동이 이루어지는 집합이라는 관점

---

6) Kuhl 등은 남미에 사는 설치류 동물인 친칠라 4마리를 대상으로 /da/와 /ta/를 구분하도록 하는 훈련에 성공하였는데, 영어 화자와 인식하는 범주가 비슷했다(역자 주).

에서 수가 설명된다는 것이다. 이는 실제로 당신에게 '수의 가장 근본은 알아챌 수 없을 정도로 분명하다'라는 의미이다. 사실 이것이 너무 분명해서 당신이 그것을 알고 있다는 사실조차 인지 못 할 수 있다. 대조적으로, 난산증 환자는 집합에 대한 작동과 가장 익숙한 산수 연산을 연결 짓는 데 실패했기 때문에, 가장 기본적인 연산에도 어려움을 겪을 수 있다. 이것은 숫자 기호(수 이름과 수) 사이의 연결이 튼실하지 못하게 만드는 연쇄효과를 일으킬 수 있다.

여기에 난산증 환자가 알지 못하는 몇 가지 사항이 있다.

- 수는 다른 수들이 모여 만들어진다. 4는 1, 1, 1, 1이 모여서 또는 2와 2가 모여서 만들어질 수 있다. 4의 구성물을 '파티션partition'이라고 하며, 4의 파티션은 5개가 있다. 집합의 측면에서 보면 매우 쉽게 찾을 수 있다. □□□□은 한 개씩(□, □, □, □)으로 나눌 수 있고, 2개씩의 소집합 2개(□□, □□) 등으로 나눌 수 있다.
- 덧셈은 교환된다. 3+5는 5+3과 같다.
  □□□ + □□□□□　　□□□□□ + □□□
- 덧셈과 뺄셈은 서로 역 연산이다. 5+3=8이면 8−5=3이고 8−3=5이다.
  (□□□□□)□(□□□)
- 마지막 가수[7]에 n을 더하는 것은 합계에 n을 더하는 것을 의미하다. 5+3(+n)=8+n (예: 5+3(+1)=8+1)
- 곱셈 교환법칙은 5×3은 3×5와 같다는 데서 나온다.

□□□□□　　□□□
□□□□□　　□□□
□□□□□　은　　□□□　와 같다.
　　　　　　□□□
　　　　　　□□□

7) 가수(加數): 어떤 수에 다른 수를 더할 때 더해지는 다른 수. 마지막으로 더해지는 수라는 뜻(역자 주).

수 모듈에 핵심 결함을 가지면 어떻게 되는가?

수 모듈 결함의 결과는 무엇일까? 산수를 배우는데 반드시 장애가 생길까? 다시 말해, 결함은 산수학습장애를 일으키는 데 *충분조건일까*? 우리는 반대의 경우도 고려할 필요가 있다. 산수를 배울 때 생기는 모든 어려움과 장애는 수 모듈의 결함 때문인가? 즉, 핵심 결함은 산수학습장애를 일으키는 데 *필요조건인가*? 내가 수와 산수에 관해서만 말하고 있을 뿐, 수학의 다른 분야에 대해 말하고 있지 않음을 명심하라. 우리가 검사한 난산인 중 한 명인 폴 무르크라프트Paul Moorcraft는 자신의 교육과정 중 큰 부분을 차지하는 기하학을 잘했기 때문에 자신의 수학 시험은 통과했지만, 우리 연구실에 온 난산증의 사례 중 가장 심한 경우였다.

난산증은 가장 간단한 수 과제에서도 드러난다. 제1장에서 언급된 사만다 아빌Samantha Abeel은 시계를 읽을 수 없고 전화번호를 기억하거나, 돈을 세거나, 계좌를 균형있게 관리하거나, 레스토랑에서 팁을 계산하거나, 거리를 이해하는 것을 할 수 없었으며, 기초 수학을 일상생활에 적용할 수 없었음을 기억하라. 그녀가 초등학교 2학년 시험을 볼 때 '5-2=__'처럼 숫자로 제시되었는지 구체물로 제시되었는지에 관계없이, 5에서 2를 뺄 수 없었다.

> 다시 한번, 우리 엄마는 자기 앞에 5장의 카드를 놓으셨다.
> "좋아, 내 앞에 카드가 몇 장 있니?"
> 나는 그것들을 센다.
> "다섯."
> "잘했어. 이제 두 개를 빼내면 몇 개가 남을까?"
> "그러면 이제 세 장의 카드가 남아요."
> 나는 당황하고 혼란스러운 채로 다시 대답했다. 솔직히, 이해가 안 되었다.
>
> (Abeel, 2007, p. 17)

그녀는 7학년 때 영재반 후보였음에도 불구하고, 문제는 지속되었다. 그녀는 머릿속으로 두 자릿수끼리 더할 수 없었고, 세 자릿수로부터 두 자릿수를 뺄 수도 없었고, 5

달러를 만드는 데 필요한 동전의 종류와 개수를 알아낼 수 없었다.

이것이 전형적인 난산증의 모습이다. 그들은 다른 영역에서는 보통이거나 심지어 영재일 수도 있다. 하지만 여전히 매우 간단한 수 과제에서도 어려움을 겪는다. 아빌처럼, 그들은 재능이 있고 학부모와 전문교사의 지원을 받아 열심히 노력할 수 있겠지만, 여전히 우리 대부분이 당연하게 여기는 과제를 해낼 수 없다.

이 장애는 심각한 결과를 초래할 수 있다. 우리가 첫 번째로 검사한 난산인 한 명은 도둑질로 감옥에 있었다. 그가 감옥에 있게 된 것은 수를 다루는 데 있어서의 어려움, 쇼핑할 때 느끼는 온전한 당혹감과 좌절감에 대한 그만의 해결책이었다. 그가 원했던 물건을 살 수 있는 돈이 충분할까? 그는 계산대에서 얼마를 내야 할까? 그는 거스름돈을 제대로 받을 수 있을까? 그가 일상적 상호작용에도 그렇게 혼란스러워하는 걸 친구나 급우들이 본다면 어떻게 생각할까?

아빌의 경우 수면에 어려움을 겪었다. 그리고 그녀는 자주 토하기 때문에 외식하는 것을 피했다. 당신도 상상할 수 있듯이 이것은 십 대 청소년의 사회생활에 끔찍한 영향을 미친다. 그녀는 '공황 발작'으로 진단되었다. 학교가 마침내 그녀를 정규 7학년 대수학 수업 대신 특수교육 수학 수업에 넣자, 이 증상들은 순식간에 사라졌다.

애너벨 콜Annabel Cole은 일찍이 읽는 법을 배웠고, 성적이 좋았고, 케임브리지대학에서 영문학을 전공했고, 현재는 전국 신문사 기자이다. 그녀는 난산증이 어떤 것인지 다음과 같이 설명한다.

> 말과 언어는 내가 인생에서 가장 좋아하는 것이었지만, 나는 항상 수학에서 절망적이었다. 쇼핑 금액들을 합하거나 식사 비용을 나누라는 요청을 받으면, 나는 식은땀을 흘린다. 교실에서 나의 학문적 맹점은 수학이었다. 가장 기본적인 원리조차 이해하지 못해 공포와 수치심에 휩싸였다.
>
> 에든버러에서의 내 초등학교 시절 추억은 매일 급우들 앞에서 나에게 소리를 질렀던 어떤 한 선생님 생각에 사로잡혀 있다. 중학생 때, 나는 수학에서는 최하위였지만, 엄청나게 많은 도움과 벼락치기 덕분에 어찌해서 중등교육자격시험[GCSE]에서 C 학점을 받았다.
>
> 하지만 내 수학적 무능함은 어른이 되니 훨씬 더 부담이 되었다. 지금까지 4자리가 넘는 숫자는 쓸 수 없다[누가 나에게 어떤 것의 값이 25,000파운드(약 3,972만 원)라고 하면, 그것의 숫자를 생각하는 데 어려움을 겪는다]. 그리고 공과금 내역을 파악하는 방법과 슈퍼마켓의 특별 할인이 어떤 건지 모른다.
>
> 나는 나의 청소부의 임금이 시간당 8파운드(약 12,000원)에서 10파운드(약 16,000원)로 올라 계

산하기 쉬워졌다고 안심한 유일한 영국사람이었을 것이다. 심지어 나는 내 딸이 다섯 살이 되었을 때, 생일 케이크의 양초를 잘못 꽂기도 했다.

내 문제는 계산에만 국한되지 않는다. 시간을 재는 것도 힘들고, 날짜도 잘 알지 못한다. 하지만, 아직도 나에게 뭔가 문제가 있을 수 있다는 생각은 결코 해본 적이 없다. 가족과 친구들은 "모든 것을 잘할 순 없어"라고 말한다. 나도 그렇게 생각했다.

(*Daily Mail*, 2015년 11월 27일)

페이스북에서 난산증은 비슷한 이야기로 가득 차 있다. 대비 무어Debbie Moore는 다음과 같이 썼다.

나는 난산증이었지만 난산증으로 진단받지 못하고 자라왔다…. 그것 때문에 나의 학교생활은 지옥 같은 악몽이었다. 나는 자존감이 없었고, 사회적으로 힘들었고, 1학년부터 산수와 수학에서 실패했다. 나는 읽기와 영어에서 탁월했지만, 그 때문에 상황이 더 악화되었다. 나는 부모님, 선생님 그리고 급우들에게 항상 놀림당하고 무시당해왔다. 나는 수학을 싫어했기 때문에, 수학 성적이 너무 좋지 않았다. 나는 수의사나 소아과 의사가 되고 싶었으나 수학을 전혀 이해하지 못했기 때문에, 과정을 통과하는 것이 불가능했다. 나는 선생님과 부모님을 포함한 모든 사람에게 비웃음을 당했고, 아무것도 할 수 없는 사람이란 말을 들었다. 나는 여름마다 여름학교에 참석해야 했는데, 진심으로 싫었다. 나는 매일 아침 학교 가기 전에 배가 아팠고, 다음날 학교 갈 것을 걱정하며 잠 못 이루는 밤을 무수히 보냈다…. 나는 아들을 난산증으로 진단하게 한 모든 징후가 나에게 있다는 것을 알게 해준 (내 아들의) 설문지를 모두 작성하는 동안이 행복했다. 그날 복권에 당첨되었다 한들, 그보다 행복하진 않았을 것이다!

나는 평가에 관한 제10장의 낙인찍기 문제로 다시 돌아가겠지만, 나에게는 자신들이 이러한 특정학습장애를 가졌을 뿐 결코 멍청하지 않다는 사실을 알고 그냥 안도하는 어른들과 아동들의 이야기가 셀 수 없이 많다. 난산증이라는 꼬리표가 붙는 것은 멍청하다는 꼬리표가 붙는 것보다 훨씬 낫다는 것이다. 나는 최근에 45세 여성으로부터 이메일을 받았다. 그녀는 평생 수 때문에 고통받아왔으며, '그저 왜 그런지 이름이라도 아는 것'이 도움이 될 것 같다고 했다.

사실, 많은 아동들이 못된 짓을 함으로써, 자신의 어리석음에 기인하는 장애를 감추고 있다. 한 교사가 내게 말해준 내용은 다음과 같다.

> 그들은 몇 번이든 그것을 은폐하려고 한다. 그리고 때때로 그들은 멍청하다는 핀잔을 들을 바에는 차라리 말썽꾸러기라 불리길 원하면서, 그것을 은폐한다.

우리의 연구도 성인과 아동 모두에 대해 비슷한 이야기를 담고 있다.

8살의 매우 영리한 벤은 과학을 포함한 모든 교과목에 능숙하고 즐겼으며, 공룡에 대해선 전문가 수준의 지식이 있었다. 그러나 그는 8에 얼마를 더해야 30이 되는지와 같은 아주 간단한 과제도 할 수 없었으며, 심지어는 10단위 수 블록과 1단위 수 블록의 도움을 받아서도 불가능했다(「미안해요, 잘못 걸었어요」… Butterworth와 Gabbay의 동영상에서).

우리는 초점 집단focus group을 통해, 9살 난산증 학생들이 매일 수리 시간에 무슨 생각을 하는지 알아보았다. 나의 놀랍도록 통찰력 있는 학생이자 이 프로젝트의 연구 조교인 안나 배번Anna Bevan에게 초점 집단을 사용하는 것은 가장 좋은 방법이었다. 왜냐하면, 아홉 살이어도, 아이들은 어른들에게 무슨 말을 해야 하는지 알고 있기 때문이다. 그리하여 만약 그들에게 수학을 좋아하는지 물어보면, 변함없이 예라고 말할 것이고 선생님을 좋아하고 수학 수업에서 잘 해내고 있다고 말할 것이다. 성적이 나쁜 학생이 집단에 들어가면, 아이들은 성인 중재자에게 얘기할 때보다 서로 이야기를 많이 할 것이며, 속마음을 더 드러낼 것이다. 우리는 교사 평가와 우리가 실시한 평가에 따라, 아이들의 성적을 높음, 중간, 낮음의 세 가지 유형으로 분류했다. 한 가지 궁금한 점은 교사가 수업 초반에 소개한 주제를 그들이 얼마나 잘 이해했는지에 관한 것이었다(Bevan & Butterworth, 2007). 우리는 모든 회기를 녹음했고 그런 다음 글로 기록했다. 다음은 일부 아이들이 한 말이다.

> 아이 2: 나는 때때로 그녀(교사)가 말하는 게 뭐든, 이해하지 못해요.
> 아이 2: 나는 그것을 잊지 않아요. 나는 그녀가 무슨 말을 하는지조차 몰라요.
> 아이 3: 당신이 선생님의 말씀을 듣고 있을 때, 고개를 돌리면 당신은 아무것도 모르는 거예요… 내가 뭔가를 기억할 때는 선생님이 늘 "잠깐만 기다리고 내 얘기를 들어봐"라고 말하곤 본

인의 이야기를 바로 시작하죠. 그리고 다시 처음 주제로 돌아가서 과제를 하려고 할 때, 나는 처음에 기억했던 것을 잊어버리고 다시 물어봐요. “내가 뭘 해야 하죠?”

아동 4: 누군가 말하길 “나한테 줄 수 있어? 지우개 말이야?" “연필 줄 수 있어?” “연필 깎기 줄 수 있어?” 그러면 당신은 무엇을 해야 할까요? 나는 제대로 해내려고 노력하고 있는데, 당신은 뭘 할지 모르고 있네요. 당신은 그것을 반복해서 해야 하고, 내가 그걸 마쳤을 때, 당신은 그저 한 문제만을 마친 상태인 거예요. 이어서 선생님이 “왜 한 문제만 풀었니?”라고 말해요.

우리는 또한, 수학 수업에 대한 그들의 감정적 반응에 관해 물었다. 이에 대한 개입에 대해서는 제10장에서 다룰 것이다.

수리 정보를 위한 기억

성취도가 낮은 초점 집단 참가자들은 자주 잊어버린다고 말한다. 여기에 그 예가 있다.

아동 1: 당신은 선생님이 가르쳐 주신 것을 잊어버릴 수 있어요.

물론 교사들은 난산증 아동들이 그들이 배운 것의 대부분 또는 전부를 잊어버렸음을 인지하기도 한다. 그리고 교사에게는 이것이 현실적인 문제를 야기한다,

KD: 그들이 시작부터 정말 기본적인 것조차 잊어버리면, 거슬러 올라가 사용할 방법도 없다. 그래서 만약 그들이 정말로 뺄셈에서 어려움을 겪고 있다면, 그것이 차이이든 뭐든 간에, 교환이든 뭐든 하지 못한다. 왜냐하면, 그들은 기초적인 것조차 하지 못하기 때문이다.

결함 있는 수 모듈이란 것은 연산 결과를 기억하는 것이 어렵다는 뜻이다. 또한, 대부분의 난산인들이 산수 결과를 다루는 것뿐 아니라 PIN, 날짜 및 시간처럼 산수가 아닐 때의 수를 기억하는 데도 문제가 있다고 보고한다. 당신이 이미 그것이 들어갈 의미 있는 구조를 가지고 있는 경우라면, 새로운 무엇을 기억하기는 쉽다. 예를 들어, 꽤 긴

문장을 기억하기는 쉽다. 우리 연구 중 하나에서, 청자는 적절한 상황에서 한 번만 듣고도 30단어 문장을 완벽하게 기억할 수 있었다(Wingfield & Butterworth, 1984). 문장 속 단어들은 일련의 관련 없는 단어들보다 기억하기 쉬운데, 이는 우리가 우리에게 의미 있는 문장을 이해하고 기억하도록 설계된 정신 기제를 가지고 있기 때문이다. 이와는 반대로, 7개가 넘는 관련 없는 단어, 문자 또는 숫자를 정확하게 기억하기는 어렵다. 그리고 훨씬 의미 없는 외국어 단어를 외우는 것은 더 어려워서, 3개를 넘기기가 어렵다. 의미와 구조는 장기기억력을 위해서 훨씬 더 중요하다(Baddeley, 1986; Butterworth et al., 1990).

만약 수가 난산인에게 별 의미가 없는 것이라면, 그들은 기존에 존재하는 의미 있는 정신 구조에 들어맞지 않기 때문에 수를 기억하는 어려움을 겪을 것이다. 그저 단어들일 뿐인 것이다. 이제 그들은 '육구 오십사'같은 구절을 따라 읊을 수는 있지만, 다음날 그들이 그것을 기억하고 있을 것 같지는 않다.

핵심 결함 검사

우리는 제2장에서, 수 감각에서의 영역-특정적인 능력을 평가하는 방법에서 평균적인 수행과 개인차를 살펴보았다.

- 크기 비교의 정확도(두 개의 점 배열 비교)
- 점 계수의 속도와 정확도(점의 개수 말하기)
- 수 직선에 수 표시의 정확도

우리는 또한 이러한 평가가 학생이 산수를 얼마나 잘 배울 수 있는지에 대한 좋은 예측 변수임을 보았다. 또 모든 학생이 나이가 들면서 평가점수가 좋아지긴 하지만, 상대적 차이는 여전히 안정적으로 유지됨을 보았다. 시간이 지남에 따라, 같은 학생에게 같은 방법으로 평가했을 때 그러했다.

점 계수

이에 대한 가장 명확한 예는 로버트 리브, 피오나 레이놀즈, 주디 험버 스톤이 호주 멜버른에서 수행한 점 계수 종단 연구이다. 우리는 아이들이 얼마나 빠르고 정확하게 점의 개수를 알아내는지 조사했다. 그런 다음, 그들의 수행에 대해 네 가지 매개 변수를 탐색했다([그림 4.1] 참고, Box 2.1에서 처음 나옴).

우리의 종단 연구에서, 각 아동은 4살 때 했던 것과 동일한 검사로 다시 검사받았다. 그리고 각 아동의 수행을 네 가지 매개 변수에 대한 연령 일치 대조군과 비교했다. 이는 우리가 다음과 같은 의문을 가질 수 있음을 의미한다.

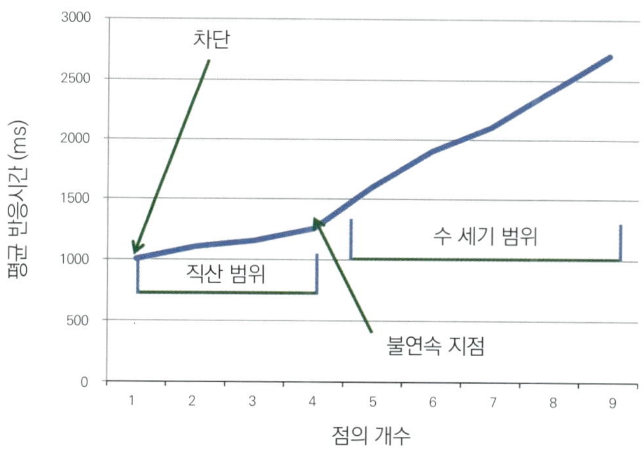

[그림 4.1] 점 계수 검사의 매개 변수

(1) 직산 범위에서 반응시간(RT) 기울기, (2) 수 세기 범위에서 반응시간(RT) 기울기, (3) 직산 범위(직선의 기울기가 변화하는 지점), (4) 전체 평균 반응시간. 즉 한 사람의 반응시간의 절편이며 기본 반응시간의 개인차를 나타내는 지표. 성인의 경우 직산 범위(1~4)의 항목은 일반적으로 기울기가 얕다(항목 당 40~120msec씩 증가, 수 세기 범위에서는 항목 당 250~350msec씩 증가).

Trick & Pylyshyn, 1993.

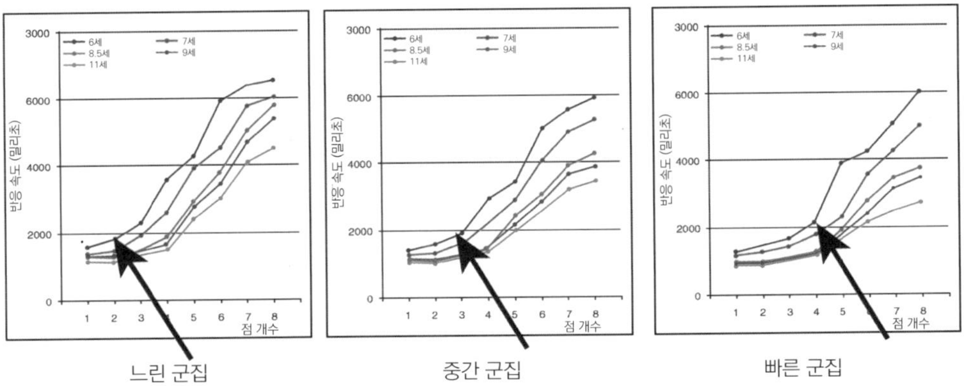

[그림 4.2] 유치원(최대 6살)부터 11살까지 검사한 159명의 학생의 점 계수 검사 결과

화살표는 유치원 때의 직산 범위를 나타낸다. 느린 군집은 2개까지, 중간 군집은 3개, 빠른 군집은 4개. 8살 반이 되자 모두 4개의 항목을 직산하고 있다.

Reeve, Reynolds, Humberstone & Butterworth, 2012.

- 아동 X가 또래보다 잘하는지 못하는지?
- 아동 X가 시간이 지나도 또래보다 계속해서 잘하는지 못하는지?

더 잘하든 못 하든, 우리는 특정 백분위 수 이상이나 이하 같은 임의의 기준을 사용하지 않았다. 그러나 정말로 다른 학생 군집이나 집단이 있는지 알아보는 군집분석을 시행했다. 유치원에서 11살까지의 기간 동안, 매년 5번의 평가를 실시한 결과, 느림, 중간 및 빠름이라고 부르는 세 개의 군집이 드러났다. 아이는 계속 동일한 군집에 머무는 경향이 있었다. 이 결과를 [그림 4.2]에서 보여준다.

유치원에서 느린 군집에 속한 아이들은 두 개의 항목만 직산 할 수 있었음에 반해, 중간 군집의 아이들은 세 개의 항목, 빠른 군집의 아이들은 네 개의 항목까지 직산 할 수 있었다. 그래도 8살 반이 되자, 모두 성인의 직산 범위인 네 개에 들어갔다. 어느 군집에 속하는지 유치원에서는 한 자릿수 덧셈, 9살 반에서는 두 자릿수 덧셈, 뺄셈, 곱셈, 그리고 10살에는 세 자릿수 뺄셈, 곱셈, 나눗셈까지, 나이에 맞는 산수 과제의 정확도를 예측했다. 확실하게 하자면, 다른 인지 요인은 세 개의 군집을 정의하지 않았다. 예를 들어 느린 집단은 다른 과제에서 느리지 않았다. 우리는 또한 모든 아동에게 비언어적 추론 표준화 검사인 레이븐 색채누진행렬 검사Raven's Colored progressive matrices(Raven et al., 1995)를 실시했는데, 역시 느린 군집과 다른 두 군집 간에 의미 있는 차이는 없었다(Reeve et al., 2012). 영역-일반적 인지 요인에 대한 자세한 내용은 제5장을 참고하라.

이것은 지금까지 발표된 산수에 대한 가장 길고 상세한 종단 연구이다.

또한, 우리는 점 계수가 계산 유창성 및 산수의 법칙 이해와 연관된다는 다른 증거를 찾기 위해 데이터를 추출해 냈다. 나는 이것에 대해서는 다음 장인 제5장에서, 산수 능력의 발달에 관해 자세히 설명하겠다.

점 계수와 난산증의 유병률

점 계수는 쿠바 신경과학 센터의 비비안 라이고사Vivian Reigosa Crespo와 미첼 발데스 소사Mitchell Valdes Sosa가 쿠바에서 시행한 대규모 유병률 연구에서 사용되었다(Reigosa-Crespo et al., 2012). 이 연구를 통해, 이론적으로 뒷받침된 방법을 사용해서 우리는 난산증을 가진 아동들의 비율을 누구보다 먼저 추정할 수 있었다. 이 연구에서 우리는 하바나의 한 지역에 사는 6.9세에서 17.3세 사이의 아이들 11,562명 모두에 대해, 학년마다 교과과정 기반의 집단 단위 표준화 검사를 시행했다. [그림 4.3]의 MAT가 그것인데, 그림에서 우리의 표본 추출 방법과 결과를 볼 수 있다. 이 중 1,966명에게는 특별히 고안된 전산화된 '기본 수리 능력 검사집(BNB)'이 개인적으로 실시되었는데, 이를 통해 정확도와 속도를 결합한 효율성이라는 척도(기본 반응시간으로 보정한 중간 반응시간/정확도)를 산출한다. 이것은 '역 효율성(IE)'이라고도 불리는데, 점수가 높을수록 효율성이 떨어진다.

- 산수 검사 항목별 시간(IE) = 산수 능력의 척도
- 점 계수 항목별 시간(IE) = 핵심 수리 능력의 척도
- 기본 반응시간은 학습자가 모든 검사에서 느린지 오직 수 검사에서만 느린지 우리가 알 수 있게 해준다.

검사한 1,966명 중 9.4%가 산수 유창성 부족(AD)으로 분류되었는데, 이는 그들이

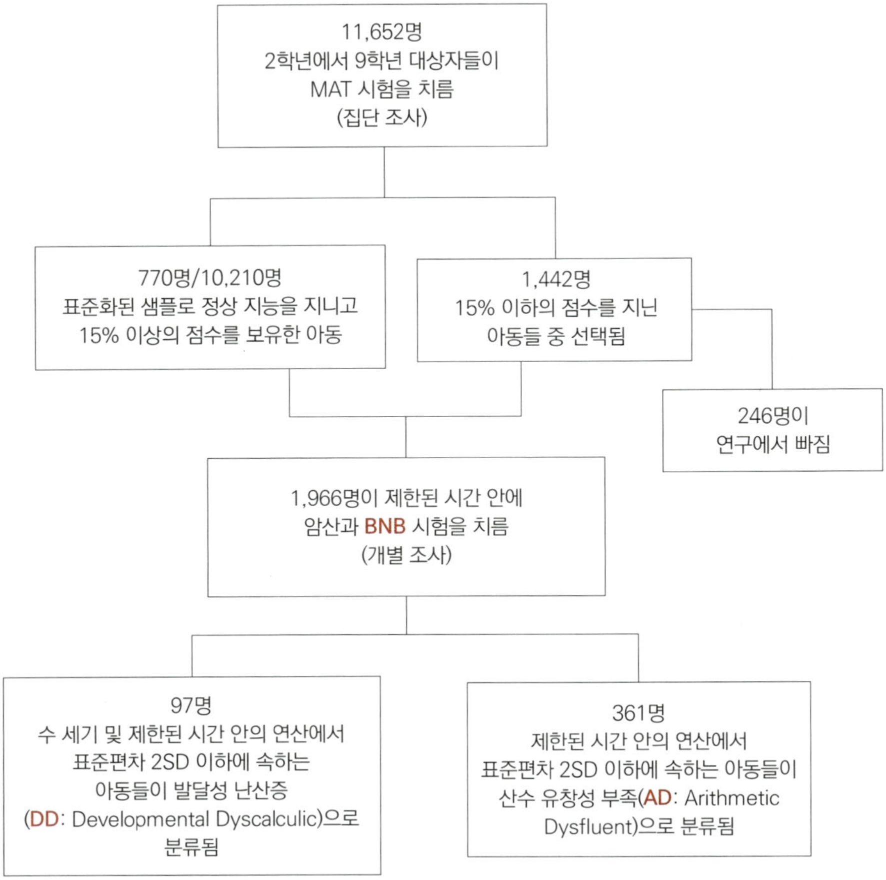

[그림 4.3] 하바나 유병률 연구의 구조

Regiosa-Crespo et al., 2012부터 축약.

시간제한 산수 검사에서 '2 표준편차'보다 못했음을 의미한다. 4.5%는 점 계수 수행에 기반할 때 핵심 결함을 가진 것으로 분류되었고, 3.4%는 발달성 난산증(DD)로 분류되었다([그림 4.3] 참고).

이 접근방식을 통해 우리는 또 다른 질문을 할 수 있다. 이 질문은 핵심 질문이다. 핵심 결함은 산수 유창성 부족을 일으키는 데 *충분조건*인가? 다시 말해 학습자가 핵심 결함을 가지고 있다면, 반드시 산수를 배우는 데 어려움을 겪을 것인가? 대답은 확실히 "그렇다"이다. 다시 말해 핵심 결함을 가진다는 것은 아이가 산수에서 정상적인 유창성을 가지는 것이 반드시 어렵다는 것이다. 덧붙여서, 표준화된 학교 시험인 MAT는 실제로 어떤 학생이 어려움을 겪는지 아닌지에 대해 훨씬 형편없이 예측한다[기술적으로 말하자면, 핵심 결함 검사의 특이도 측면에서[진음성(1570)/진음성+위양성(35)][8], 진음성 비율은 98%, 양성 예측도는 74% 그리고 음성 예측도는 86%라는 것이다. 핵심 결함 검사의 *민감도* 측면에서 진양성 비율은 27%이고 이는 산수 유창성 부족(AD)에는 핵심 결함 외에도 많은 원인이 있다는 것이다].

이 하바나 연구에 대해 듣고, 당시 쿠바 대통령 피델 카스트로는 전국적인 조사를 지시했으며, 난산증 뿐 아니라 난독증 및 ADHD 검사도 포함하도록 했다. 쿠바 국가 학습장애 조사에서, 나의 쿠바 동료들은 240명의 전문가 (심리학자, 언어 치료사, 정신과 의사 및 교사)를 훈련시켜 쿠바 전역 270개 학교의 3~6학년 아동을 대표하는 표본인 16,000여 명에 대해 개별검사를 시행하도록 했다. 이 연구는 난산증의 유병률 추정치가 3~4%임을 확인했고, 난독증의 경우 4.3%, ADHD의 경우 9.4%임을 발견했다.

이 쿠바의 연구는 이 세상에서 지금까지 실시된 연구 중 난산증에 대한 가장 큰 연구이다.

계산과 수 감각을 기준으로 사용해서 난산증의 유병률을 조사한 다른 연구의 추정치는 인구의 3.5%~7%였다. 이것은 이스라엘의 소아과 의사 루스 샬레브Ruth Shalev가 다른 기준(표준화 산수 검사에서 또래보다 2년 뒤처짐)을 사용해서 실시한 초기 조사 결과와 일치한다(Shalev, 2007).

찰스

점 계수 검사를 사용하여 공식적으로 검사한 첫 번째 난산인 중 하나는 찰스였다. 그는 20대 후반이고 심리학을 전공했다. 이것은 그가 학위 시험에서 통계 분야를 통과했음을 의미한다. 그 구성요소에는 자료를 표로 만들고 적절한 방법을 찾아서, 컴퓨터 통계

---

8) 원 논문에 있는 수 감각 검사 이상인 학생이 132명이라는 상자가 원서에는 생략되어있다. 총 검사대상 1,996명 중 연산 검사 정상이며 수 감각 검사 정상인 학생 1,570명, 연산 검사 정상이며 수 감각 검사 이상인 학생 35명, 연산 검사 이상이며 감각 검사 정상인 학생 264명, 연산 검사 이상이며 수 감각 검사 이상인 학생 97명, 이렇게 나뉜다. 진음성은 둘 다 정상인 경우를 말하고, 위양성은 연산 검사는 이상으로 나왔지만 수 감각검사는 이상인 경우이다(역자 주).

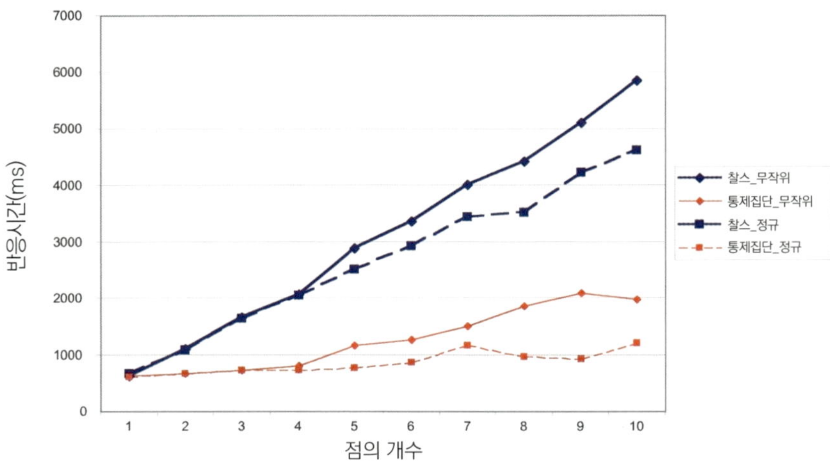

[그림 4.4] 찰스의 점 계수 검사 시간

우리는 임의의 점 배열(그림의 '무작위') 및 카드에 있어서 익숙한 정규 점 배열(그림에서 '정규')을 모두 사용했다. '통제집단'은 나이와 교육수준을 짝지은 대조군이다. 당연하게도 난산증이 아닌 어른과 아동은 정규 점 배열 속 점의 개수를 말하는 것이 빨랐다(Mandler & Shebo, 1982). 찰스 또한 정규 점 배열이 빠르긴 했으나, 1이 넘는 모든 점 배열의 개수를 알아내는 것이 매우 느렸다.

프로그램을 사용하는 방법을 배우는 것이 포함되어있다. 기초가 되는 개념을 이해할 필요는 없다. 사실, 나는 많은 난산증이 아닌 학생들이 자신이 사용하고 있는 통계의 기초를 이해하지 못한다고 의심한다. 우리는 찰스에게 점 계수 검사를 시행하였고, 그 결과를 대조군과 짝지어 비교했다. 그 결과는 [그림 4.4]에 나와 있다.

쿤츠와 버치: 점과 숫자 대응

이것은 또 다른 초기 연구이며, 약한 수 감각이 각 연령군에서 하위 25%에 해당하는 산수학습장애(ALD)의 원인인지 처음으로 알아본 연구 중 하나이다. 여기서 열 살짜리 아이들은 점 2개 또는 3개가 숫자 2 또는 3과 일치하는지 최대한 빨리 알아내야 했다. 매우 쉬운 과제이지만 ALD군은 대조군보다 더 많은 오류를 저지르고 좀 더 느리게 답변했다(Koontz & Berch, 1996).

ALD가 하위 25%에 속한다는 것은 일부 난산증 학생을 포함할 가능성이 높지만, ALD는 난산증과 동일하지 않다. 왜냐하면, 하위 25%에는 여러 다양한 원인 때문에 표준화된 산수 평가에서 학습을 잘하지 못하는 학생이 포함된다. 예를 들어 수업을 많이 못 들으면 ALD가 될 수 있지만, 난산증이 되는 것은 아니다. 하바나 연구에 따르면 난산증의 유병률은 25%보다는 낮다.

게리의 수 세트 검사

리브Reeve 등이 이끄는 또 다른 전향적 종단 연구도 유사한 결과를 얻었다. 이 연구에서 사용한 과제는 *'수 세트'*라고 하는데, 이것은 수 감각을 측정한다([그림 4.5] 참고). 이 과제에서 1학년 아동은 두 쌍 또는 세 쌍의 점들 또는 숫자의 조합을 보고, 그것들을 합해서 주어진 5가 되는지 알아내야 한다(Geary et al., 2009)([그림 4.5] 참고). 아동의 약 6%는 이후 검사에서 '수학 학습장애'가 있음이 판명되었다. 수 세트 검사의 수행은 아이들이 학습장애군에 속할지 예측할 수 있음이 밝혀졌다. 리브 등의 연구와 마찬가지로 IQ는 예측 변수가 아니었다. 다시 한번, 우리는 수 감각 이상이 학습장애를 유발하는 데 충분조건임을 알아냈다.

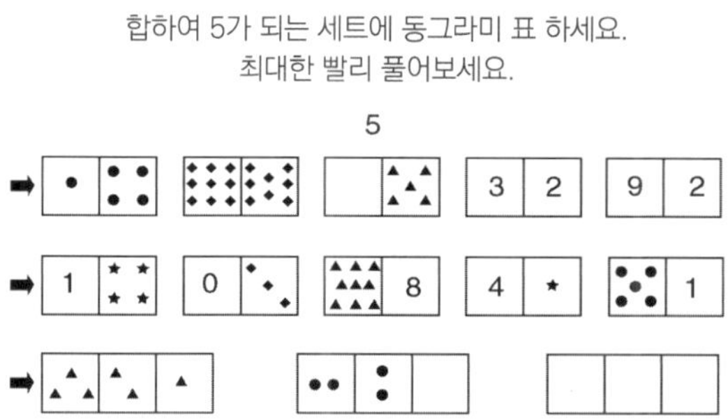

[그림 4.5] 수 세트 검사

"이러한 항목이 4쪽 분량이며, 아동은 페이지의 각각의 줄마다 왼쪽부터 오른쪽으로 어떤 것도 건너뛰지 않고, 합해서 맨 의에 제시한 수(5 또는 9)를 만드는 세트에 동그라미하고, 최대한 빨리 실수하지 않고 해야한다. 5가 있는 페이지에는 60초, 9가 있는 페이지에는 90초가 주어지며, 시간이 다 되면 멈춰야 한다."

(Geary et al., 2009, p. 416.)

당신의 측정이 실제로 측정하고 있는지 확인하는 것이 중요하다. 우리는 이것을 '구인타당도'라고 부른다. 점 계수와 수 세트 검사 모두 확증된 결과를 제공하는 건 사실이지만, 두 기호(수 이름 또는 숫자)와 일련의 개체를 포함한다는 점에서 둘 다 매우 유사한 검사이다. 점 계수 검사에서 학생은 세트에 있는 개체의 수를 알아내기 위해 수 이름을 말해야 하며, 수 세트 검사의 어떤 항목은 숫자를 세트에 대응시키기를 요구한다.

이 연구들에서 학생은 세트나 세트들의 수량을 수 이름 또는 숫자에 연결시켜야 한다. 난산증적인 장애는 수 감각 즉, 수 모듈의 수 추상화 결함에 의해서 발생하는 것이 아니고, 수 감각을 이러한 문화적 도구에 연결시키는 어려움에 의한 것이라는 주장도 있었다. 벨기에 심리학자 파스칼 노엘Pascale Noël과 동료들은 7~8세 아동은 전형적인 수 감각이 있는 것으로 보였지만 또래와 비교할 때 수를 비교하는 능력이 유난히 나빴다는 것을 발견했다(Rousselle & Noël, 2007). 이후 연구에서, 이 저자들은 10세와 11세 난산증 아동이 실제로 수 감각의 결함을 가지고 있음을 발견했다(Mussolin et al., 2010).

크기 비교 검사

다른 유형의 연구에서는 내가 제2장에서 말한 것처럼 수 이름이나 숫자를 집합의 수량에 연결시키도록 요구하지 않는다. 여기서는 개체가 더 많은 집합을 고르기만 하면 된다. 심지어는 물고기도 그렇게 할 수 있다. 그러나 이것을 얼마나 잘하는지에는 중요한 개인차가 있다. 이탈리아 심리학자 마누엘라 피아자Manuela Piazza와 동료들의 연구는 이 과제의 개인차와 난산증을 연결했다. 난산증은 표준화된 이탈리아 임상 평가를 사용하여 확인되었다(Piazza et al., 2010).

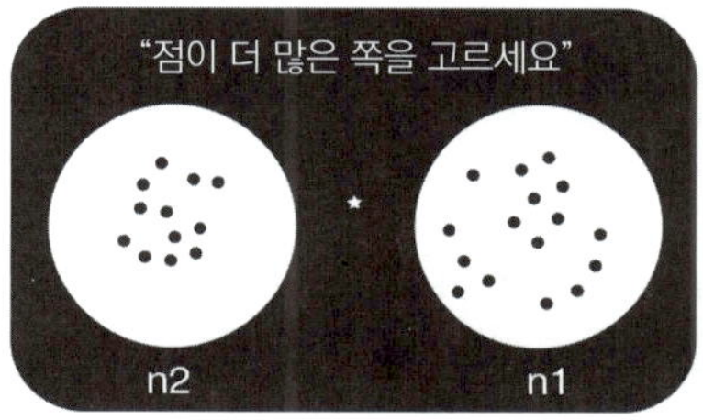

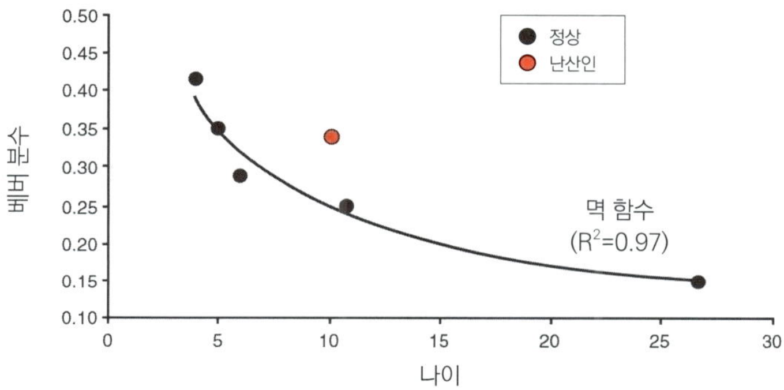

[그림 4.6] 과제는 점이 가장 많은 동그라미를 선택하는 것이다

아래 그래프는 둘 사이의 비례적 차이를 구별하는 능력을 보여준다. 즉, 수가 비슷할수록 정확하게 구별하는 것이 더 어려워진다. 보다시피 이 능력은 나이가 들면서 향상된다. 10살 난산증 아동은 5살 수준이다.

Piazza et al., 2010.

요약

- 수 모듈의 *핵심 결함*(집합의 수량을 추상화하는 능력)은 수에 관해 심각하고 일생 지속하는 어려움과 관련된다.
- 점 계수 시간을 재는 것은 이러한 결함을 알아내는 간단한 방법이다.

참고문헌

Abeel, S. (2007). My Thirteenth Winter: A Memoir. NYC, NY: Scholastic.

Agrillo, C., & Beran, M. J. (2013). Number without language: comparative psychology and the evolution of numerical cognition. *Frontiers in Psychology*, 4.

Baddeley, A. D. (1986). Working Memory. Oxford: Clarendon Press.

Bevan, A., & Butterworth, B. (2007). *The responses to maths disabilities in the classroom.* Draft 2002. Retrieved from www.mathematicalbrain.com/pdf/2002BEVANBB.PDF

Butterworth, B., Shallice, T., & Watson, F. (1990). Short-term retention of sentences without "short-term memory". In G. Vallar & T. Shallice (Eds), *Neuropsychological Impairments of Short-Term Memory.* Cambridge: Cambridge University Press.

Fisher, S. E., Vargha-Khadem, F., Watkins, K. E., Monaco, A. P., & Pembrey, M. E. (1998). Localisation of a gene implicated in a severe speech and language disorder. *Nature Genetics*, 18(2), 168-170.

Geary, D. C., Bailey, D. H., Littlefield, A., Wood, P., Hoard, M. K., & Nugent, L. (2009). Firstgrade predictors of mathematical learning disability: A latent class trajectory analysis. *Cognitive Development*, 24, 411-429.

Koontz, K. L., & Berch, D. B. (1996). Identifying simple numerical stimuli: processing inefficiencies exhibited by arithmetic learning disabled children. *Mathematical Cognition*, 2(1), 1-23.

Kuhl, P. K. (1976). Speech perception by the chinchilla: Categorical perception of synthetic alveolar plosive consonants. *The Journal of the Acoustical Society of America*, 60(S1), S81-S81. doi: 10.1121/1.2003550

Mandler, G., & Shebo, B. J. (1982). Subitizing: An analysis of its component processes. *Journal of Experimental Psychology: General*, 11, 1-22.

Mussolin, C., Mejias, S., & Noël, M.-P. (2010). Symbolic and nonsymbolic number comparison in children with and without dyscalculia. *Cognition*, 115(1), 10-25. doi: 10.1016/j. cognition.2009.10.006

Nieder, A., & Dehaene, S. (2009). Representation of Number in the Brain. *Annual Review of Neuroscience*, 32(1), 185-208. doi: 10.1146/annurev.neuro.051508.135550

Piazza, M., Facoetti, A., Trussardi, A. N., Berteletti, I., Conte, S., Lucangeli, D., Dehaene, S., & Zorzi, M. (2010). Developmental trajectory of number acuity reveals a severe impairment in developmental dyscalculia. *Cognition*, 116(1), 33-41.

Raven, J. C., Court, J. H., & Raven, J. (1995). Coloured Progressive Matrices. Oxford,

UK: Oxford Psychologists Press.

Reeve, R., Reynolds, F., Humberstone, J., & Butterworth, B. (2012). Stability and Change in Markers of Core Numerical Competencies. *Journal of Experimental Psychology: General*, 141(4), 649–666. doi: 10.1037/a0027520

Reigosa-Crespo, V., Valdes-Sosa, M., Butterworth, B., Estevez, N., Rodriguez, M., Santos, E., … Lage, A. (2012). Basic Numerical Capacities and Prevalence of Developmental Dyscalculia: The Havana Survey. *Developmental Psychology*, 48(1), 123–135. doi: 10.1037/a0025356

Rousselle, L., & Noël, M.-P. (2007). Basic numerical skills in children with mathematics learning disabilities: A comparison of symbolic vs non-symbolic number magnitude processing. *Cognition*, 102(3), 361–395.

Shalev, R. S. (2007). Prevalence of developmental dyscalculia. In D. B. Berch & M. M. M. Mazzocco (Eds), *Why is Math so Hard for Some Children? The Nature and Origins of Mathematical Learning Difficulties and Disabilities* (pp. 49–60). Baltimore, MD: Paul H Brookes Publishing Co.

Snowling, M. J. (2000). *Dyslexia*. Oxford: Blackwell.

Wingfield, A., & Butterworth, B. (1984). Running memory for sentences: syntactic parsing as a control function in working memory. In H. Bouma & D. Bouwhuis (Eds), *Attention and Performance* (Vol. X). Hillsdale, NJ: Erlbaum.

Wydell, T. N., & Butterworth, B. (1999). A case study of an English-Japanese bilingual with monolingual dyslexia. *Cognition*, 70, 273–305.

제5장

산수 능력의 발달

산수 능력의 발달은 영역-특정적 수리 능력에 달려있다

설명 수준	설명 방법	교육적 맥락
행동 수준	제2장 수 감각	제8장 사회, 학교 그리고 집
인지 수준	제3장 산수 스타터킷	제9장 평가
	제4장 난산증의 원인으로서 핵심 결함	
	제5장 산수 능력의 발달	제10장 중재
신경 수준	제6장 뇌 구조와 기능	제11장 정책
유전 및 기타 원인은 제7장		

제2장에서는 수 감각의 발달에 대해 논의했으며, 영아에게서도 측정할 수 있다고 말한 바 있다. 연구에 따르면 수 감각의 개인차는 통계적으로 산수 능력의 발달과 관련되어 있으며, 내가 제3장에서 보여준 바 있다. 여기서 중요하게 생각할 것은 산수는 *집합의 수량*을 이해하는 핵심 능력을 기반으로 한다는 것이다. 내 주장은 이것이 산수 능력의 발달을 위한 스타터킷이 필요로 하는 도구라는 것이다. 제4장에서는 이 역량의 *핵심 결함*이 난산증의 근원임을 보여주려고 한다. 이 장에서는 어떻게 수량을 표상하는 핵심 능력이 산수 발달의 기반이 되는지 더 자세히 다룰 것이다.

기본으로 돌아가기

*스타터킷*의 도구가 어떻게 산수 발달을 이끌어내는지 이해하려면, 우리는 먼저 산수 자체의 본질에 대해 명확해야 한다. 심리학자 겔만과 갤리스텔은 그들의 고전 연구인 「아동의 수 이해The Child's Understanding of Number」에서 중요한 진전을 이루어냈다. 한편에서는 아동이 제시된 수량을 추상적으로 특정하거나 비교하는 수 추상 능력이 있다, 예를 들어 아동은 사과와 바나나의 수가 같다거나, 이쪽 무더기가 다른 쪽보다 많다고 말할 수 있다. 아동은 무더기의 변환에 대한 추론을 지원하는 수 *추론 능력*을 가지게 될 것이다. 무더기는 재배열로 인해 수량이 변할까? 두 무더기를 합치는 것처럼, 무더기에 다른 조작을 가하면 어떤 효과가 생길까?

모든 독자는 내가 설명하려는 내용을 알고 있지만, 그들이 그것을 알고 있음을 인식하지 못하거나 알고 있다는 것을 잊을 수도 있다.

산수는 집합을 기반으로 한다

산수를 뒷받침하는 무더기의 유형은 *집합*이다. 집합은 한정된 수의 구성원이 있으며, 이를 *수량*이라 부른다. 두 집합의 수량이 같아도 물건의 종류가 꽤 다를 수도 있으므로, 수량은 집합의 추상적인 속성이다. 마치 내 왼쪽 손가락의 수와 빅벤이 5시에 울리는 종의 횟수와 같은 것이다. 내 손가락과 종소리는 수가 같다는 점을 빼고는 공통점이 없다. 양손에 있는 손가락 집합을 가지거나 혹은 손가락 집합과 종소리 집합이 모여 15개인 집합을 가질 수 있다. 내가 수량의 추상성을 강조하는 이유는 그것이 산수를 배우는 데 중요하기 때문이다.

수량에 대한 추론은 집합에 대한 기본에서 나오는 것이다. 아동은 구성원을 더하고 빼는 것처럼, 집합에 대한 어떤 조작이 수량을 바꾼다는 것과 집합에서 구성원을 재배치하는 것 같은 조작은 수량을 바꾸지 않고 보존한다는 것을 추론할 수 있어야 한다.

일반적으로 발달 후반부에 심화되는 추론 능력은 집합의 *합병*이라는 조작을 기반으로 한다. 예를 들어, 3+5=8은 수량이 3과 5인 두 집합(따로 떨어지거나 분리되어야 한다)

의 결합으로 설명될 수 있다. 합병의 결과는 수량이 8인 집합이다. 마찬가지로 다른 산수 연산(뺄셈, 곱셈, 나눗셈)도 집합으로 설명할 수 있다.

요점은 산수가 집합을 기반으로 한다는 것이다. 아래에서 볼 수 있듯이, 수 이름을 배우기 위한 대부분의 비공식적이거나 공식적인 교육 접근법은 구체물 집합을 사용한다. 그리고 일반적으로 산수 교육은 구체물 집합과 그것들의 조작(덧셈을 위해 집합을 합병, 뺄셈을 위해 부분 집합을 제거)으로 시작된다.

피아제의 추론 도구

심리학자 장 피아제에 따르면, 아동은 점점 더 정교해지고 일반화되고 추상화되는 인지 발달의 단계를 밟아나간다고 한다.

피아제의 경우 아동은 환경에서 경험한 것에 반응하여 자신의 생각(스키마)과 인지 과정에 대한 조작을 점차 재조직화시켜 나가는데, 이는 새로운 경험을 기존 스키마에 '동화'하거나, 새로운 경험에 맞지 않을 때 기존 스키마를 수정(조절)함으로써 이루어진다.

그는 인지 발달의 4단계를 제안했다.

- 감각운동기(출생~2세): 아동이 세상을 오직 지각과 행동을 통해서만 이해
- 조작 전기(2세~7세): 세상을 정신적 이미지와 언어를 통해서 표상 가능
- 구체적 조작기(7~12세): 아동이 논리적으로 추론하고 세상을 범주로 표상 가능
- 형식적 조작기(12세 이상): 아동이 가설을 세우고 검증 가능

각 단계에서 아동이 사용할 수 있는 추론 도구는 그가 수 개념이라 불렀던 것을 포함한 광범위한 개념의 발달을 위해 적용된다(Piaget, 1952). 이 개념을 획득하는 데 필요한 전제조건은 특정 논리적 원칙을 파악하는 것인데, 이는 수가 실제로 논리의 일부이기 때문이다.

> 우리의 가설은 수의 구성이 논리의 발달과 함께 진행된다는 것이다. 그리고 수 이전 단계는 논리 이전의 단계에 해당한다. 우리의 결과가 보여주는 것은 포함(논리유형의 위계)의 시스템과 비대칭적 관계(질적인 배열)의 시스템이 점진적으로 정교해짐에 따라서 수가 단계별로 조직화된다는 것이고, 따라서 수의 순서는 분류와 배열의 조작적 조합으로 나온다는 것을 보여준다. 따라서 우리의 관점으로는 논리와 산수 연산은 심리적으로 자연스러운 단일 시스템을 구성한다. 두 번째 결과는 첫 번째의 일반화와 융합에서 비롯된 결과로, 클래스의 포함과 관계의 배열이라는 두 개의 보완적인 명목 아래 있으며, 품질은 무시된다.
>
> (Piaget, 1952. viii)

따라서 피아제에게 '수 개념'(우리가 '수량'이라 생각하는 것에 대응되는)은 구체적 조작기에서 초기에, 가능한 *보다 기본적이고* 일반적인 능력을 기반으로 한다. 여기에는 전이적으로 추론할 수 있는 능력 즉, 아동이 A가 B보다 크고 B가 C보다 크면 A는 C보다 크다는 추론을 할 수 있는 능력이 포함된다. 이러한 능력이 없으면, 아동은 수를 크기 순서에 배열할 수 없다. 이것은 분명히 기본적이다. 아동이 발달시켜야 하는 두 번째 능력은 집합에 새로운 물체를 더하거나 빼지 않는다면 집합 속 사물의 수가 '보존'(그의 기술적 용어로)된다는 생각이다. 단순히 물체를 옮기는 것은 수에 영향을 미치지 않아야 한다. 그에 대한 예시로 물체들을 더 흩트려 놓아서 더 많은 공간을 차지하게 만드는 것이 있다. 피아제가 이 두 가지 능력보다 더 기본적인 능력이라고 꼽은 것은 물리적 외양에 휘둘리지 않고 집합에서 사물의 지각적 성질로부터 독립해서 추상화할 수 있는 능력이다. 집합의 수량을 파악하기 위해서는 그 안의 물체들의 모든 특정 성질을 무시할 필요가 있다. 개체의 색상, 모양, 크기 그리고 그것이 무엇인지에 상관없어야 한다. 세 마리의 고양이 집합은 3개의 의자 집합과 동일한 수량을 가지고 있으며, 심지어 3개의 소망과도 같다. 수의 개념은 추상적이다. 그리고 '같은 수' 또는 '다른 수'라는 생각은 추상적인 개념으로부터 추상화된 것이라 할 수 있다. '수량에 대한 능력'의 출현은 피아제 학파들이 전제조건이라고 부르는 '필요한 사전 능력'의 개발에 달려 있다. 이 또한 많은 개념적, 논리적 능력처럼, 세상과의 상호작용에 달려 있다. 수량의 개념은 물체를 조작하다 보면 출현할 수 있는데, 예를 들어 장난감이나 사탕을 나누기 위해 두 집합의 구성원을 줄 세워서 일대일 대응을 시키는 일 같은 것이다.

피아제식 접근법의 한 가지 문제는 유아가 7세 또는 그 무렵에 성숙과 환경과의 상호작용으로 추론 도구를 사용할 수 있기 전에는 수 개념을 가질 수 없다는 것이다. 따라서 그것은 스타터킷에 있을 수 없다. 하지만 유아들은 산수 능력을 가질 수 있고, 실제로 가지고 있다.

요약하자면, 수량의 개념을 갖는다는 것은 단지 두 집합이 동일한 지 여부를 결정할 수 있는 능력 이상을 의미한다. 그것은 집합에 새 구성원이 추가되거나 기존 구성원이 제거되었을 때의 수량 변화를 감지하는 능력, 다시 말해 더하기, 빼기의 산수적 결과를 계산하는 능력도 포함한다. 윈Wynn(1992)은 유아들이 자신들의 기대를 위반하는 사건을 더 오래 바라본다는 사실을 이용하여, 유아들이 그렇게 할 수 있음을 보여주었다. 4~5개월 된 유아에게 무대 위에 놓인 인형 하나를 보여주고 스크린으로 가린 뒤, 두 번째 인형을 스크린 뒤에 두는 것을 보여주었다(제3장 참고). 이제 유아는 인형을 전혀 볼 수 없고 스크린 뒤의 상황을 상상해야 했다. 유아는 하나의 인형 더하기 하나의 인형은 두 개의 인형이 된다고 계산했다. 그들의 산수적 기대는 스크린 뒤에 두 개의 인형이 있을 거라는 것이다. 윈은 스크린을 제거했을 때, 두 개가 있을 때보다 한 개 또는 세 개가 있을 때 유아들이 더 오래 쳐다본다는 사실을 알아냈다. 마찬가지로 두 개의 인형을 무대 위에 놓은 다음 스크린으로 가린 뒤 인형 한 개를 치우는 것을 보여주면, 유아는 한 개가 남을 거라고 예상하고, 다른 수량이 보이면 더 오래 쳐다보았다(제3장의 [그림 3.4] 참고).

산수의 이해

수 세기는 대부분의 아동에게 산수의 기초이다. 두 수량을 더한 결과는 두 개의 분리된 집합을 모두 센 결과와 같다. 아이들은 두 집합을 한데 모은 다음, 모든 구성원을 세는 것을 통해 더하기를 배울 수 있다.

모두 세기부터 이어세기까지

아이들은 산수 학습 초기 단계에서 그들의 수 세기 기술을 사용한다. 내가 도입부에서 언급했듯이, 수 이름에는 순서(서수)와 수량(기수)의 의미 둘 다 있다. 푸송과 권이 지적했듯이, "수 이름을 덧셈, 뺄셈에서 사용하기 위해서는 그것이 기수적 의미를 가져야만 한다"(Fuson & Kwon, 1992, p. 291). 아이들은 산수 문제에 대해 생각하거나 풀 때 도움을 받기 위해, 셀 수 있는 물건 특히 손가락을 사용해서 가수의 수량을 종종 나타낸다.

다음과 같이 더하기 전략으로서의 수 세기 능력의 발달에는 세 가지 주요 단계가 있는 것으로 보인다.

1. **모두 세기**. 3+5의 경우 아동은 더해야 할 집합의 수량을 알아내기 위해 "하나, 둘, 셋"이라고 센 다음, "하나, 둘, 셋, 넷, 다섯" 하며 셀 것이다. 그러면 예를 들어 한 손에는 세 손가락, 다른 한 손에는 다섯 손가락을 펴서 두 집합이 눈에 보이게 만들 것이다. 그런 다음 모든 개체를 셀 것이다.
2. **앞의 수부터 이어세기**. 어떤 아이들은 첫 번째 가수를 세는 것이 꼭 필요한 것은 아니라는 것을 깨닫게 된다. 그들은 답을 얻기 위해 세 개로부터 시작해서 다른 다섯 개를 이어서 셀 수 있다. 손가락 세기를 사용하여 아동은 더 이상 첫 번째 집합을 세지 않고, 대신 수 이름 "셋"으로 시작한 다음, 손가락을 사용해서 "넷, 다섯, 여섯, 일곱, 여덟" 하면서 두 번째 가수를 이어 셀 것이다.
3. **큰 수부터 이어세기**. 두 개의 가수 중 작은 것을 이어 세면, 더 효율적이고 오류가 덜 생긴다. 아동은 이제 더 큰 수를 선택해서 "다섯"으로 시작해서 그다음에 이어서 "여섯, 일곱, 여덟"으로 이어간다.

(Butterworth, 1999; Carpenter & Moser, 1982)

아이들이 문제에 따라서 전략을 바꿀 수 있다는 점에서 보아, 단계는 엄격하게 분리되어 있지 않다. 아이들은 학교에서의 첫 6개월 동안 3단계로의 뚜렷한 변화를 보인다[본 연구가 실시된 미국에서는 약 5~6세 연령의 아동(Carpenter & Moser, 1982)]. 3단계는 어떤 순서로 더해도 결과는 같다는 사실을 알고 있음을 보여준다. 이것은 두 집합을 결합 다시 말해, 분리된 두 집합을 합병한 효과에 대한 이해에서 나온 것이다.

덧셈 능력 발달의 초기 단계에서조차도 아이들은 집합을 합병해서 셀 필요가 없다. 한 실험에서 스타키Starkey와 겔만Gelman은 아이들에게 모든 구성요소를 셀 수 없도록, 한 번에 하나의 집합씩만 보여주었다. 이런 상황에서 대부분의 3살 아동은 2+1을 풀 수 있었고, 소수만이 4+2를 풀 수 있었다. 5살이 되면 모두가 2+1을 풀 수 있고, 81%가 4+2를 풀 수 있었다. 흥미롭게도 56%만이 2+4를 풀 수 있었는데, 이는 일부 아동이 큰 수부터 이어 세고 있지 않고, 단순히 앞의 수부터 이어 세고 있음을 시사한다(Starkey & Gelman, 1982).

이어세기부터 연산 구구까지

숙련된 성인은 일반적으로 3+5, 3×5, 5-3 또는 6÷3과 같은 한 자릿수 계산을 할 때, 계산하거나 수 세기를 할 필요가 없고 단지 기억으로부터 인출할 것이다.

연산 구구의 정신적 조직에 대한 다양한 모델이 제안되었다. 한 가지 영향력 있는 견해는 아이들이 3+5를 여러 답변과 연결하지만, 결국 8로 연계가 가장 잘 되는 것으로 선택할 것이다(Siegler & Shrager, 1984). 또 다른 견해는 연산 구구의 경우 특정한 언어적 연합으로서 저장되는 것이 전형적이며, 뺄셈과 나눗셈의 경우는 아날로그 크기 표상의 조작을 포함한 '의미 정교화'의 추가 처리 과정이 필요하다는 것이다(Dehaene & Cohen, 1995). 두 모델 모두, 인출은 각 개인의 학습 경험치에 따라 달라진다. 따라서 더 일찍 배웠거나 더 많이 연습할수록 연산 구구에 대한 접근성이 올라간다.

이러한 견해에 반대하는 가장 강력한 본론은 한 자릿수 계산문제에서 인출 시간은 아주 강한 *문제 크기 효과*를 보여준다는 점인데, 문제의 결괏값이 클수록 문제 푸는 시간이 길어진다는 것이다(Ashcraft et al., 1992). 이 요소는 얼마나 자주 연산을 해보았는지보다 훨씬 더 강력하다(Butterworth et al., 2001 참고).

수 세기 전략을 사용하여 산수 문제를 푸는 아동은 기억으로부터 인출이라는 방법을 사용함을 주목하라. 이것은 아마도 기억은 큰 수부터 이어세기 하는 3단계에서 저장되기 때문에 그런 것 같다. 이것은 (앞 수+뒤 수 대신) 큰 수+작은 수의 결과를 계산해서 그 형태로 기억에 저장함을 의미한다. 이에 대한 몇 가지 증거는 버터워스 등(2001)이 제시했는데, 아마도 성인이 답을 인출할 때 '큰 수+작은 수'를 '작은 수+큰 수' 문제보다 더 빨리 인출함을 보여주었다. 교과서의 문제 발생 빈도는 문제 푸는 시간을 잘 예측하지 못했다. 이것과 문제 크기 효과 모두, 덧셈 구구가 연습효과에 의해 변조된 연관성의 네트워크가 강해지는 방식보다는 수 크기에 따라 조직화됨을 시사한다.

비슷한 결과가 곱셈하는 6세~10세 사이의 아동에게도 나타났다. (이탈리아) 교육 시트템은 '작은 수×큰 수'를 더 일찍 가르쳤지만 '큰 수×작은 수'가 '작은 수×큰 수' 보다 빨랐다(Butterworth et al., 2003). 예를 들어, (이탈리아에서는) 2단에 있는 2×6을 6단에 있는 6×2보다 먼저 가르친다(Butterworth et al., 2003). 사실, 이 연구는 아동들이 처음에 문제를 배웠던 형태를 아동이 좋아하는 방식으로 시작해서 나중에 '큰 수×작은 수' 형태를 훨씬 더 좋아하는 기억으로 저장되도록 재구성함을 보여준다. 다시 말하지만, 이것은 연산 구구의 특정한 수치적 구성이 있음을 시사한다. 그들은 기계적으로 암기하지만은 않는다.

곱셈, 나눗셈 및 분수

교육과정은 일반적으로 곱셈과 나눗셈을 덧셈과 뺄셈보다 늦게 소개하며, 수량과 집합 개념에 기초하여 반복된 덧셈의 관점에서 곱셈을, 반복된 뺄셈과 분할된 집합의 관점에서 나눗셈을 설명한다. 사실, 피아제(1952)는 덧셈이나 뺄셈보다 몇 년 뒤에 생겨나는 일대다 대응의 관점에서 곱셈을 다루었다. 그러나 등분으로서의 나눗셈 개념은 발달 초기에 나타나고, 어떤 면에서는 수 세기보다도 빨리 나타난다(Nunes & Bryant, 1996). 그리고 집합을 나눈 것으로서 절반이라는 개념이 영국에서는 1학년 때 소개된다(DfEE, 1999). 일부 곱셈 문제는 덧셈으로 확실히 해결할 수 있다.

그러나 두 수끼리의 곱셈이나 나눗셈을 일대다 대응을 가진 집합의 관점에서 생각하면, 아이가 교실은 물론 일상생활에서 만나는 종류의 상황을 제대로 다루지 못할 수 있다. '개당 50펜스'와 같은 가격은 '사야 하는 물체들의 집합'도 아니고 '비용의 금전적 집합'도 아니다. 오히려 그것은 두 집합 사이의 관계이고, 6개를 사건 60개를 사건 상관없이 동일하게 유지된다(원하는 경우 보존됨). 그러므로 가격으로 곱한다고 가격이 올라가는 것이 아니라, 단지 비용이 올라갈 뿐이다. 가격은 비율 즉, 일종의 나눗셈이다. 이것은 일부 유형의 곱셈에서 보존된다. 예를 들어, 2/4는 4/8 또는 100/200과 같은 비율이다. 이것을 이해하는 것은 곱셈, 나눗셈 및 분수를 포함한 초등학교 수학의 전체

범위의 이해에 기본이다.

이러한 종류의 수들을 종종 '강성적인 수량'이라고 한다. 의미가 '종량적인', 즉 집합인 수들과 구별된다(Schwartz, 1988). 수를 집약적인 수량으로 해석하는 것은 온도와 농도와 관련된 일상적인 문제에 필요하다. 6~8세 아동은 당신이 40℃인 물 두 컵을 더한다면, 당신이 온도를 더하고 있다고 생각하여, 원래 물보다 따뜻할 것이라고 믿는다(Stavy & Tirosh, 2000). 10~11세 아동은 오렌지 농축액 3컵을 물 2컵에 넣을 때와 오렌지 농축액 4컵을 물 3컵에 넣을 때, 두 가지 혼합물 중 어느 것이 더 오렌지 맛이 나는지 계산하기 어렵다고 여긴다(Noelting, 1980a;1980b). 두 경우 모두, 수량을 이해하는 것이 아동이 적절한 방법으로 추론할 수 있도록 완전히 준비해 주지 못한다. 피아제(1952)는 비율과 관련된 문제는 어려울 거라 지적한 바 있다.

나눗셈도 분수, 소수 즉, 유리수라는 새로운 유형의 수로 안내한다. 이것들은 이전에 절반의 개념으로만 만났었지만, 측정의 일상적인 맥락에서 중요하다. 다시 말하지만, 수량(각각의 수마다 유일한 다음 수가 있는 것과 같은)에 수반된 개념은 이러한 맥락에서 작동하지 않는다.

Nunes와 Bryant(1996)는 매우 유용한 리뷰에서 곱셈적 추론에 관한 토론을 조심스럽게 시작했다. "이것은 매우 복잡하다. 다양한 형태를 취하고 다양한 상황을 다루기 때문에 이 주제에 관한 실증적 연구도 복잡하다는 것을 의미한다"(Nunes & Bryant, 1996, p. 143). 아동이 곱셈과 나눗셈을 집합에 대한 조작으로 생각한다면 비교적 쉽게 획득되는 것으로 보이겠지만, 수를 강성적인 양으로 생각해야 하는 과제에서는 어려워진다.

산수 개념 이해

아이들은 수 세기와 계산에 관한 그들의 경험에 바탕을 둔, 수와 산수에 대한 비공식적 개념을 가지고 학교에 입학한다. 그러나 많은 교육 현장은 가르기/모으기와 구구단 같은 기본 연산 구구 연습에 중점을 두어왔고, 아직도 그렇다. 그 이론적 정당화는 미국 심리학자이자 교육학자인 에드워드 손다이크Edward Thorndike로부터 나왔다. 그는 '효과의 법칙'과 우리가 '강화'라고 부르는 것의 주창자인데 즉, '만족스러운 상태'로 이어지는 연합은 강화되고 불만족스러운 상태로 이어지는 연합은 약화된다는 것이다. 그리하여

5+3과 같은 수 조합과 그 산수 결과 사이에 강화된 연합의 네트워크를 만들자는 주장이 나왔다(Thorndike, 1922). 교사가 세심하게 구축한 네트워크가 아이의 마음속에 세워짐에 따라, 일반화(개념과 법칙)가 이루어질 것이다. 물론 손다이크는 연산 구구 연습이 재미있어야 한다고 주장했고, 이는 무엇보다도 그 실용적 적용을 볼 수 있음을 의미했다.

최근에는 '연합의 분산'이라는 모델(Siegler & Shrager, 1984)이 영향력 있다. 여기에서는 아동이 수의 조합을 잘못된 답과 올바른 답 모두와 연합시킨다고 가정된다. 성공적인 산수의 열쇠는 정답으로 이어지는 연합을 강화하는 것이다. 이 모델은 한 자릿수 구구의 수행이 문제(예: 6+3, 6×3, 6−3, 6÷3)와 정답(9, 18, 3, 2) 사이의 연합을 문제와 오답 사이의 연합의 빈도와 비교한 상대적인 빈도일 거로 예측한다.

손다이크의 접근방식이 교육자들에 의해 채택되었음에도, 훈련보다는 '의미 있는 학습'을 옹호하는 브라우넬Brownell에 의한 대안적 접근이 주장되고 있다(Brownell, 1935). 비록 연구 결과 훈련이 구구를 더 빨리 인출하게 만들어주기는 하지만, 의미 있는 학습은 새로운 문제로의 전이를 훨씬 나아지게 했다. 산수적 개념과 원리의 이해를 발달시키고 이를 의미 있는 방법으로 적용하는 방식의 발달 경과는 아동이 경험하는 교육적 훈련에 큰 영향을 받을 수 있다(Canobi et al., 1998).

교환법칙 및 결합법칙

교환된 덧셈 구구(6+3, 3+6) 및 곱셈구구(6×3, 3×6) 쌍을 가지고 이해의 역할을 검증해 보았다.

교환법칙을 이해하고 있다면, 교환된 연산의 양쪽 형태를 모두 장기기억에 저장하는 것이 필요하거나 심지어는 바람직할까? 위에서 보았듯이 M(큰)+n(작은) 형식의 기억이 n+M보다 더 쉽게 접근된다는 증거가 있다(Butterworth et al., 2001). 그러나 이것은 이해를 수반하고 있지 않다. 그것은 단지 아이가 가수addends의 순서는 중요하지 않음을 배웠다는 것을 의미할 수 있다.

위에서 언급했듯이 버터워스 등(2003)은 6살에서 10살이 되는 동안 곱셈 구구단을 배우는 아동은 n×M을 더 먼저 배우고 아마도 더 많이 연습했음에도 불구하고, M×n

을 n×M보다 선호하도록 기억이 재구성된다는 사실을 발견했다. 다시 말하자면, 이는 이 아이들이 곱셈 교환법칙을 이해하고 있음을 증명하지는 못한다는 점을 시사한다.

흥미롭게도 일부 문화권에서는 1×1에서 9×9까지의 표 형식으로 된 곱셈구구 전체를 가르치지 않는다. 중국에서는 절반만 가르친다. 2×2(1단은 사소한 것으로 간주)부터 2×9까지, 그리고 2×3이 이미 학습되었으므로, 3단은 3×3부터 가르치는 식이다. 이런 방식으로 36개의 구구만 배우면 되고, 교환된 쌍이 서로 같음을 배워야 한다(Yin Wengang, 개인적인 커뮤니케이션). 연구에 따르면, 중국 성인은 서양 성인보다 곱셈 문제를 더 정확하고 빠르게 풀 수 있다(LeFevre & Liu, 1997). 더 많은 연습 때문일 수도 있겠지만(Campbell & Xue, 2001; Penner-Wilger et al., 2002), 이것은 더 적게 암기하고도 더 잘 이해할 수 있다는 정반대의 사실을 반영하는 것일 수도 있다.

상보성

피아제(1952)는 아동이 실제로 둘 사이의 관계를 이해하지 못한다면, 더하기 또는 빼기를 진짜로 이해하고 있지는 않은 거라고 상당히 논리적으로 주장했다. 즉, 5+3이 8이면 8–5는 3과 같고 8-3은 5와 같아야 한다. 이것은 상보성의 원리다(때로는 '역 연산'이라 불린다). 이 모든 것은 집합과 수량에 대한 이해에서 나와야 한다. B 집합을 A 집합에 추가한 다음 제거한 수량은 여전히 A일 것이다.

아이들이 상보성의 원리를 이해하고 있을까? 그리고 이 이해가 시작되는 나이 또는 단계는 언제일까? 물론 상보성의 원리를 이해하지 못해도 정답에 도달하는 것은 완벽하게 가능하다. 반대로, 원리를 이해하지만 때로는 답을 틀릴 수도 있다. 이것은 문제를 풀 수 있는 능력이 있고 없음이 이해하고 있는지를 확실히 알려주는 지침이 아님을 의미한다. 오히려 연구자들은 법칙을 가지고 풀 수 있는 '역' 문제가 법칙을 가지고 풀 수 없는 대조 문제보다 더 잘 풀리는지 의문을 가졌다. 스타키와 겔만(1982)은 3~5세 아동에게서 이해가 주는 이점에 대한 설득력 있는 증거를 찾지 못했지만, 다른 연구자들이 나이가 더 많은 아동에서는 이해가 주는 이점에 대한 증거를 발견했다(Stern, 1992).

Bryant 등(1999)은 이 문제에 관한 체계적인 연구를 발표했다. 그들은 아이들이 사용할 수 있는 문제 풀이 전략을 통제한 채로 5~7세의 아이들을 살펴보았다. 예를 들어, 물체의 집합에 3개의 새 물체를 추가한 다음 정확히 동일한 수량만큼 제거하는 과제에서, 일반적인 '실행취소' 원리에 근거하여 정답을 구해낼 수 있다. 벽에 페인트를 뿌린 후 닦아내는 것 같이, 수량이 아닌 상황에 적용될 수 있는 원리이다. Bryant 등은 같은 수량의 동일한 물체를 더하고 제거하는 것과 같은 수량의 다른 물체를 더하고 제거하는 것을 비교함으로써 이 풀이법을 통제했다. 또한, 그들은 숫자로 제시한 것과 같은 과제의 수행도 살펴보았다. 아이들은 12+9−9와 같은 역 연산을 10+10−8(12+9−9와 답이 같은)과 같은 대조 문제보다 훨씬 더 잘 풀었다. 더욱이, 그들은 감수subtrahend의 가르기가 필요한 더 복잡한 문제에서도 그 방법을 사용했다. 그렇게 그들은 7+4−5 같은 문제를

〈표 5.1〉 산수적 능력의 초기 발달 이정표

나이(세, 개월)	이정표(전형적 연구)
0세	작은 수량들끼리는 구별 가능(Antell & Keating, 1983).
4개월	1을 더하거나 뺄 수 있다(Wynn, 1992).
11개월	크기가 줄어드는 순서와 늘어가는 순서를 구별 가능(Brannon, 2002).
2세	수 이름의 순서를 배우기 시작한다(Fuson, 1992). 등분 과제에서 일대일 대응을 시킬 수 있다(Potter & Levy, 1968).
2세 6개월	수 이름이 하나 이상의 의미가 있음을 인지(한 번에 움켜쥐는 자)(Wynn, 1990).
3세	적은 수량의 물체만큼 빼낼 수 있다(Wynn, 1990).
3세 6개월	물체나 수 이름을 가지고 1만큼 더하거나 뺄 수 있다(Starkey & Gelman, 1982). 집합의 수량을 알기 위해 기수법칙을 이용할 수 있다(Gelman & Gallistel, 1978).
4세	덧셈할 때, 보조 수단으로 손가락을 사용할 수 있다(Fuson & Kwon, 1992).
5세	적은 수만큼 더할 수 있으나, 그 합을 빼낼 수는 없다(Starkey & Gelman, 1982).
5세 6개월	덧셈의 교환성을 이해하고 큰 수로부터 이어센다(Carpenter & Moser, 1982). 40까지 정확하게 셀 수 있다(Fuson, 1988).
6세~7세	수를 '보존' 한다(Piaget, 1952).
6세 6개월	덧셈과 뺄셈의 상보성을 이해한다(Bryant et al., 1999). 80까지는 정확하게 셀 수 있다(Fuson, 1988).
7세	몇몇 연산 구구를 기억으로부터 인출한다(LeFevre et al., 1996).

풀 때 5를 4+1로 가르기를 함으로써 이 방법을 사용하는 것처럼 보였다. 실제로 수행을 분석해 보면, 그 방법을 사용하고 있는 것으로 드러난 많은 아이들이 그것을 말로 방법을 설명할 수 있었다. 하지만 모두가 가능한 건 결코 아니었다.

역 연산을 해결하기 위해 그 방법을 사용한 아동들은 계산해서 문제를 푼 아동들보다 전반적으로 우수했다. 요인 및 상관관계의 분석 결과, 두 개의 서로 다른 요인, 계산 요소와 이해 요소가 드러났다. 곱셈과 나눗셈의 상보성과 관련해서도 비슷한 논쟁이 제기되었다. 예를 들어, 9×3=27을 알고 있다면, 27÷9=3, 27÷3=9 모두 계산 없이 답을 알 수 있다.

〈표 5.1〉은 산수 정상발달의 주요 이정표를 요약했다.

단어에서 상징으로

일반적으로 아동들은 숫자 1, 2, 3…을 배우기 전에, 수 이름을 배워서 수 세기할 때 사용한다. 이것은 문제를 일으킨다. 모든 언어에서 단어는 *이름값* 시스템을 사용한다. 다시 말해, 10의 10배를 할 때마다 *십, 백, 천, 만, 백만* 같은 특별한 이름이 주어진다. 영어에서 10의 배수는 ten, twenty, thirty, forty와 같은 특별한 이름이 붙여진다. 이에 반해 숫자는 같은 기호가 위치에 따라 10의 거듭제곱이나 배수를 의미하는 *자릿값* 시스템을 사용한다.

교사들은 이름값으로부터 자릿값으로의 전환이 많은 아동, 특히 처음 배우는 학생들에게 어렵다고 나에게 말했다. 이것은 이탈리아 파도바 대학교Padua University의 리차드 파워Richard Power와 마리아 달 마르텔로Maria dal Martello가 아이들에게 불러준 숫자를 쓰고 읽어보도록 요청함으로써 멋지게 증명되었다. 그들은 7살 된 아동에게 한 자릿수부터 여섯 자릿수까지 받아쓰기를 시켰다. 모두가 한 자릿수와 두 자릿수에서는 완전히 정확했지만, 큰 수에 대해서는 모두 약간의 실수를 저질렀다. 다음은 이름값과 자릿값을 혼동하는 '구문 오류'의 몇 가지 예이다.

1. Cento venti cinque (백이십오) → 10025
2. Tre mila cento novanta quattro (삼천백구십사) → 300010094

이러한 유형의 오류는 일반적이었다. 학생들은 아직도 세 자리 이상의 수에 대해서는 이름값 방식을 사용하고 있는 것으로 보였다. 그리하여 그들은 '백'이라 불러주면 100이라는 것의 이름으로, '삼천'이라 불러주면 3,000이라는 것의 이름으로 여겼다. 그러나 그들은 뭔가를 알고는 있었다. 위에서 말한 아동들은 '삼천'을 31000으로 쓰지는 않았다. 다른 아동들도 그럴 것이다. 이 아동들은 두 자릿수에 대해서는 항상 정확했기 때문에 파워와 달 마르텔로는 그것을 구성하는 다른 종류의 규칙을 있을 것이라 결론 내렸다(Power & dal Martello, 1990).

이 연구자들은 숫자를 읽는 아이들도 살펴보았다. 다시 말하지만, 두 자릿수를 읽는 것은 거의 항상 정확하지만, 세 자릿수 이상을 읽으면 대부분의 아동에게서 오류가 발생한다.

다음은 7살 아동들이 세 자릿수에서 저지른 오류 유형의 예이다.

- 위치가 잘못된 '백' 371 cento tre (백삼)
- 십의 자리로만 연속 읽기 834 ottanta trenta quattro (팔십-삼십사)
- 조각화 371 trenta sette e uno (삼십칠-일)
- 자극의 일부 무시 566 cinquanta sei (오십-육)

0은 자릿값을 이해하는 데 특별한 문제를 제공한다. 다음은 '0'을 천을 의미하는 것으로 해석하는 두 가지 예이다.

- 609 sessanta mila nove (육천구)
- 5604 cinquanta sei mila quattro (오만-육천사)

그러나 특히 이것이 난산인에게 특히 어렵다는 증거는 거의 없다. 작은 수량을 이해하는 데 문제가 있다고 해서 큰 수의 이해에 꼭 영향을 미치지는 않는다. 큰 수는 결코 집합의 관점에서 해석되지는 않기 때문이다. 철학자 버트런드 러셀Bertrand Russell은 우리가 접했던 물건들의 집합의 관점에서 수를 이해하는 '대면에 의한 지식'과 '기술에 의

한 지식'이라는 유용한 구별점을 소개한 바 있다. 기술에 의한 지식은 우리가 예를 들어 '사백삼'은 '사백이'보다 크다 또는 '403'은 '402'보다 크다는 것과 같이 수와 상징으로 기술되는 방식으로 수에 대한 무언가를 배우는 것이다(Russell, 1912).

수 이름이나 숫자에 대한 학습은 그들의 집합에 대한 표상과는 독립적으로 이루어져야 한다. 뇌에서는 실제로 그런 것으로 밝혀졌다. 뇌 손상은 계산이 상대적으로 온전하더라도, 초기 학습자들이 겪는 특정한 문제로 이어질 수 있다. 우리는 불러주거나 쓰여있는 2개의 다섯 자릿수 중 어느 것이 큰지 비교할 때 완벽했고 말로 하는 계산도 문제가 없던 좌측 두정엽 손상이 있는 한 환자를 보고한 바 있다. 그는 써서 하는 계산은 형편없었지만 처참할 정도는 아니었다. 그러나 세 자릿수보다 더 큰 수에서는 실수를 범했다. '천구백사십오'를 불러주면 '1000,945'로 쓰고 '이만사천백오'라 불러주면 '24000,105'라 썼다. 이틀 후에 그는 숫자를 정확하게 읽을 수 있게 되었기 때문에, 그가 너무 많은 0을 쓰고 있다는 것을 깨달았고, 그 후로 정확하게 수행했다(Cipolotti et al., 1994). 이전의 예에서, 1933년부터 두 명의 미국 신경학자가 '백십일'로 불러주면 '10011'이라고, '이천오백'을 불러주면 '2000500'이라고 쓴 환자를 보고했다. 그의 계산과 수에 대한 지식은 심하게 손상되어 있어서, 그는 일련의 숫자 배열을 읽는 데 어려움을 겪었다(Singer & Low, 1933). 보다 일반적으로, 0은 환자에게 어렵다. 최근 우반구 병변이 있는 환자에 관한 연구는 0에 관련된 어려움은 우측 섬엽이라고 불리는 뇌 영역(Benavides-Varela et al., 2016)과 관련이 있음을 발견했다(뇌에 대한 자세한 내용은 제6장 참고).

요약

- 수를 세고 계산하는 방법을 배우는 것은 집합의 수량을 표상하는 타고난 핵심 역량을 기반으로 한다.
- 이 수량 감각에 기반하여, 유아는 추가하거나 제거함이 집합의 수량에 미치는 영향에 대한 산수적 기대를 가지고 있다.
- 말로 수 세기를 배우는 것은 아이가 처음으로 만난 수 문화일 가능성이 높고, 기존에 존재하던 수량에 대한 표상과 수 이름을 연결해 준다.

■ 수 이름은 이름값 체계를 사용하며, 이름값 체계를 자릿값 체계와 연관시키는 방법을 배우는 것은 중요하고, 때때로 수리 사회에서 수를 아는 사람이 되는 데 어려운 단계가 되기도 한다.

참고문헌

Antell, S. E., & Keating, D. P. (1983). Perception of numerical invariance in neonates. *Child Development*, 54, 695–701.

Ashcraft, M. H., Donley, R., Halas, M. A., & Vakali, M. (1992). Working memory, automaticity and problem difficulty. In J. I. D. Campbell (Ed.), *The Nature and Origins of Mathematical Skills* (Vol. Advances in Psychology, 91, pp. 301–329). Amsterdam: North-Holland.

Benavides-Varela, S., Passarini, L., Butterworth, B., Rolma, G., Burgio, F., Pitteri, M., Meneghello, F., Shallice, T., & Semenza, C. (2016). Zero in the brain: a voxel-based lesion-symptom mapping study in right hemisphere damaged patients. *Cortex*, 77, 38–53.

Brannon, E. M. (2002). The development of ordinal numerical knowledge in infancy. *Cognition*, 83(3), 223–240.

Brownell, W. A. (1935). Psychological Considerations in the Learning and the Teaching of Arithmetic. *The Teaching of Arithmetic*. The tenth yearbook of the National Council of Teachers of Mathematics. New York: Teachers College, Columbia University.

Bryant, P., Christie, C., & Rendu, A. (1999). Children's understanding of the relation between addition and subtraction: Inversion, identity, and decomposition. *Journal of Experimental Child Psychology*, 74, 194–212.

Butterworth, B. (1999). *The Mathematical Brain*. London: Macmillan.

Butterworth, B., Girelli, L., Zorzi, M., & Jonckheere, A. R. (2001). Organisation of addition facts in memory. *Quarterly Journal of Experimental Psychology*, 54A, 1005–1029.

Butterworth, B., Marchesini, N., & Girelli, L. (2003). Organisation of multiplication facts in memory: Developmental trends. In A. Baroody & A. Dowker (Eds), *The Development of Arithmetical Concepts and Skills*. Mahwah, NJ: LEA.

Canobi, Katherine H., Reeve, R., & Pattison, Philippa E. (1998). The Role of Conceptual

Understanding in Children's Addition Problem Solving. *Developmental Psychology*, 34(5), 882–891.

Carpenter, T. P., & Moser, J. M. (1982). The development of addition and subtraction problem solving skills. In T. P. Carpenter, J. M. Moser, & T A Romberg (Eds), *Addition and Subtraction: A Cognitive Perspective* (Vol. LEA, pp. 9–24). Hillsdale, NJ.

Cipolotti, L., Butterworth, B., & Warrington, E. K. (1994). From "One thousand nine hundred and forty-five" to 1000,945. *Neuropsychologia*, 32, 503–509.

Dehaene, S., & Cohen, L. (1995). Towards and anatomical and functional model of number processing. *Mathematical Cognition*, 1, 83–120.

DfEE (Department for Education and Employment). (1999). *The National Numeracy Strategy: Framework for Teaching Mathematics from Reception to Year 6*. Sudbury, Suffolk: DfEE Publications.

Fuson, K. C. (1988). *Children's Counting and Concepts of Number*. New York: Springer Verlag.

Fuson, K. C. (1992). Relationships between counting and cardinality from age 2 to 8. In J. Bideaud, C. Meljac, & J. P. Fisher (Eds), *Pathways to Number, Children's Developing Numerical Abilities. Hillsdale*, NJ: LEA.

Fuson, K. C., & Kwon, Y. (1992). Learning addition and subtraction: Effects of number words and other cultural tools. In J. Bideaud, C. Meljac, & J. P. Fisher (Eds), *Pathways to Number, Children's Developing Numerical Abilities*. Hillsdale, NJ: LEA.

Gelman, R., & Gallistel, C. R. (1978). *The Child's Understanding of Number* (1986 ed.). Cambridge, MA: Harvard University Press.

LeFevre, J.-A., & Liu, J. (1997). The role of experience in numerical skill: Multiplication performance in adults from Canada and China. *Mathematical Cognition*, 3, 31–62.

LeFevre, J.-A., Sadesky, G. S., & Bisanz, J. (1996). Selection of procedures in mental addition: Reassessing the problem size effect in adults. *Journal of Experimental Psychology: Learning, Memory, and Cognition*, 22, 216–230.

Noelting, G. (1980a). The development of proportional reasoning and the ratio concept. Part I -Differentiation of stages. *Educational Studies in Mathematics*, 11, 217–253.

Noelting, G. (1980b). The development of proportional reasoning and the ratio concept. Part II Problem-structure at successive stages: problem-solving strategies and the mechanism of adaptive restructuring. *Educational Studies in Mathematics*, 11, 331–363.

Nunes, T., & Bryant, P. (1996). *Children Doing Mathematics*. Oxford: Blackwell.

Penner-Wilger, M., Leth-Steensen, C., & LeFevre, J.-A. (2002). Decomposing the problem-size effect: A comparison of response time distributions across cultures. *Memory & Cognition*, 30, 1160–1167.

Piaget, J. (1952). *The Child's Conception of Number*. London: Routledge & Kegan Paul. Potter, M. C., & Levy, E. I. (1968). Spatial enumeration without counting. *Child Development*, 39, 265–272.

Power, R. J. D., & dal Martello, M. F. (1990). The dictation of Italian numerals. *Language and Cognitive Processes*, 5, 237–254.

Russell, B. (1912). *The Problems of Philosophy*. Oxford: Oxford University Press.

Schwartz, J. (1988). Intensive quantity and referent transforming arithmetic operations. In J. Hiebert & M. Behr (Eds), *Number Concepts and Operations in the Middle Grades*. Hillsdale, NJ: Erlbaum.

Siegler, R. S., & Shrager, J. (1984). Strategy choices in addition and subtraction: How do children know what to do? In C. Sophian (Ed.), *Origins of Cognitive Skills*. Hillsdale, NJ: Lawrence Erlbaum Associates.

Singer, H., & Low, A. A. (1933). Acalculia (Henschen): A clinical study. *Archives of Neurology & Psychiatry*, 29(3), 467–498. doi: 10.1001/archneurpsyc.1933.02240090037003

Starkey, P., & Gelman, R. (1982). The development of addition and subtraction abilities prior to formal schooling in arithmetic. In T. P. Carpenter, J. M. Moser, & T. A. Romberg (Eds), *Addition and Subtraction: A Cognitive Perspective* (pp. 99–116). Hillsdale, NJ: LEA.

Stavy, R., & Tirosh, D. (2000). *How Students (Mis-)Understand Science and Mathematics*. New York: Teachers College Press.

Stern, E. (1992). Spontaneous use of conceptual mathematical knowledge in elementaryschool-children. *Contemporary Educational Psychology*, 17, 266–277.

Thorndike, E. L. (1922). *The Psychology of Arithmetic*. New York: The Macmillan Co. Wynn, K. (1992). Addition and subtraction by human infants. Nature, 358, 749–751.

제6장

난산증의 뇌

설명 수준	설명 방법	교육적 맥락
행동 수준	제2장 수 감각	제8장 사회, 학교 그리고 집
인지 수준	제3장 산수 스타터킷	제9장 평가
	제4장 난산증의 원인으로서 핵심 결함	
	제5장 산수 능력의 발달	제10장 중재
신경 수준	**제6장 뇌 구조와 기능**	제11장 정책
유전 및 기타 원인은 제7장		

난산증의 신경학적 기반을 이해하려면 우리는 먼저 전형적인 비난산증 뇌가 수리 정보 및 계산을 어떻게 다루는지 이해해야 한다. 이제 다양한 출처로부터 나온 상당히 많은 증거가 있다. 현대적인 신경 영상 촬영 이전에 나온 대부분의 증거는 뇌 외상이나 뇌졸중이나 뇌종양과 같은 질병의 영향을 경험한 신경계 환자에게서 나왔다.

이러한 연구들에서 두 가지 사실이 분명해졌다. 두정엽은 수량을 추정하고 익숙한 계산을 수행하는 것을 포함한 기본적인 수리 과정에 영향을 미친다. 좌우 두정엽은 둘 다 관여는 하지만 다소 다르게 작용한다. 다음으로 전두엽은 새로운 계산이나 익숙지 않은 문제를 만날 때 관여한다.

손상된 뇌로부터 나온 증거

뇌 손상이 수리 능력에 미치는 영향에 관한 연구는 적어도 백 년 이상 되었다. 스웨덴 신경학자 살로몬 헨셴Salomon Henschen은 많은 일련의 증례에서 좌측 두정엽이 손상되면 일상적인 수치 작업이 영향을 받음을 보여주었다. 또한, 그는 좌반구가 손상을 입은 경우 우반구가 간단한 수리 과제를 대신 떠맡을 수 있다고 믿었다. 그는 "발표된 사례는 계산을 위한 특별한 '뇌' 중추가 존재하며, 이것은 언어와 음을 위한 중추와 분리되어 있음을 분명히 보여준다"라고 명료화했다(Henschen, 1926). 그는 종종 언어와 수가 함께 손상된 환자가 있다는 것으로 보아, 언어와 수의 중추는 서로 밀접해 있고 특히 좌뇌에서 그렇다고 했다.

수 신경망은 뇌에서 따로 존재한다

헨셴Henschen은 말을 할 수 있고, 이해할 수 있는 능력이 보존되어 있고, 여전히 읽고 쓸 수 있지만, 아주 간단한 수 과제조차 수행하지 못하게 돼버린 환자의 사례로부터 이러한 관점에 도달했다. 그는 이 상태를 처음으로 'akalkulie' 또는 실산증acalculia이라고 불

〈표 6.1〉 수리적 능력과 다른 인지 능력

CG 및 DRC 환자는 수리적 능력은 심하게 손상되었지만, 언어와 추론 능력은 온전했다. 대조적으로, 다른 3명의 환자는 수리 능력이 보존되었으나 언어능력에 심각한 장애가 있었다. 추론 능력은 수리 및 언어능력과 무관하다('STM'-단기 기억, '×'-대체로 또는 완전히 손상, '√'-대체로 또는 완전히 보존됨).

환자	수학능력	언어능력	단기기억	지능 지수/추론 능력
CG(Cipolotti et al, 1991)	×	√	?√	√
DRC(Warrington, 1982)	×	√	√	√
IH(Cappelletti et al, 2001)	√	×	?√	√
SE(Remond-Besuchet et al, 1999)	√	×	×	×
MRF(Butterworth et al, 1996)	√	×	×	√

렀다. 그는 단어를 읽을 수 있는 능력을 잃었지만, 수는 읽을 수 있는 사람에 대해서도 보고했다. 사실 19세기에도 이 상태는 프랑스 신경학자 데제린Dejerine에 의해 관찰되었으며, 그의 환자 M.C.는 단어나 글자를 소리 내어 읽을 수 없었지만, 한 자릿수 수는 읽을 수 있었다.

우리는 수 신경망을 찾아내기 위해, 헨셴이 관찰한 것과 유사한 패턴을 보이는 환자에 관한 연구를 수행했다. 〈표 6.1〉을 참고하라.

수 신경망의 모듈화

수 신경망 안에서도 상당한 해리[9]를 발견하는 것이 가능하다. 헨셴은 주의 깊고 선구적인 관찰을 통해, 일부 환자는 숫자를 읽을 수는 없어도 계산은 할 수 있음을 알아냈다. 현대 연구는 수를 읽고 쓰는 능력은 보존되어 있으나 계산은 할 수 없는 환자와 역설적이게도 계산은 할 수 있으나 수를 읽고 쓰는 능력은 잃어버린 환자를 찾아 이를 확인했다(Cappelletti, 2015; Cipolotti & van Harskamp, 2001).

일부 환자는 연산 구구는 못하지만 산수 개념 및 원리의 이해는 유지하고 있었다(〈표 6.2〉의 환자 BE). 한편 다른 이들은 일부 연산 구구는 유지하지만, 이해는 하지 못하기도 했다(환자 JG). 또 여러 자릿수 계산에서 받아 올림, 내림과 산수 절차가 어려운 경우도 있었다(MT).

더욱 놀라운 것은 환자들이 일부 연산능력은 잃었지만 다른 연산능력은 잃지 않았다는 것이다. 예를 들어 덧셈은 괜찮고 곱셈은 힘든 것처럼, 더 어려운 연산이 손상될 가능성이 더 높을 것으로 생각할 수도 있다. 〈표 6.3〉에서 보듯이 그것도 꼭 그렇지는 않다.

우리는 아래에서, 환자들에게서 관찰한 모습이 상당 부분 신경 영상에서도 나타남을 볼 수 있다.

---

9) 신경과학에서 두 기능 중 하나는 온전하고 다른 하나는 손상되는 것이나 그 반대의 경우가 발견되어, 두 기능이 따로 작동한다고 판단될 때, 해리된다고 한다(역자 주).

〈표 6.2〉 수리 능력의 여러 측면 간의 해리

'×'-대체로 또는 완전히 손상, '√'-대체로 또는 완전히 보존됨.

환자	연산기호: +,−,×,÷	연산 구구	연산 절차	개념 지식
Two cases(Ferro & Botelho, 1980)	×	√	√	?√
DRC(Warrington, 1982)	√	×	√	√
MT(Girelli & Delazer, 1996)	√	√	×	√
DA(Hittmair-Delazer et al, 1995)	√	×	?√	√
JG(Delazer & Benke, 1997)	√	곱셈만	×	×
BE(Hittmair-Delazer et al, 1994)	√	곱셈만 빼고	×	√

〈표 6.3〉 신경계 환자 4명의 사칙연산에서 해리

'×'-대체로 또는 완전히 손상, '√'-대체로 또는 완전히 보존됨, 'nt'-평가 미실시.

환자	+	−	×	÷
FS(van Harskamp & Cipolotti, 2001 selective sparing)	×	√	√	nt
MAR(Dehaene & Cohen, 1997)	√	×	√	×
RG(Dagenbach & McCloskey, 1992)	×	√	×	nt
BE(Hittmair-Delazer et al, 1994)	√	√	×	×
JG(Delazer & Benke, 1997)	×	×	√	×
CB(Cipolotti & De Lacy Costello, 1995)	√	√	√	×

신경 영상 증거

신경 영상을 사용하면 다양한 수리 과제를 수행할 때, 이러한 뇌 영역이 어떻게 작동하는지 알 수 있다. 현재 산화된 피가 어떻게 활성화된 영역으로 흘러 들어가는지 추적하여 간접적으로 영역 활성화를 측정하는 fMRI(기능적 자기공명영상)를 포함한 다양한 신경 영상법이 있다. 이것은 활성화와 측정 시점 사이에 최대 6초의 시간 지연이 있음을 의미한다. 더 빠른 반응을 보기 위해서는 EEG(뇌파검사)가 있는데, 이는 거의 즉각적으로 뇌의 전기적 활동 변화를 측정한다. 하지만 fMRI보다 훨씬 국재성localization이 좋지 않으며, 일반적으로 뇌의 더 깊은 층의 정보를 얻기가 어렵다. 빠른 응답시간과 합리적인 국재를 결합할 수 있는 것은 MEG(자기뇌파검사)로 뉴런의 활동에 의해 유도된 뇌 자기장의 변화를 측정한다. 그 밖에 방법은 내가 앞으로 그것을 다룰 때 간단히 언급할 것이다.

MRI(자기공명영상)를 통해 신경회로의 다른 측면도 탐구할 수 있다. 그것은 활동을 담당하는 신경세포체가 있는 *회백질*로, 하나의 세포에서 다른 세포로 연결하는 섬유에 해당하는 *백질*의 구조이다.

여기서는 이 방법이 어떻게 작동하는지 자세히 알아보지 않을 것이다. 관심 있는 독자가 찾아볼 수 있는 많은 설명자료(참고문헌 참고)가 있다. 그러나 이러한 모든 방법은 하나의 주요 논리적 추론에 의존하는데, 그것은 바로 비교이다.

따라서, 난산증 뇌의 *구조*가 전형적인 뇌와 다른지 알기 위해서는, 당연히 우리는 전형적인 뇌의 구조를 알아야 한다. 이것은 보기보다 더 어려운데, 모든 뇌는 크기, 무게, 엽과 이랑의 배열과 같이 다양한 방식으로 서로 다르기 때문이다. 이것은 많은 전형적인 뇌의 평균으로 표준 뇌 템플릿에 매핑 시켜서, 수많은 난산증 뇌의 평균과 비교하는 것 같은 일을 해야 함을 의미한다.

특정 수리 과제를 하는 동안 뇌 영역이 활성화되는지 확인하려면, 그 과제로 인한 활성화와 다른 과제에 의한 활성화를 비교할 필요가 있다. 계속해서 예를 들어보겠다. 난산증 뇌가 다르게 활성화되는지 알기 위해서는 같은 과제를 하는 전형적인 뇌와 그것을 비교할 필요가 있다. 다시 말하자면, 우리 뇌 각각은 같은 과제를 하는 동안에도 다소간 다르게 활성화되는데 우리의 뇌들이 구조가 약간씩 다르고, 뇌가 과제를 수행해 온 역사가 다르기 때문이다(예를 들어, 우리는 81개의 곱셈 구구를 기계적 반복을 통해서 배웠나 아니면 다른 방식으로 배웠나? 그리고 우리는 구구단 지식을 다른 분야와 얼마나 잘 연결 지었는가?). 이것은 여러 사람으로부터 과제 활성화의 평균값을 얻어야 한다는 것을 의미한다.

이제까지 뇌의 두 영역이 거의 모든 수리 과제(수 비교, 집합의 수량 비교, 간단한 계산 수행)에서 안정적으로 활성화됨을 보여주는 연구들이 많았다. 이 부위(두정열intrapariental sulcus)는 수 추상화와 관련이 있다. 다시 말해 이 영역은 수가 점 배열, 숫자, 수 이름처럼 제시 방식에 상관없이 반응한다. 특히 이 영역이 담당한 하나의 기능은 환경으로부터 수량정보를 추출하는 것이다. 뇌가 숫자와 수 이름에 대한 경험이 전혀 없어도, 이 영역은 체계적인 방식으로 수량에 반응한다. 원숭이의 상동 영역도, 우리의 두뇌처럼 수량에 반응한다. 반응할 뿐만 아니라 두정엽과 전두엽 사이의 연결도 비슷하다(Nieder, 2005).

산수적 두뇌

지금까지 많은 연구에서 우리의 산수 과제를 수행할 때의 동일한 뇌 영역 신경망을 확인해왔다. 뇌 활성화에 관한 모든 연구는 본질적으로 여러 작업 사이 또는 둘 이상의 사람들 사이의 비교라는 사실을 명심하는 것이 중요하다. 당신이 관심 있는 뇌 활동을 관심 없는 뇌 활동과 분리시키기 위해 과제를 비교할 필요가 있다.

산수 신경망을 찾아내기 위한 초기 연구 중 하나는 순히 숫자를 읽는 두 개의 산수 과제를 비교하는 것이었다. 이 연구 덕분에 계산 활동과 수를 볼 때 발생하는 일을 분리할 수 있었다. 사실 프랑스 팀의 연구는 두 가지 산수 과제를 사용했는데, 6×4의 답을 찾는 것처럼 기억으로부터 답을 인출하는 과제와 37×14처럼 더욱 복잡하고 까다로운 계산 과제였다([그림 6.1] 참고).

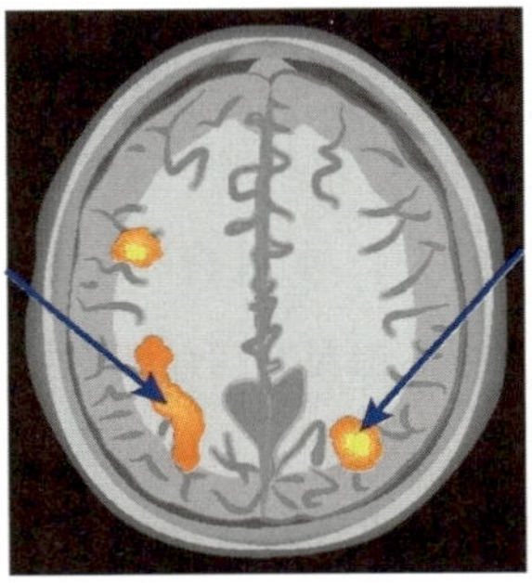

읽기	1 □ 0
기억에서 인출	6 × 4
계산	37 × 14

[그림 6.1] 위에서 내려다본 성인 뇌의 산수 신경망

과제는 뇌 그림의 오른쪽에 있다. 자세한 설명은 텍스트를 참고하라.

Zago et al., 2001.

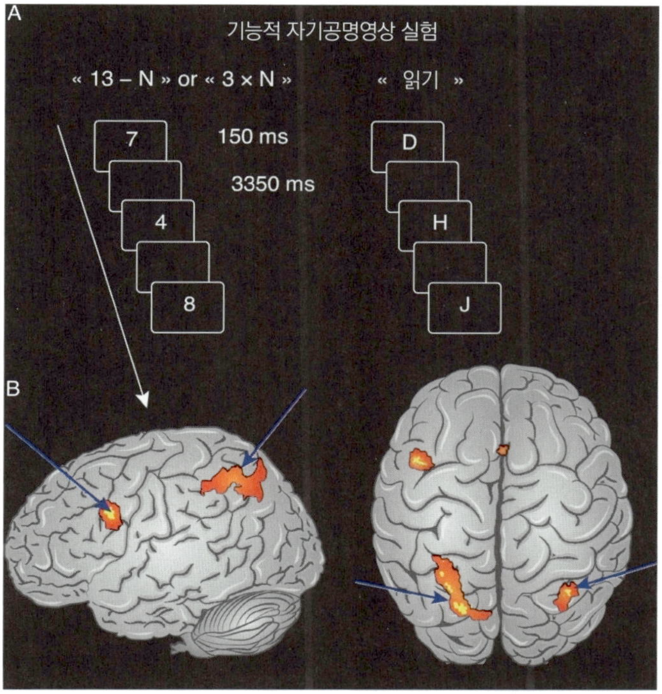

[그림 6.2] 산수 네트워크

산수 과제는 뺄셈과 곱셈이다. 성인 참가자는 머릿속으로 11 또는 13으로부터 제시된 수만큼 빼거나 제시된 수에 3 또는 4를 곱해서 말로 반응하기를 요구받는다. 지침은 속도와 정확성을 모두 강조한다. 읽기 과제 활성화를 뺀 계산을 위한 활성화(빨간색과 주황색)가 측면보기와 내려다보기로 표시된다. 이 신경망은 [그림 6.1]의 신경망과 매우 유사하며, 뺄셈, 덧셈, 곱셈 인출 그리고 복잡한 계산을 지원하는 안정적인 신경망을 제안한다. 중요한 영역은 좌우 반구에 있는 두정엽(화살표)이다.

Andres et al., 2011.

벨기에 루뱅 가톨릭 대학교의 모로 페센티Mauro Pesenti가 이끄는 팀은 약간 다른 비교 과제와 계산 과제([그림 6.2] 참고)를 이용하여 이 결과를 재현했다.

두정엽과 전두엽 영역은 산수 과제를 수행할 때 함께 작동한다. 이후 추가된 영역은 왼쪽 두정엽의 경계에 있는 *왼쪽 각회*left angular gyrus인데, 단순한 구구를 인출하려고 시도할 때 더 활성화되는 반면, 전두엽은 산수 전략이 필요할 때 상대적으로 더 활성화된다(Grabner et al., 2009).

그 의미는 뇌가 수리적 정보처리 전용 신경망을 갖추고 있다는 것이다. 그뿐만 아니라 누군가가 전문 계산기나 수학자처럼 수학을 정말 잘하게 될 때도 같은 뇌영역이 활성화된다(Amalric & Dehaene, 2016; Aydin et al., 2007; Pesenti et al., 2001). 물론, 전문가가 되기 위해서는 많은 학습이 필요하다.

모듈화

신경계 환자에 관한 연구에서, 연산은 뇌에서 독립적으로 표상되는 것 처럼 보인다는 것을 보았습니다. 신경 영상연구에 대한 메타 분석의 결과는 일부 공통된 영역([그림 6.3]의 빨간색 얼룩)도 있음에도 불구하고, 뇌에서 이러한 분리가 있음을 확인한다. 모든 활성화는 우리가 [그림 6.1]과 [그림 6.2]에서 본 전두-두정fronto-parietal 신경망에 있었다.

아주 최근에, 난치성 간질 환자의 뇌 표면을 직접 자극하고 기록한 결과는 상부측두이랑에서 눈으로 보는 숫자(Daitch et al., 2016; Shum et al., 2013)와 또 다른 산수 연산(Daitch et al., 2016; Della Puppa et al., 2013; Semenza et al., 2017; Shum et al., 2013)에 대해서도 매우 구체적인 국재화를 보여준다.

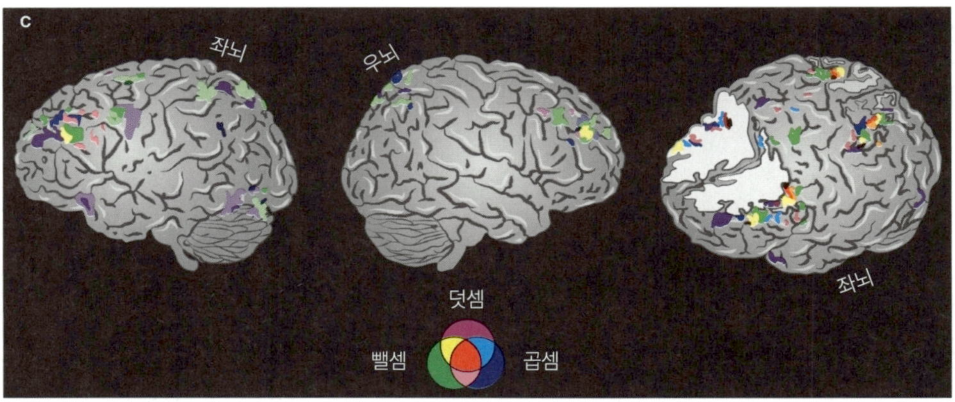

[그림 6.3] 뇌 신경 영상은 사칙연산 중 3 연산에 대해 공통된 활성화뿐만 아니라 별개의 활성화를 보여준다.

Arsalidou & Taylor, 2011.

수량 정보처리

이제 이것은 산수를 위한 신경망이다. 그런데 그것이 수량을 표상할 때는 어떤 관련을 맺을까? *양측 두정열*([그림 6.2]에서 화살표로 표시된 영역)이 여기에 관여함을 밝힌 첫 번째 연구는 우리의 수학 뇌 신경망을 이해하는 데에 선구적인 인물 중 한 명에 의해 수행되었다. 바로 프랑스 신경과학자 스타니슬라스 드앤Stanislas Dehaene과 그의 팀이다. 여러 연구를 검토한 결과, 그들은 양측 두정열이 거의 모든 수리 과제에서 활성화됨을 알아냈다. 「수 감각」(제2장 참고) 과제의 경우, 비교해야 할 집합 속의 점의 개수가 비슷할수록 활성도가 증가함을 발견했다. 이를 '거리효과'라고 한다. 순수 행동 연구에서, 두 집합의 수량이 비슷할수록 집합을 선택하는 시간은 증가한다. 두 숫자 중 큰 수를 선택할 때, 즉 4나 5 중에서 선택할 때가 4나 8 중에서 선택할 때보다 오래 걸리며, 수 이름인 사나 오 중에, 사나 팔 중에 선택할 때도 마찬가지이다. 실제로 한 리뷰는 양측 두정열의 활성화가 점의 개수를 비교할 때뿐 아니라 숫자나 수 이름을 비교할 때도, 같은 방식으로 같은 위치에서 활성화됨을 발견했다(Dehaene et al., 2003).

*두정열*은 점의 집합이 스크린에 두 패널이 제시되는 것처럼 *동시에* 제시되었을 때의 수량뿐 아니라, 연속해서 제시했을 때의 수량에도 반응한다. 우리는 제시되었을 때, 참가자들이 녹색 사각형이 더 많은지 빨간 사각형이 더 많은지 30개의 연속된 화면으로 판단해야 하는 실험을 수행했다(Piazza et al., 2006)([그림 6.4] 참고).

수 이름과 숫자를 가지고 한 연구를 포함한 이러한 연구들의 한 가지 문제점은 뇌가 수에 따라 결정을 내리는지 *양*에 따라 결정을 내리는지 이다. 다시 말해, 뇌는 수가 *얼마나 되는지에* 기반하여 판단을 내리는가? 혹은 양이 *얼마나 많은지에* 기반하여 판단을 내리는가? 제3장에서, 수량적 크기는 뇌에서 집합의 표상을 통해 표상되는 것이 아니고, 아날로그 크기 즉 드앤이 최초로 말한 '아날로그 크기 시스템'에 의해 표상된다는 이 책에 제시된 견해에 대한 나의 대안을 간략하게 설명했다. 우리 중 어느 쪽이 옳은지, UCL 인지신경과학 연구소의 동료 풀비아 카스텔리Fulvia Castelli와 다니엘 글레이저Daniel Glaser는 함께 검증을 시작했다. 이 연구에서 우리는 참가자에게 스캐너에 누워서 4개의 개별 과제를 수행하게 했다([그림 6.5] 참고).

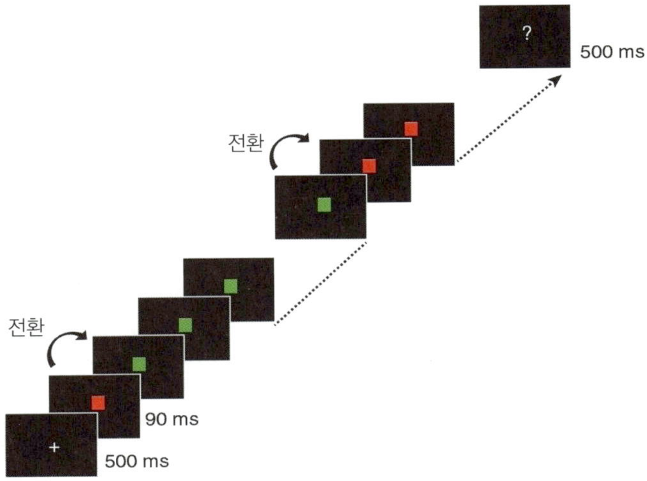

[그림 6.4] 참가자는 연속된 제시가 끝날 때,
빨간 사각형이 더 많은지 녹색 사각형이 더 많은지 판단하도록 요청받았다

청각 조건에서는 높은 음조와 낮은 음조가 동일한 개수만큼 연속 제시된 후, 높은 게 많은지 낮은 게 많은지에 대한 판단이 요구된다. 두 가지 과제 모두에서 양측 두정열은 활성화되었고, 이는 '수 추상화'를 지원하는 뇌 영역이 있음을 시사한다.

Piazza et al., 2006.

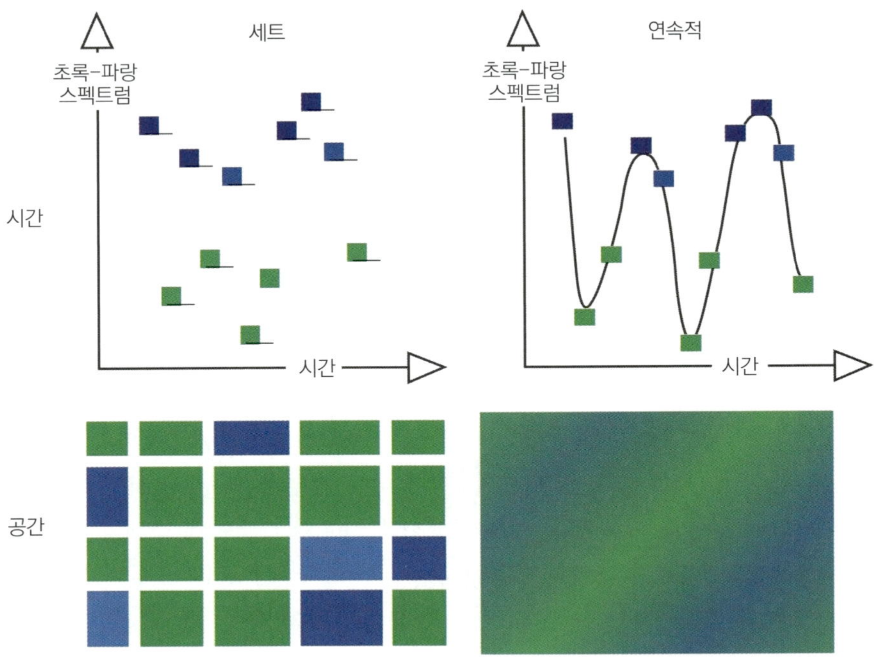

[그림 6.5] 다음에 계속

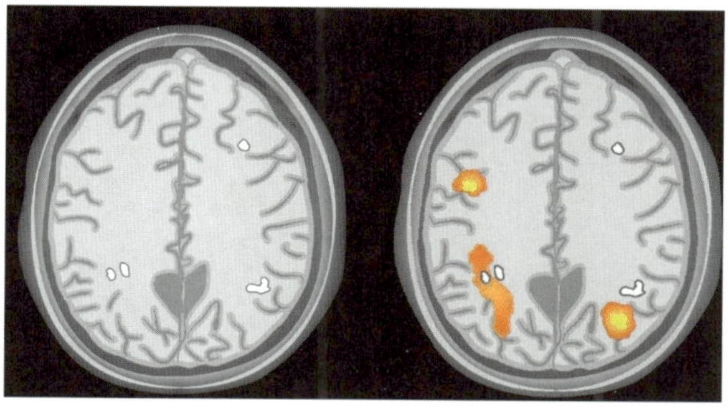

[그림 6.5] 이 연구에 대한 두 가지 질문

단지 얼마나 크게 지각되는지가 아니라 집합의 수량을 처리하는 특정 영역이 존재할까? 그렇다면 그 영역들은 집합이 어떻게 제시되든지에 상관없이, 수에 추상적으로 반응할 것인가? 위에서 내려다본 좌뇌는 시간과 공간 과제 모두에서 초록색과 파란색의 비율에 따라 활성화가 이루어진 두정엽의 작은 영역 두 개를 보여준다. 예를 들어, 6개의 파랑과 14개의 녹색이 있으면 판단하기 쉽고, 9개의 파랑과 11개의 녹색은 더 어려울 것이다. 여기에서 활성화(뇌의 어디에서도 없는)는 파란색과 녹색의 비율에 비례했다. 양측 두정엽의 이 두 영역(아래 그림의 왼쪽 뇌 그림에서 흰색 얼룩으로 표시)은 집합의 추상적 수량에 의해 활성화된다. 즉, 어떻게 제시되었는지에 관계없다. 흰색 얼룩은 Castelli 등(2006)이 찾아낸 두 영역이다. 여기에 우리는 산수 신경망의 노란 얼룩을 겹쳐 그렸다(위의 [그림 6.2], Andres et al., 2011에서 복사).

Castelli et al., 2000.

학습하는 뇌

뇌 영역의 구조와 그 연결은 학습을 포함한 경험으로 바뀐다. 이를 '뇌 가소성'이라고 한다. 사실, 동일한 인지 과제가 현재 신경망뿐 아니라, 심지어는 경험에 대한 반응으로 다른 신경망의 변화도 이끌어낼 수도 있다,

17×4와 같은 새로운 곱셈 구구를 배우는 성인에 관한 연구가 이것의 좋은 예가 될 수 있다. [그림 6.1]과 [그림 6.2]에서 볼 수 있듯이, *산수 네트워크*에는 *전두엽*과 연결된 *양측*, 특히 좌측 두정엽이 포함된다. 우리가 새로운 문제에 직면할 때, 우리는 과제를 설정하고, 목표를 정의하고, 목표가 성취되었는지 평가하는 역할을 하는 전두엽을 끌어들인다.

그래서 우리 중 대부분에게, 17×4는 새로운 문제이며 전두엽과 관련이 있다. 대

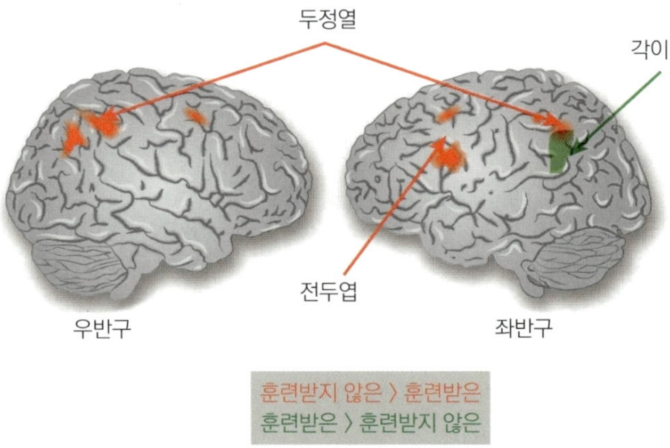

[그림 6.6] 17x4와 같은 새로운 곱셈구구를 사용한 훈련의 효과

문제가 새로우면, 전두엽 활성화와 관련이 있다. 훈련 후에는 각이랑에서 활성화가 일어난다. 따라서 새로운 연산 구구의 학습은 과제를 수행할 때 활성화 패턴을 변경시킨다.

Ischebeck et al., 2006.

조적으로, 7×4=28과 같은 알려진 사실을 인출할 때, 전두엽은 최소한으로 관련된다. 우리는 또한 연산 구구 인출은 두정엽, 실제로는 두정엽 바로 아래 영역인 *각회*가 담당하고 있음을 알고 있다. 이것은 학습이 전두엽 활성화가 많은 신경망에서 주로 두정엽 활성화가 많은 신경망으로 이동하는 과정을 이끌어냄을 예측하게 해준다. 이것이 인스브루크Innsbruck에 있는 내 친구 마가렛 데라저Margarete Delazer와 안자 이쉬벡Anja Ischebeck과 그들의 동료들이 확인한 바와 정확하게 일치한다([그림 6.6] 참고).

앞서 언급했듯이, 진짜 전문가들도 동일한 신경망을 활성화시킨다(때로는 과제에 따라 추가 영역도 필요하다). 연습의 양이 뇌 구조에 영향을 미쳐서, 수학자가 대학에서 자신의 경력을 더 많이 닦을수록, 왼쪽 두정엽의 회백질 밀도가 더 커졌다(Aydin et al., 2007).

두뇌 발달

학습의 결과뿐만 아니라, 뇌는 나이와 성숙에 의해서도 변한다. 예를 들어, 전두엽 회백질의 부피는 남자의 경우 약 13세, 여자의 경우 11세까지 최대로 커지고, 약 14세부터는 줄어든다. 두정엽에서도 비슷한 궤적을 따르는데, 약 1년 정도 더 빨리 정점이 온다.

수 감각

수 감각의 신경 기반도 바뀐다. 우리가 보았듯이, 성인 양측 IPS는 거의 항상 모든 수리 과제에도 항상 관여했다. 다니엘 안사리Daniel Ansari와 비벡 디탈Bibek Dhital은 우리가 이전에 보았던 매우 단순한 비상징적 수량 비교 과제를 사용해서, 약 10세 아동과 20세 성인을 평가했다([그림 6.7] 참고).

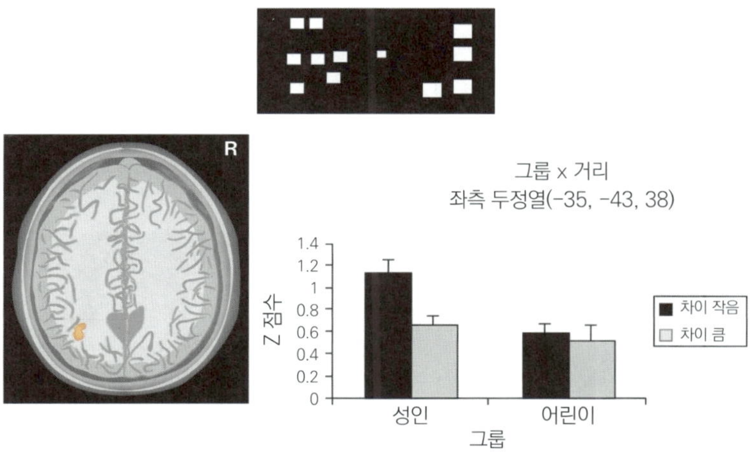

[그림 6.7] 아동과 성인은 사각형이 가장 많은 쪽을 선택해야 했다(상단 패널은 자극의 예를 보여준다).

과제는 7개 대 4개처럼, 정사각형 수의 차이가 클 때 쉽고 작을 때는 어렵다. 이것은 '거리효과'라 알려져 있다. 성인과 아동 모두 왼쪽 IPS에서 거리효과를 보이지만, 연령과 관련된 두 가지 변화가 있다. 성인에게서 그 효과가 더 크다(막대 차트). 성인은 오른쪽보다 왼쪽 IPS를 더 활성화하는 반면, 아동의 활성화는 두 반구에서 비슷하다. 뇌 영상에서는 차이를 빨간색 영역으로 보여준다.

Ansari & Dhital, 2006.

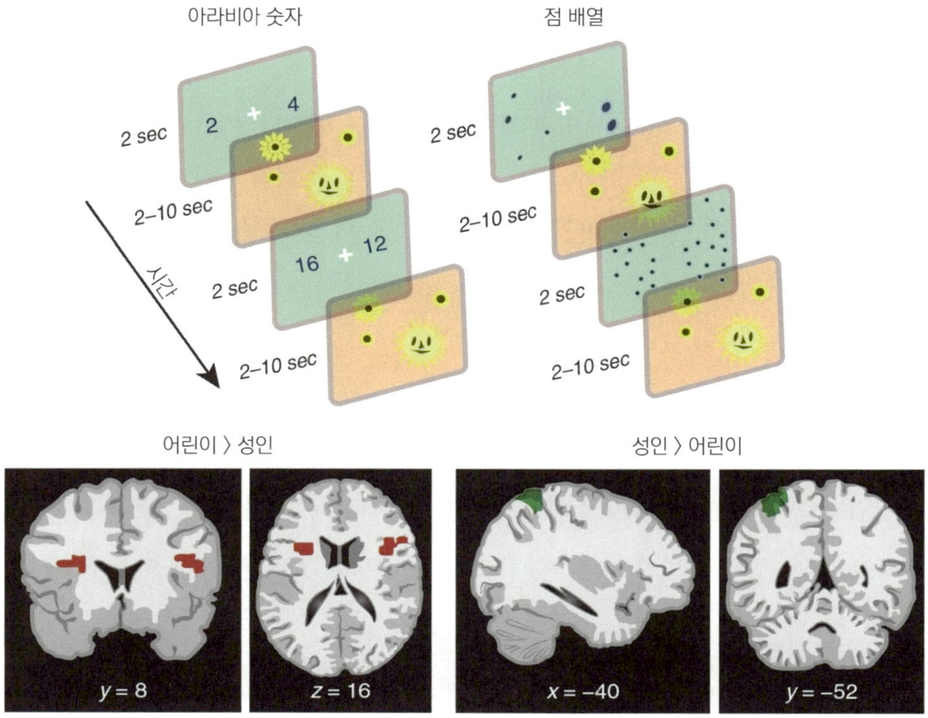

[그림 6.8] 아동(6~7세)과 성인이 같은 단순한 수리 과제를 하고 있다.

두 수 중, 더 큰 수나 더 많은 점 배열을 선택하는 것이다. 아동에서 활성화(빨간색)는 두 반구에서 거의 동일하지만, 성인에서는 왼쪽 반구(녹색)에서 더 많이 활성화된다,

Cantlon et al., 2009.

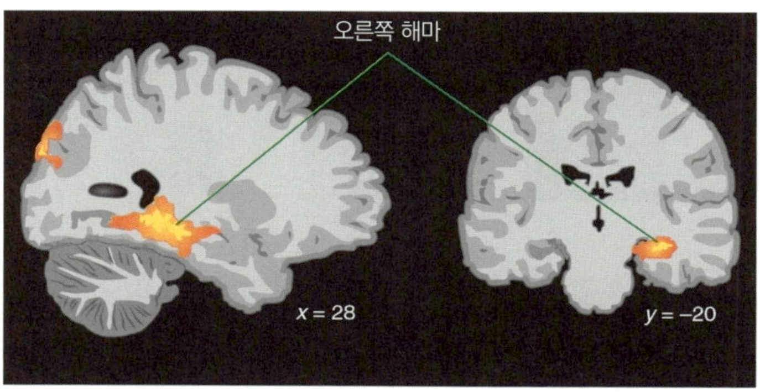

[그림 6.9] 3+5=?와 같은 한 자리 덧셈 문제에 대해 답을 인출한 아동(7~9세)은
아직도 수 세기를 사용하여 푸는 아동보다 해마의 일반적인 기억 시스템을 더 많이 사용한다.

Cho et al., 2012.

듀크대학의 엘리자베스 브래넌Elizabeth Brannon과 그녀의 팀은 놀랍게도, 인간 아기와 원숭이라는 매우 어려운 두 참가자에게서 수리 능력의 신경기반을 탐구했다. 거기서 그들은 6~7세 아동과 성인에게 활성화된 신경망의 더 다루기 쉬운 문제에 주의를 기울였다. 6~7세 아동의 경우 양반구의 활성화가 다소 균형을 이루지만, 성인에게서는 왼쪽에 더 많은 활성화가 있었다([그림 6.8] 참고).

산수: 전두엽에서 두정엽으로 이동

간단한 a+b=c 같은 계산을 수행할 때도, 아동의 전두엽에서 젊은 성인의 두정엽으로 발달적 이동이 있다(Rivera et al., 2005). 사실, 아동들이 사용하는 전략에서 이것을 볼 수 있다. 제3장에서 언급했듯이, 아이들은 노력이 필요한 수 세기 전략으로부터 노력이 덜 필요한 인출 전략으로 나아간다. 그리하여 초기 단계에서 아이는 3+5=?를 '모두 세기'하여[다시 말해, (일부는 손가락을 사용하여) *하나, 둘, 셋* 쉬었다가 *넷, 다섯, 여섯, 일곱, 여덟*과 같이 수 세기 해서] 푼다. 나중에 3+5=5+3에 대한 이해가 필요한 더 정교한 전략이 생기면, 다섯부터 시작해서 *여섯, 일곱, 여덟*이라고 세면서 푼다. 이를 이것은 더 작은 수만 세면되기 때문에, '최소전략' 또는 '작은 수부터 이어세기'라고 한다. 아이가 단순히 3+5이든 5+3이든 더해서 8이 된다는 사실을 기억하는 시점이 오기만 하면, 답을 *인출하기만* 하면 된다. 캘리포니아 스탠퍼드대학의 비노드 메논Vinod Menon이 이끄는 영향력 있는 팀은 매혹적인 실험에서, 기억으로부터 인출하는 7~9세 아동들은 수 세기를 해서 푸는 아동보다 기억과 관련된 뇌영역, 즉 해마에서 더 강한 활성화를 발견했다(Cho et al., 2012)([그림 6.8] 참고). 또한, 전전두엽 피질에서도 더 많은 활성화가 있었는데, 이곳은 기억을 찾고 우리가 찾아낸 것을 확인하는 전체적인 과정을 담당할 뿐 아니라, 과제를 설정하고, 목표를 정의하고, 목표가 성취되고 있는지 평가하는 곳이다. 또 다른 흥미로운 발견은 인출하는 아동들의 *각이랑*에서도 강한 활성화가 보였다는 점이다. 이곳은 연산 구구의 인출과 관련되었다고 알려진 곳이며, 성인에서의 인출은 왼쪽 각이랑에만 국한되지만, 아동에서는 왼쪽 및 오른쪽 각이랑 모두에서 활성화되었다.

난산증 뇌

우리는 수리 과제를 수행할 때, 뇌의 어디가 활성화되는지 볼 수 있다. 그러므로 난산증 환자의 두뇌가 단지 산수를 담당하는 영역에서만 구조나 기능이 다른지 의문을 가질 때가 되었다. 특히 *핵심 결함* 가설이 맞는다면, 수량적 정보처리를 담당하는 양측 IPS에 이상이 있을 것이다. 내가 이 책에서 여러 번 언급했듯이, 어떤 사람이 산수를 잘하지 못하는 데는 많은 이유가 있다. 그래서 내가 난산증이라고 정의한 산수를 잘하지 못하는 사람들의 경우에도, 산수 네트워크의 다른 부분에 신경학적 차이를 가지고 있을 가능성이 여전하다.

아직도 여전히 다소 제한을 주는 난산증 뇌에 관한 연구의 한 가지 문제는 누구를 난산증으로 분류하느냐는 광범위한 문제이다. 모든 사람이 핵심 결함 검사를 받은 것이 아니며, 모든 사람이 산수를 똑같이 어려워하는 것도 아니다. 일부 학생은 일반적으로 정상으로 분류된다. 예를 들어, 한 연구에서 표준화된 수학 시험에서 90분위 미만의 아동을 모집단으로 택했다면, 이 값은 모집단 평균의 1 표준편차 이내에 속한 것이다(Ashkenazi et al., 2012).

당연히, 결과마다 큰 차이와 모순이 있다. 일부는 감소된 회백질 또는 백질을 나타내고, 다른 일부는 증가했다. 일부는 활성화가 감소하고, 다른 일부는 증가했다. 문제는 다른 연령대를 사용한 연구도 도움이 되지 않는다는 것인데, 우리가 보았듯이 핵심 영역은 나이에 따라 변하기 때문이다. 두뇌 발달과 수리 능력 사이의 관계에 대한 좋은 일반적인 검토논문은 Peters와 De Smedt(2017)에서 찾을 수 있다.

다음에서, 나는 산수 수행이 최상의 유병률 추정치에 의해 예측된 범위(최저 4~7%) 안에 있거나 핵심 결함 검사를 시행한 연구에 집중하려 한다.

회백질 구조

난산증 뇌의 다른 구조에 대한 선구적이고 고전적인 연구는 내 동료 엘리자베스 아이작스Elizabeth Isaacs와 그녀의 UCL 아동 건강 연구소의 팀에 의해 수행되었다. 그들은 출생 시체중이 매우 낮은 조산아에게 관심이 있었다. 12명씩 구성된 두 집단을 선택해서, 태어날 때부터 청소년기까지 추적했다. 두 집단 모두 정상범위의 IQ를 가졌고 다른 영역에서는 전형적인 인지 발달을 보였다. 그러나 난산증 집단은 표준화 단순 산수 검사(『웩슬러 객관적 수리분야Wechsler Objective Numeric Dimensions 검사집』 중에서 수리 연산)에서 훨씬 더 나빴다

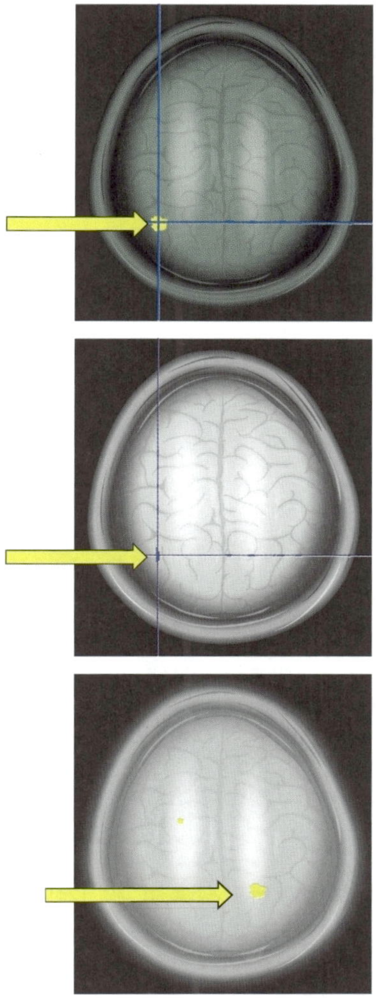

[그림 6.10] 신중하게 매칭시킨 대조군과 비교한 난산증 환자의 두정열의 회백질 이상

(A) 난산증 청소년의 좌측 두정열(Isaacs et al., 2001). (B) 난산증 청소년의 좌측 두정열(Ranpura et al., 출간준비 중). (C) 9세 난산증 아동의 오른쪽 두정열(Rotzer et al., 2008).

Isaacs et al., 2001.

(Wechsler, 1996). 각 참가자의 뇌는 MRI를 이용해서 촬영되었고, 구조의 차이가 분석되었다. 두 집단이 다른 유일한 부분은 왼쪽 두정열이었고, 정확히 기본 수리 정보처리에 관여한다고 알려진 영역이었다. 게다가 이 작은 영역은 난산증 뇌에서 더 낮은 회백질 밀도를 보였다([그림 6.10] 참고).

활성화 패턴

이 핵심 영역이 난산증에서는 다르게 활성화된다는 다른 증거도 있다. 한 연구(Price et al., 2007)에 따르면, 이 영역은 덜 활성화(아마도 부분적으로는 회백질이 작기 때문일 것이다)되며, 사각형 집합 2개 끼리 비교할 때 거리효과에 덜 민감했다([그림 6.7]의 자극과 유사한 자극)([그림 6.11] 참고). 일반적으로 차이가 크고 구별이 더 쉬울 때보다 거리가 가까울 때, 더 많이 활성화되며 구별은 더 어렵다. 난산증 환자군은 이러한 효과를 보이지 않았다.

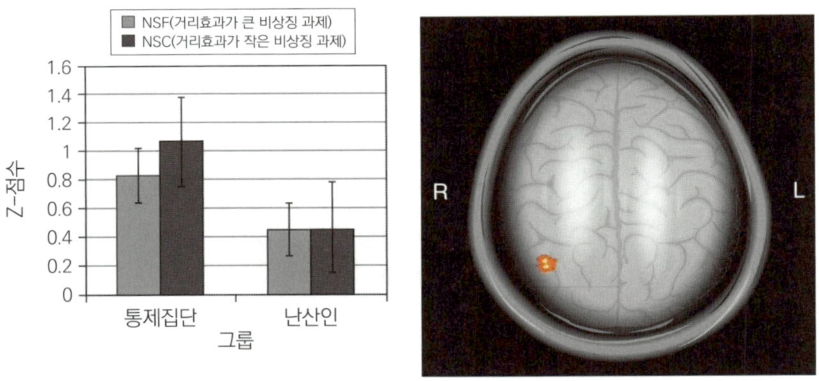

[그림 6.11] 매칭된 대조군과 비교한 수량 비교 과제를 할 때의 12살 난산증 환자의 비정상적인 활성화

난산증 환자에게서 '거리효과'가 없음을 주목하라. NSF는 거리효과가 큰 비상징 과제를 뜻하고 NSC는 거리효과가 작은 비상징 과제를 뜻한다.

Price et al., 2007.

백질 경로

[그림 6.1]과 [그림 6.2]에서 볼 수 있듯이 산수 과제를 수행할 때(수 비교와 같은 단순한 수 과제와는 달리) 영역들의 신경망이 관여한다. 이 영역들은 함께 작동하고 *백질*의 더 긴 섬유다발로 연결된다. 이것들은 한 신경세포체(회백질)에서 다른 신경세포체로 정보를 전송하는 *축삭*이다. 이것은 난산증 환자와 정상적으로 발달하는 학생들 사이의 다른 잠재적인 근원이 백질에 있을 가능성이 있음을 의미한다. 난산증 환자에서 신경세포는 제대로 연결되어있지 않을까?

이를 뒷받침하는 몇 가지 증거가 있다. 특히 두정엽과 전두엽을 연결하는 섬유다발의 용적이 난독증 아동이 짝지은 대조군에서보다 작았다(Rykhlevskaia et al., 2009). 이 연구의 한 가지 문제는 난독증으로 분류된 아동(8~9세)이, 실제로는 난독증이 아니란 점이다. 표준화 산수 검사, 수리 연산 및 수학적 추론(Isaacs et al., 2001에서 사용한 것과 동일한 테스트)에서, 난독증 아동들은 각각 89점과 103점을 받았다. 당시 전체 그룹의 평균은 100이었고, 표준편차는 15였다. 이는 그들이 이 검사에서 정상범위 내에 있음을 의미한다. 물론, 그들은 대조군보다는 훨씬 나빴다. 수 감각의 결함에 대한 검사는 없었지만(제2장과 제3장에 설명된 대로), 난산증을 가진 9세 아동 왼쪽 전두엽에서 백질용적 감소가 관찰되었다(Rotzer et al., 2008).

일반적으로 십 대의 두정엽과 정수리와 전두엽을 연결하는 경로의 백질용적 사이에는 관계가 있는 것 같다. 하지만 이러한 분석은 특별히 난산증 학생을 대상으로 한 것은 아니었다(Matejko & Ansari, 2015). 우리는 소규모 난산증 집단에서 백질의 차이를 발견했다. 여기에서의 난산증은 그들의 수리 연산 점수와 전체 지능 지수 사이의 상당한 불일치로 정의된 것이다. 게다가, 그들은 짝지은 대조군보다 시간이 한정된 단순 산수의 수행이 상당히 느렸다. 그리고 결정적으로, 수 감각의 *핵심 결함*의 기준인 *점 계수*에서 상당히 느렸다. 우리는 또 다른 흥미로운 사실을 발견했는데, 그것은 '연령 경향'이다. 정상적으로 발달하는 대조군에서는 나이가 들면서 많은 백질다발의 용적이 증가하지만, 난산증 환자군의 경우는 그렇지 않다(Ranpura et al., 2013).

아직 증거가 많지는 않지만, 수리 능력과 관련된 주요 백질 경로는 두정엽을 전두엽에 연결하는 경로인 것 같다. 하종속inferior longitudinal fasciculus과 상종속superior longitudinal fasciculus이 그 예다. 또 다른 영역인 뇌량, 특히 좌우 두정엽을 연결하는 뒤쪽 뇌량도 관련되어 있다(Matejko & Ansari, 2015).

분명히, 신경망의 다른 부분이 어떻게 연결되어있고, 그것들이 어떻게 함께 작동하는지 안 하는지를 알아보기 위한 연구가 아직 더 많이 필요하다.

요약

- 산수적 정보처리는 좌우 두정엽과 왼쪽 전두엽으로 구성된 네트워크를 사용한다.
- 두정엽은 보여준 것 중에 더 많은 쪽을 고르는 것 같은 수량 정보처리에 관여한다.
- 반구 간의 기능 균형은 나이에 따라 변하는데, 청소년기로 가면서 오른쪽 반구 우세에서 왼쪽 반구 우세로 진행한다.
- 난산증 환자의 뇌는 두정엽의 구조 및 활성화의 이상을 보여준다.

참고문헌

Amalric, M., & Dehaene, S. (2016). Origins of the brain networks for advanced mathematics in expert mathematicians. *Proceedings of the National Academy of Sciences*, 113(18), 4909–4917. doi: 10.1073/pnas.1603205113

Andres, M., Pelgrims, B., Michaux, N., Olivier, E., & Pesenti, M. (2011). Role of distinct parietal areas in arithmetic: An fMRI-guided TMS study. *NeuroImage*, 54(4), 3048–3056. doi: 10.1016/j.neuroimage.2010.11.009

Ansari, D., & Dhital, B. (2006). Age-related changes in the activation of the intraparietal sulcus during nonsymbolic magnitude processing: An event-related functional magnetic resonance imaging study. *Journal of Cognitive Neuroscience*, 18, 1820–1828.

Arsalidou, M., & Taylor, M. J. (2011). Is 2+2=4? Meta-analyses of brain areas needed for numbers and calculations. *NeuroImage*, 54(3), 2382–2393. doi: 10.1016/j.neuro image.2010.10.009

Ashkenazi, S., Rosenberg-Lee, M., Tenison, C., & Menon, V. (2012). Weak task-related modulation and stimulus representations during arithmetic problem solving in children with developmental dyscalculia. *Developmental Cognitive Neuroscience*,

2, S152–S166. doi: 10.1016/j.dcn.2011.09.006

Aydin, K., Ucar, A., Oguz, K. K., Okur, O. O., Agayev, A., Unal, Z., ··· Ozturk, S. (2007). Increased gray matter density in the parietal cortex of mathematicians: A Voxel-Based Morphometry study. *American Journal of Neuroradiology*, 28, 1859–1864.

Butterworth, B., Cipolotti, L., & Warrington, E. K. (1996). Short-term memory impairments and arithmetical ability. *Quarterly Journal of Experimental Psychology*, 49A, 251–262.

Cantlon, J. F., Libertus, M. E., Pinel, P., Dehaene, S., Brannon, E. M., & Pelphrey, K. A. (2009). The Neural Development of an Abstract Concept of Number. *Journal of Cognitive Neuroscience*, 21(11), 2217–2229. doi: 10.1162/jocn.2008.21159

Cappelletti, M. (2015). The neuropsychology of acquired number and calculation disorders. In R. Cohen Kadosh & A. Dowker (Eds), *Oxford Handbook of Numerical Cognition* (pp. 808–836). Oxford: OUP.

Cappelletti, M., Butterworth, B., & Kopelman, M. (2001). Spared numerical abilities in a case of semantic dementia. *Neuropsychologia*, 39, 1224–1239.

Castelli, F., Glaser, D. E., & Butterworth, B. (2006). Discrete and analogue quantity processing in the parietal lobe: A functional MRI study. *Proceedings of the National Academy of Sciences of the United States of America*, 103(12), 4693–4698.

Cho, S., Metcalfe, A. W. S., Young, C. B., Ryali, S., Geary, D. C., & Menon, V. (2012). Hippocampal– Prefrontal Engagement and Dynamic Causal Interactions in the Maturation of Children's Fact Retrieval. *Journal of Cognitive Neuroscience*, 24(9), 1849–1866. doi: 10.1162/jocn_a_00246

Cipolotti, L., & Costello, A. d. L. (1995). Selective impairment for simple division. *Cortex*, 31, 433–449.

Cipolotti, L., & van Harskamp, N. (2001). Disturbances of number processing and calculation. In R. S. Berndt (Ed.), *Handbook of Neuropsychology* (2nd ed., Vol. 3, pp. 305–334). Amsterdam: Elsevier Science.

Cipolotti, L., Butterworth, B., & Denes, G. (1991). A specific deficit for numbers in a case of dense acalculia. *Brain*, 114, 2619–2637.

Dagenbach, D., & McCloskey, M. (1992). The organization of arithmetic facts in memory: Evidence from a brain-damaged patient. *Brain and Cognition*, 20(2), 345–366. doi: 10.1016/0278-2626(92)90026-I

Daitch, A. L., Foster, B. L., Schrouff, J., Rangarajan, V., Kaşikçi, I., Gattas, S., & Parvizi, J. (2016). Mapping human temporal and parietal neuronal population activity and functional coupling during mathematical cognition. *Proceedings of the National*

Academy of Sciences, 113(46), E7277–E7286. doi: 10.1073/pnas.1608434113

Dehaene, S., & Cohen, L. (1997). Cerebral pathways for calculation: Double dissociation between rote verbal and quantitative knowledge of arithmetic. *Cortex*, 33(2), 219–250.

Dehaene, S., Piazza, M., Pinel, P., & Cohen, L. (2003). Three parietal circuits for number processing. *Cognitive Neuropsychology*, 20, 487–506.

Delazer, M., & Butterworth, B. (1997). A dissociation of number meanings. *Cognitive Neuropsychology*, 14, 613–636.

Della Puppa, A., De Pellegrin, S., d'Avella, E., Gioffrè, G., Munari, M., Saladini, M., … Semenza, C. (2013). Right parietal cortex and calculation processing: intraoperative functional mapping of multiplication and addition in patients affected by a brain tumor. *Journal of Neurosurgery*, 119(5), 1107–1111. doi: 10.3171/2013.6.JNS122445

Ferro, J. M., & Botelho, M. H. (1980). Alexia for arithmetical signs: A cause for disturbed calculation. *Cortex*, 16, 175–180.

Girelli, L., & Delazer, M. (1996). Subtraction bugs in an acalculic patient. *Cortex*, 32, 547–555.

Grabner, R. H., Ansari, D., Koschutnig, K., Reishofer, G., Ebner, F., & Neuper, C. (2009). To retrieve or to calculate? Left angular gyrus mediates the retrieval of arithmetic facts during problem solving. *Neuropsychologia*, 47(2), 604–608.

Henschen, S. E. (1926). On the function of the right hemisphere of the brain in relation to the left in speech, music and calculation. *Brain*, 49(1), 110–123. doi: 10.1093/brain/49.1.110

Hittmair-Delazer, M., Sailer, U., & Benke, T. (1995). Impaired arithmetic facts but intact conceptual knowledge - a single-case study of dyscalculia. *Cortex*, 31, 139–147.

Hittmair-Delazer, M., Semenza, C., & Denes, G. (1994). Concepts and facts in calculation. *Brain*, 117, 715–728.

Isaacs, E. B., Edmonds, C. J., Lucas, A., & Gadian, D. G. (2001). Calculation difficulties in children of very low birthweight: A neural correlate. *Brain*, 124, 1701–1707.

Ischebeck, A., Zamarian, L., Siedentopf, C., Koppelstatter, F., Benke, T., Felber, S., & Delazer, M. (2006). How specifically do we learn? Imaging the learning of multiplication and subtraction. *NeuroImage*, 30(4), 1365–1375.

Matejko, A. A., & Ansari, D. (2015). Drawing connections between white matter and numerical and mathematical cognition: A literature review. Neuroscience & *Biobehavioral Reviews*, 48, 35–52. doi: 10.1016/j.neubiorev.2014.11.006

Nieder, A. (2005). Counting on neurons: The neurobiology of numerical competence.

Nature Reviews Neuroscience, 6(3), 1–14.

Pesenti, M., Zago, L., Crivello, F., Mellet, E., Samson, D., Duroux, B., … Tzourio-Mazoyer, N. (2001). Mental calculation expertise in a prodigy is sustained by right prefrontal and medial-temporal areas. *Nature Neuroscience*, 4(1), 103–107.

Peters, L., & De Smedt, B. (2017). Arithmetic in the developing brain: A review of brain imaging studies. *Developmental Cognitive Neuroscience*. doi: 10.1016/j.dcn.2017.05.002

Piazza, M., Mechelli, A., Price, C. J., & Butterworth, B. (2006). Exact and approximate judgements of visual and auditory numerosity: An fMRI study. *Brain Research*, 1106, 177–188.

Price, G. R., Holloway, I., Räsänen, P., Vesterinen, M., & Ansari, D. (2007). Impaired parietal magnitude processing in developmental dyscalculia. *Current Biology*, 17(24), R1042–R1043.

Ranpura, A., Isaacs, E., Edmonds, C., Rogers, M., Lanigan, J., Singhal, A., … Butterworth, B. (2013). Developmental trajectories of grey and white matter in dyscalculia. *Trends in Neuroscience and Education*, 2(2), 56–64. doi: 10.1016/j.tine.2013.06.007

Remond-Besuchet, C., Noël, M.-P., Seron, X., Thioux, M., Brun, M., & Aspe, X. (1999). Selective preservation of exceptional arithmetical knowledge in a demented patient. *Mathematical Cognition*, 5, 41–63.

Rivera, S. M., Reiss, S. M., Eckert, M. A., & Menon, V. (2005). Developmental Changes in Mental Arithmetic: Evidence for Increased Functional Specialization in the Left Inferior Parietal Cortex. *Cerebral Cortex*, 15, 1779–1790.

Rotzer, S., Kucian, K., Martin, E., von Aster, M., Klaver, P., & Loenneker, T. (2008). Optimized voxel-based morphometry in children with developmental dyscalculia. *NeuroImage*, 39(1), 417–422.

Rykhlevskaia, E., Uddin, L. Q., Kondos, L., & Menon, V. (2009). Neuroanatomical correlates of developmental dyscalculia: combined evidence from morphometry and tractography. *Frontiers in Human Neuroscience*, 3(51), 1–13. doi: 10.3389/neuro.09.051.2009

Semenza, C., Salillas, E., Di Pellegrin, S., & Della Puppa, A. (2017). Balancing the 2 Hemispheres in Simple Calculation: Evidence From Direct Cortical Electrostimulation. *Cerebral Cortex*, 27(10), 4806–4814. doi: 10.1093/cercor/bhw277

Shum, J., Hermes, D., Foster, B., Dastjerdi, M., Rangarajan, V., Winawer, J., … Parvizi, J. (2013). A brain area for visual numerals. *Journal of Neuroscience*, 33(16), 6709–

6715. doi: 10.1523/JNEUROSCI.4558-12.2013

van Harskamp, N. J., & Cipolotti, L. (2001). Selective impairments for addition, subtraction and multiplication. Implications for the organisation of arithmetical facts. *Cortex*, 37, 363–388.

Warrington, E. K. (1982). The fractionation of arithmetical skills: A single case study. *Quarterly Journal of Experimental Psychology*, 34A, 31–51.

Wechsler, D. (1996). *Wechsler Objective Numerical Dimensions* (WOND). London: The Psychological Corporation.

Zago, L., Pesenti, M., Mellet, E., Crivello, F., Mazoyer, B., & Tzourio-Mazoyer, N. (2001). Neural correlates of simple and complex mental calculation. *NeuroImage*, 13(2), 314–327.

제7장

유전 가능성과 뇌 손상

유전 가능성과 뇌 손상이 수리 능력에 미치는 영향

설명 수준	설명 방법	교육적 맥락
행동 수준	제2장 수 감각	제8장 사회, 학교 그리고 집
인지 수준	제3장 산수 스타터킷	제9장 평가
	제4장 난산증의 원인으로서 핵심 결함	
	제5장 산수 능력의 발달	제10장 중재
신경 수준	제6장 뇌 구조와 기능	제11장 정책
유전 및 기타 원인은 제7장		

대부분의 난산인들은 선천적이다. 즉, 그들은 그 상태를 가지고 태어난 것이다. 어떤 사람들에게는 출생 후의 뇌 손상이 원인이며, 나는 그들에 대해서는 이 장의 뒷부분에서 설명할 것이다.

누군가가 이 상태로 태어난다고 해서, 이것이 반드시 유전되거나, 변할 수 없다는 것이 아니다. 우리는 여러 출처(쌍둥이 연구, 가족 연구 및 유전적 이상)를 통해 이것을 안다. 다시 말해, 그것은 유전이 '될 수도' 있다는 말이다.

또한, 우리는 출생 *전의* 환경 조건이 관련 뇌 영역의 발달에 영향을 미칠 수 있음을 안다. 나는 미숙아 및 태아알코올증후군을 포함한 몇 가지를 논의하겠다.

출생 후의 뇌 손상(종종 태어나서 한참 후에 발생한 뇌 손상을 비롯한)은 난산증을 유발할 수 있다. 하지만 그 패턴은 유전적인 것보다 훨씬 더 다양하다. 난산증 뇌에 관한 제6장에서, 이에 대해 간단히 언급한 바 있다.

이 장에서는 이러한 각 원인을 다룰 것이다.

또한, 유전적 조건 및 환경적 조건이 서로 영향을 미칠 수 있다는 점을 염두에 두어야 한다. 환경은 유전자의 표현, 쉽게 말해 유전자의 산물인 단백질을 유도하거나 억제할 수 있다. 또한, 유전자는 어떤 환경에서는 난산증을 포함한 인지적 이상을 유발하는 위험 요소를 만들 수 있고, 다른 환경에서는 그렇지 않게 만들 수도 있다. 이러한 기제에 대해서는 아직 충분히 연구되지 않았다. 우리의 유전 가능성 추정치는 환경의 동질성에 따라 달라진다. 그러므로 모든 사람들이 매우 유사한 환경(예: 비슷한 교육)을 경험하면, 개인의 유전적 차이가 더 명백히 나타난다.

유전성

쌍둥이 연구

Box 7.1 쌍둥이 연구에서 유전 가능성이 의미하는 것

쌍둥이는 같은 임신에서 나온 두 자손이다. 쌍둥이는 '일란성', 즉 하나의 접합체로부터 발달해 나와 두 개의 배아로 분할되고 형성되어 정확하게 같은 유전자를 공유하는 경우일 수도 있고, '이란성', 즉 두 개의 다른 배아로 발달해 나온 경우일 수도 있다. 이란성 쌍둥이의 경우, 각 쌍둥이는 각자 자신만의 정자 세포에 의해 수정되므로, 다른 형제자매 사이와 마찬가지로 평균 50%의 유전자를 공유한다. 이란성 쌍둥이는 성별이 다를 수 있다.

쌍둥이 연구의 논리는 본질적으로 간단하다. 일란성 쌍둥이는 관심형질(표현형)에서 이란성 쌍둥이보다 서로 더 유사하다는 것이다. 수리적 능력이나 난산증 같은 관심형질(표현형)의 유전 가능성을 추정하려면, 일란성 쌍둥이가 이란성 쌍둥이보다 더 비슷한지(기술 용어로 '일치하는지') 알아보아야 한다. 물론 쌍둥이는 보통 동일한 정도까지는 아니지만(예: 한 명은 아프고 다른 한 명은 아프지 않듯이), 공통의 양육과 환경을 공유한다.

(계속)

심지어 일치하는 쌍둥이조차도 완전히 일치하는 것은 아니다. 즉, 그들은 관심형질 면에서 동일하지 않다. 한 쌍의 일란성 쌍둥이끼리 표현형의 차이점은 공유되지 않는 환경으로 인한 것이라 추정된다. 왜냐하면, 동일한 유전자와 동일한 공유환경을 가졌다면, 쌍둥이끼리 관심형질이 같다고 추정되기 때문이다. 그래서, 쌍둥이 집단(클수록 좋다)을 연구해 보면, 일부는 매우 일치하고 일부는 그렇지 않다. 이것은 예를 들어 수리 능력 검사 같은 대상군의 특성 측정에서도 분산이 있음을 의미한다. 일란성(MZ) 쌍둥이와 이란성(DZ) 쌍둥이 사이의 일치의 분산을 비교하면, 우리는 유전 가능성을 추정할 수 있다. 두 집단 사이에 일치율이 같은 경우, 유전 가능성에 대한 기여가 거의 또는 전혀 없으며 환경의 영향이 핵심인 것이다. 일란성 쌍둥이가 이란성 쌍둥이보다 충분히 더 일치하면 유전적 요인의 상당한 기여가 있다고 할 수 있다. 두 쌍둥이 집단 사이의 일치의 분산을 비교하는 통계적 방법을 사용하여, 우리는 유전적 요인, 공통적이고 독특한 환경 요인의 기여도를 각각 추정할 수 있다.

이것은 일반적으로 h^2라 쓰는 유전 가능성 지수가 개인의 표현형이 유전에 얼마나 많이 기인하는지에 대한 추정치가 아니라서, 유전적 요인으로 돌릴 수 있는 쌍둥이 대상군에서는 분산 비율의 추정치라 할 수 있다. 그것은 또한 어떤 유전자가 관련되어 있는지 알려주지 않는다.

앞서 언급된 일부 연구에서 발단자(probands)의 하위 대상군이 선택되었는데, 이는 특히 수학을 잘하지 못하는 아이들과 같은 것이다. 이 접근법은 '드프라이즈 펄커(DeFries-Fulker) 극단분석'이라고 불리는 다른 통계적 방법을 사용했다. 이 방법은 일란성 쌍둥이와 이란성 쌍둥이의 차이점도 살펴보았다. 이 대상군에서는 발단자의 쌍둥이 형제가 전체 대상군의 평균과 더 근사할 거로 예측되었는데, 이를 '평균으로의 회귀'라 한다. 만일 일란성과 이란성 쌍둥이 형제 모두가 같은 양만큼 평균에 회귀하면, 둘 다 같은 환경을 가졌을 것으로 추정되므로 수학 장애의 원인은 환경적인 것으로 추론되고, 이란성 쌍둥이 형제가 일란성 쌍둥이 형제보다 평균에 더 회귀한다면 유전적 효과라는 증거가 된다.

유전 가능성('h^2')을 추정하기 위해 쌍둥이를 대상으로 한 최초의 연구는 이런 종류의 과제의 선구자들인 존 드프라이즈John de Fries와 브루스 페닝턴Bruce Pennington이 이끄는 콜로라도 학습장애연구센터의 팀에 의해 수행되었다. 그들은 일란성 쌍둥이와 이란성 쌍둥이를 각각 한 쌍씩을 선택했다. 선택된 일란성 및 *이란성* 쌍둥이 형제(발단자)는 학교에서 수학 문제가 있었던 경험이 있고, 표준화된 수학 점수는 대조군의 1.5 표준편차보다 낮았으며(대략 하위 6%), 심각한 신경학적, 행동적 및 정서적 문제가 없었고, IQ는 90 이상(즉, 정상 또는 상위 범위)이었다. 그들은 유전의 유의한 영향을 발견했다. 일란성 쌍둥이는 이란성 쌍둥이보다 더 일치했다, 즉 이란성 쌍둥이 형제보다 일란성 쌍둥이 형제가 둘 다 수학 학습장애를 가질 가능성이 더 높았다. 유전 가능성의 추정치는 .38이었다. 완벽하게 유전되면 추정치가 1이므로, 대부분의 분산은 가정 환경 같은 공통적인 환경 요인이나, 개인만의 환경 요인에 기인한다(산수능력에 대한 환경의 영향에 대해서는 제8장 참고). 이 연구로부터 나온 다른 흥미로운 발견은 수학에 대한 유전성이 읽기와 수학 장애 모두를 가진 쌍둥이에서 더 높았다는 것이다(Alarcon et al., 1997). 제9장에서 '공동 이환율' 문제에 대해 더 자세히 다룰 것이다.

보다 최근의 연구는 다른 접근방식을 취했다. 난산증이나 수학적 학습장애를 가진 발단자를 미리 찾아내는 대신, 영국의 대규모 쌍둥이 데이터베이스에서 쌍둥이 초기 발달 연구의 참가자를 이용해서 7세인 일란성 쌍둥이 1,500쌍과 동성의 이란성 쌍둥이 1,375쌍의 대규모 표본을 대상으로 실험했다. 수학적 능력은 영국 국가 교육과정 주요 1단계 기준에 기반해, 교사에 의해 평가되었다. 읽기 및 일반적인 인지 능력은 표준화된 검사집을 사용하여 평가했다. 그들은 유전적 변이의 약 30%가 수학에만 특정함을 발견했다.

골드스미스 런던대학교의 율리아 코바스Yulia Kovas팀의 두 번째 연구는 웹 기반 수학 및 읽기 검사집을 사용해서, 쌍둥이 조기 발달 연구 프로젝트에 속한 2,596쌍의 10세 쌍둥이들을 검사했다. 여기에서 Alarcon 등(1997)과 함께, 그들은 특히 수학을 잘하지 못하는 아동의 하위 대상군(가장 낮은 15%)을 골랐다. 이를 위해서 다른 통계 분석 방법이 필요했다(DeFries-Fulker 극단분석, Box 7.1 참고)(Kovas et al., 2007). 그들은 다음과 같이 결론 내렸다.

> 읽기 및 수학 장애는 모두 중간 수준의 유전 가능성이 있으며(각각 47% 및 43%), 그저 약간의 환경 영향(16% 및 20%)을 보여준다…. (그러나) 읽기 장애와 수학 장애의 유전적 상관관계는 .67로, 그들이 공통의 유전적 요소에 의해 크게 영향받고 있음을 시사한다.
>
> (p. 914)

그 연구에서는 수행이 교육(정규 및 비정규)에 크게 의존하는 것으로 보이는 표준화된 수학 및 읽기 검사를 사용했다. 그러므로 읽기 학습에 영향을 미치는 요인이 산수 학습에도 영향을 미친다는 점은 아마도 놀라운 것은 아니다. 여기에 수 감각검사 같은 핵심 역량에 대한 검사는 없었다.

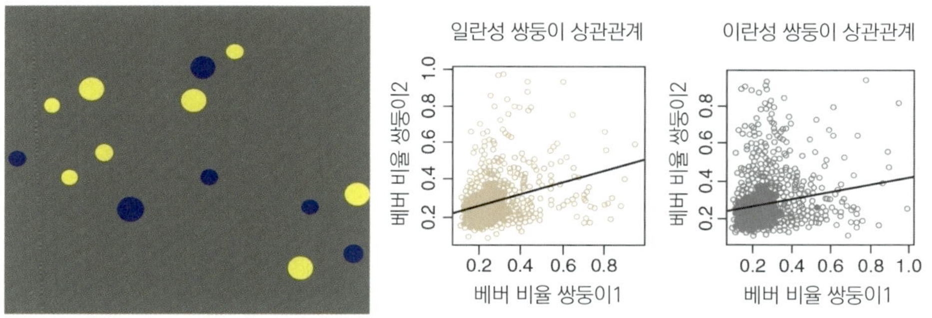

[그림 7.1] 쌍둥이에게서 수 감각 검사

검사 자극은 왼쪽 부분에 있는데, 과제는 파란 점이 더 많은지, 노란 점이 더 많은지를 말하는 것이다. 중간 부분은 각각의 일란성 쌍둥이의 베버 분수 연관을 보여주고 있고, 오른쪽 부분은 각각의 이란성 쌍둥이의 베버 분수 연관을 보여준다. 연관은 약하지만 일란성 쌍둥이들이 이란성 쌍둥이보다는 더 유사한 거로 보아, 수 감각의 유전 가능성을 시사한다.

Tosto et al., 2014.

그러나 그 팀은 수 감각의 유전 가능성에 초점을 둔 연구를 최근 수행한 바 있다. 그들은 쌍둥이 조기 발달 연구 프로젝트에 속한 4,518명의 쌍둥이(2,259쌍)를 검사했다. 이 쌍둥이들은 836쌍의 일란성 쌍둥이, 733쌍의 이란성 쌍둥이(동성), 689쌍의 쌍둥이(이성)이었으며, 평균 연령은 16.6세였다(Tosto et al., 2014). 수 감각 검사는 제2장에서의 [그림 2.3a]에서 사용된 것과 동일하다. 여기서의 과제는 파란색 점이 더 많은지, 노란색 점이 더 많은지를 말하는 것이다. 당신은 '거리효과'[파란 점과 노란 점의 수의 비례적 차이(거리)가 커질수록 정답을 말하기 쉬움]를 기억할 것이다. 우리가 제2장에서 본 것처럼 개인차가 있었다. 예를 들어 어떤 이들은 20%의 차이를 구별해내는 반면, 다른 사람들은 40%의 차이가 있어야 확실하게 정답을 말할 수 있다. 그 비례적인 차이는 이 효과를 발견한 독일 과학자의 이름을 따서 '베버 분수'라고 부른다.

그들은 수 감각에 대해서는 비공유환경 요인이 가장 강했고, 유전 가능성은 좀 약한 수준임을 발견했다([그림 7.1] 참고).

쌍둥이 조기 발달 연구 프로젝트에 속한 4,000쌍의 쌍둥이가 12살이 되었을 때, 추가 조사가 다시 수행되었다. 읽기와 수학에서 최하위 15%에 대해 언어 및 일반적인 인지 능력(IQ) 검사를 다시 했다. 수학 능력은 물론 읽기, 언어 및 IQ에 대해 상당한 유전적 영향이 있음이 다시 한번 밝혀졌다(Haworth et al., 2009).

그러나 이 연구의 저자들은 이러한 모든 측정치 간에 매우 높은 상관관계가 있음을 강조했다. 그리고 이러한 상관관계 이면에는 인지적 능력과 장애의 모든 측면에 영향을 미치는 '만능 유전자'가 있을 가능성을 제안했다. 그들은 비공유환경이 '전문가처럼 기능'한다고 덧붙였는데, 이는 예를 들어 읽기에서는 아니지만, 수학에서는 젬병이 되도록 기여할 수 있다. 이와 대조적으로, 공유환경은 모든 측정치에 영향을 미친다.

그들은 거의 같은 쌍둥이 집단을 8세, 10세, 12세 때에 검사했기 때문에, '연속성은 유전적이며 변화는 환경적'이라고 추론할 수 있었다. 종단 분석에 따르면, 연령 안정성은 주로 유전적으로 매개되는 반면, 환경은 연령에 따른 변화에 기여한다(Kovas et al., 2007, p. 1). 낮은 달성률의 샘플은 하위 15%라는 점을 기억하라. 난산증 유병률의 추정치는 3.5%~5%이다(제3장 참고). 이 표본에는 난산증뿐 아니라 다른 많은 이유로 수학을 잘하지 못하는 학생도 포함된다는 뜻이다. [그림 7.1]에 제시된 증거는 수 감각이 약한 정도로 유전될 수 있음을 시사한다. 그러나 제3장에서 논의한 것처럼, 여기에 사용된 검사는 산수 학습의 기초가 되는 핵심 능력을 식별하는 최선의 방법이 아닐 수 있다.

전반적으로 쌍둥이 연구들로부터 내린 결론은 다음과 같다.

- 표준화된 수학 시험에서 거둔 학교 성적에 대해서 중요한 유전적 효과가 있지만, 일반적 인지능력과 관련 있을 뿐 아니라 언어와 읽기 측정에서 학교 성적에 영향을 미치는 일반적 유전 효과도 있다.
- 모든 분야에서 학교성취도는 공유된 환경의 영향을 받는다(영역-일반적 인지능력의 효과에 관해서는 제5장, 가정 및 학교 요인에 대해서는 제8장 참고).
- 읽기가 아닌 수학에 대한 학교 성적은 비공유환경의 영향을 받는다.

성별

개인 간의 가장 명백한 유전적 차이는 성별이며 성 염색체에 의해 결정된다. 인간은 한 쌍의 성 염색체를 가지고 있는데 여성의 경우 성 염색체 쌍은 XX인데 여기서 X는 여성 염색체이다. 하나의 X는 어머니로부터, 하나는 X는 아버지로부터 물려받는다. 남성의 경우 성 염색체 쌍은 XY이며, Y는 아버지에게서 물려받았다. 인간은 또한 22 쌍의 상염색체를 가지고 있으며, 성 관련 특성을 제외한 모든 특성의 유전을 제어한다.

이제 수학 능력과 성별과의 관련에 대해 다음과 같은 질문을 할 수 있다.

- 남성이 여성보다 수학에서 더 낫거나 더 나쁜가?
- 수학 능력이 최상인 사람은 여성보다 남성이 더 많은가?
- 난산증을 가진 사람은 여성보다 남성이 더 많은가?

남성이 여성보다 잘 하는가?

제2차 세계 대전 이전에 영국에서는 남학생이 여학생보다 수학을 훨씬 잘했었다. 이것은 우려 대상이 되어, 왕실위원회를 포함한 여러 보고서가 나오기도 했다. 많은 이유가 있었지만, 아마도 가장 중요한 것은 여학생들이 여학교에서 여교사들에게 가르침을 받았다는 점일 것이다. 그들 중 대학에 간 사람은 드물었고, 대학 수준의 수학을 한 사람은 더 드물었다. 내가 학교에 다닐 때인 1950년대와 1960년대에는 중등학교, 특히 '문법'학교[10]나 고등학교는 일반적으로 단일 성별의 학교였다. 노동당 정부에 의해 남녀가 혼합된 통합학교가 도입되면서, 모든 아동을 같은 선생님이 가르치게 되었고, 여학생들은 결국 남학생들과 마찬가지로 수학도 잘하게 되었다. 최근의 학교 시험 리뷰를 통해 이 사실을 알 수 있다.

> 미국 또는 영국의 고등학교 수학시험에서, 남성이라서 가지는 이점에 대한 증거는 거의 없다. 미국의 2학년(7~8세)과 11학년(16~17세) 사이의 모든 학년에서, 남학생과 여학생의 수학성적의 사이에서는 '사소한 차이'만이 발견된다…. 1990년대가 되어서야, 여학생들이 고등학교 말에 더 높은 평균 학점(수학과 과학을 합쳐서)을 받게 된다. 마찬가지로 영국 교육기술부의 성별 및 교육에 대한 보고서(2006)는 GSCE에서 A★[11]~C 등급을 취득한 학생 중에 *여자가 더 많다는 점*을 강조하는데, 이 패턴은 1991년 이전의 미국에서 남자가 여자보다 잘하던 패턴에서 변화된 것이다.
>
> (Bramley et al., 2015, p. 3)

10) 영국에서 11세 이상의 아동을 대상으로 시험을 통해 선별한 아동으로 구성한 주립 중등학교이다(역자 주).
11) GCSEgrade 시스템의 성적 시스템 표기 방법 중 하나로 상위 90~100%를 의미(역자 주).

이제는 거의 모든 다른 과목에서 여학생들이 남학생들보다 시험을 훨씬 잘 본다는 사실을 주목할 가치가 있다.

성별 관련 효과가 있는지를 조사하는 또 다른 방법은 다른 나라의 수학 능력과 비교하거나 다른 교육시스템의 수학 능력과 비교하는 것이다. 그러면 성별의 차이가 문화(여학생보다 남학생에게 수학이 더 중요하다는 교사와 부모의 생각)와 다른 환경적 요인에서 기인했는지 평가할 수 있다.

각 나라의 남녀 학생에게 같은 시험지가 주어지는 대규모 국제 조사가 두 개 있다. 그중 더 잘 알려진 것은 OECD의 부서에서 시행하는 PISA(이탈리아의 도시가 아니라 Programme for International Student Assessment의 약자)조사이다. 가장 최근의 조사 결과는 다음과 같이 요약된다.

> 여학생은 남학생에 비해 수학에서 성적이 저조하다. PISA 2012에 참여한 65개 국가와 경제권 중 38개국이 그러했고, OECD 안에서는 여학생이 남학생보다 평균 11점 더 낮았다. 그러나 평균 15세의 남녀 학생의 이러한 성별 격차는 가장 유능한 학생들과 가장 저조한 학생들 사이에서 훨씬 더 벌어진다. 대부분의 국가에서, 가장 유능한 여학생은 가장 유능한 남학생보다 수학 실력이 뒤처져있었다.
>
> (www.oecd.org/pisa/keyfindings/pisa-2012-results-overview.pdf)

어떤 국가에서는 남학생이 더 낫지만, 다른 나라에서는 그렇지 않았다. 사실, 5개국에서, 여학생은 남학생을 훨씬 능가했다.

두 번째 국제 연구는 TIMSS(국제 수학 및 과학 동향 연구)라고 한다. PISA와 마찬가지로, TIMSS는 대표적 표본(63개국에서 600,000명 이상)을 선정한다. 그러나 15세를 고른 PISA와는 달리, 4학년과 8학년, 두 연령 집단을 골랐다.

결과를 요약하면 다음과 같이 성별 효과가 있거나 없거나이다.

> 국가별 평균 수학 성취도를 보면, 남학생과 여학생 사이에 성취 차이가 거의 없었다(국제 평균: 490 vs. 491). 4학년에서 보면, 50개국 중에서 26개국에서 수학성적의 유의한 성별 차이가 없었다. 나머지 24개국 중 20개국은 남자가 조금 잘했으며, 4개국은 비교적 큰 차이로 여학생이 크게 잘했다(카타르, 태국, 오만, 쿠웨이트).

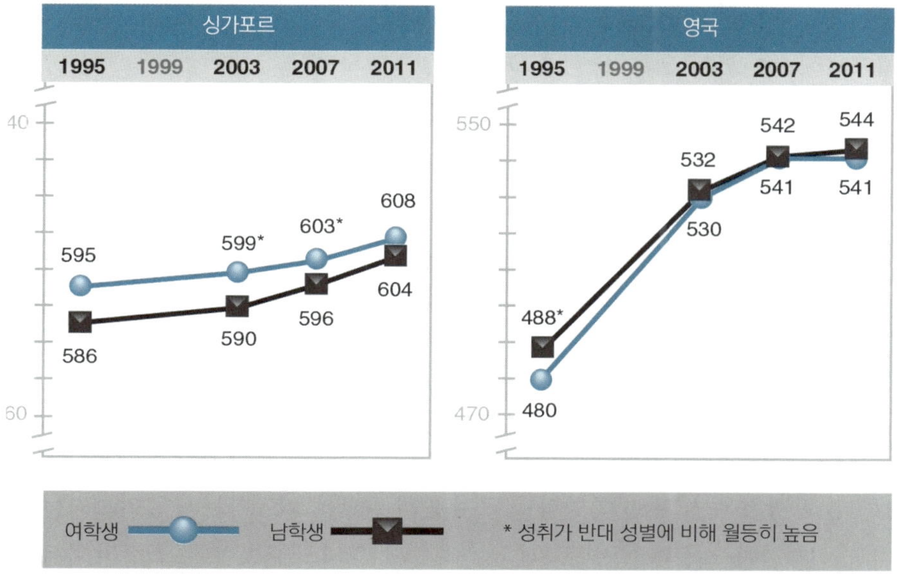

[그림 7.2] TIMSS에서 조사한 두 나라 학생들의 평균 수행 변화

전반적으로 각 나라에서 남녀 학생의 향상도는 같았다. 싱가포르의 여학생은 2003년과 2007년에 남학생보다 훨씬 잘했다.

Mullis et al., 2012.

성별 효과에 대해 생각하는 또 다른 방법은 개선 사항을 포함한 교육시스템의 변화가 남학생과 여학생에게 같은 영향을 미치는가이다. TIMSS는 그것을 보여준다. [그림 7.2]를 참고하라.

요약하자면, 남성과 여성은 비슷한 교육에 노출되기만 하면, 기본적으로 차이가 없다는 것이다.

수학 실력이 가장 높은 경우는 여성보다 남성이 더 많을까?

PISA 연구는 다음과 같은 것을 발견했다.

> 추진력, 동기부여 및 자아 신념의 성별 격차는 특히 걱정스럽다. 왜냐하면, 학생들이 최고 수준의 성취를 이루는 데는 이러한 요소가 필수적이기 때문이다. 그리고 추진력, 동기부여, 수학 관련 자

> 기신념과 수학 실력의 관련성은 수학 실력의 최상위권에서 특히 높다. 여학생들이 자신이 최고 수준까지 해낼 수 있다고 믿지 않는다면, 그들은 그렇게 할 수 없다.

사실, 많은 연구 결과에 따르면, 최고의 능력 범위에는 남학생이 압도적으로 많다.

> 여학생이 학교 성적에서 우위를 점하고 있음에도 불구하고, 미국 남학생들은 미국 대학에 가기 위해 치러지는 SAT 및 ACT의 수학 시험과 같은 결정적 시험에서 더 나은 성과를 내는 지속적인 추세를 보여준다.
>
> (Bramley et al., 2015)

또 다른 연구 방향은 성 관련 특성이 최고 수준의 수행에 기여하는지 알아보려는 것이다. 미국 심리학자 캐롤라인 벤보우Caroline Benbow와 그녀의 동료들은 최상위 수준에서 12~13세 남학생들은 여학생과 비교해서 SAT-V(Verbal 부문)에서는 비슷했지만, SAT-MScholastic Aptitude Test-Mathematics은 더 잘 본다는 점을 발견했다(Benbow, 1988, 검토). 벤보우는 성별 차이는 태도, 자신감이나 가르침과 관련된 '환경적' 가설의 관점에서 설명할 수 없다고 주장했다. 그녀는 오히려 생물학적 남녀 차이도 원인으로 생각해야 한다고 주장하며, 특히 여성의 뇌는 인지 과제를 할 때 남성 뇌에 비해 양측 뇌를 모두 동원하는 경향이 있다(아래 참고).

그러나 계산 전문가들의 뇌 시스템에 관한 연구는 거의 없었다. 벤보우Benbow, 오보일O'Boyle과 동료(예: Alexander et al., 1996; O'Boyle et al., 1995; O'Boyle et al., 1994; Singh & O'Boyle, 2004)는 성별과 뇌 조직에 특히 주목하면서, 수학적 영재 아동 및 청소년을 조사했다. 그들은 일련의 과제에서, 대체로 우반구가 더 많이 관여한다는 것을 발견했다. 흥미롭게도 수학적 과제 자체는 연구되지 않았다.

SAT-M 성적에서 나타나는 남학생과 여학생의 차이는 남학생 점수의 더 큰 분산으로부터 나오는 것으로 보인다. 이는 여학생의 평균 점수가 남학생보다 높거나 비슷할 때도, 최상위권에서는 일정한 차이를 만든다. 그러나 남학생 점수의 큰 분산의 차이는 보편적이지 않은 것 같다. 일부 나라에서는 수학 성적 최상위권에 여학생이 남학생보다 많았고, TIMSS를 포함한 많은 경우에는 분산의 차이가 발견되지 않았다. 어쨌든 남학생 성적이 수학에서뿐만 아니라 모든 과목에서 큰 분산을 보인다는 사실에 관해 여전히 설명이 더 필요하다. 최상위권뿐 아니라 최하위권에서도 많은 남학생들이 있다.

그럼에도 불구하고 평균을 보면, 영국의 여학생들은 모든 연령대, 모든 과목에서 남학생들을 쉽게 능가한다. 여기에는 한 가지 예외가 있다. 그것은 수학이다. 앞서 언급했듯이, 수학에서 여학생은 남학생을 간신히 능가할 뿐이다.

여성보다 남성에게 난산증이 더 많을까?

하바나Havana의 아동 11,500명을 대상으로 한 우리의 연구에서, 난산증은 나이에 비해 매우 형편없는 산수 실력과 수 감각의 핵심 결함으로 정의되었다(제4장 참고). 산수만 잘하지 못하는 학생들에게서는 성별 효과가 없었지만, 난산증에 대해서는 크고 의미 있는 성별 효과가 있었는데, 남자 2.4명당 여자 1명의 비율이었다.

유전적 이상

나는 유전학의 영향을 찾는 또 다른 방법으로서, 핵심 결함을 보여주는 상태들에 대해 고려해보는 것부터 시작하였다. 많은 유전적 상태에서 수학 장애와 핵심 결함이 관찰되었다.

- 터너증후군[TS](Braundet et al., 2004)
- 뇌성마비[CP](Arp & Fagard, 2005; Arp et al., 2006)
- 연구개심장안면증후군Velocardiofacial syndrome[VCFS(염색체 22q11.2 삭제 증후군 또는 DS22q11.2라고도 함)](De Smedt et al., 2007)
- 취약 X 증후군[FXS](Mazzocco & McCloskey, 2005)
- 윌리엄스 증후군[WS](Paterson et al., 2006)

나는 실제로는 유전될 수 없는 하나의 상태, 이름하여 터너증후군[TS]으로 시작하고 싶었다. 이 상태는 2,000명의 신생아 중 1명에게서 발생한다. 이것은 산발성으로 두 개의 X 염색체 중 하나가 부분적으로 또는 모두 없는 상태이기 때문에, 여성에게만 발생하며 그 결과로 불임이 된다. 45X 핵형45X karyotype, 즉 하나의 X 염색체가 부족한 여성들을 대상으로 상당히 광범위한 연구가 시행되었다. 목록에 나온 다른 상태와 달리, 터너증후군 여성은 보통 인지적으로 산수만 빼면 정상이다.

예를 들어, 45X 터너증후군 성인에 관한 한 연구에서, 그들의 수 세기는 정상이었고 짝짓기 된 대조군만큼 점 계수, 단순한 더하기, 빼기, 나누기는 *정확했다*. 그러나 그들은 모든 과제에서 상당히 *느렸다*(Bruandet et al., 2004).

마찬가지로 17세에서 27세 사이의 45X 터너증후군 여성 7명을 대상으로 한 연구에서, 덧셈, 뺄셈 및 곱셈이 더 느리다는 것을 발견했다. 또한, 점 계수 같은 핵심 수 감각 테스트에서 훨씬 느렸다. 그러나 그들은 모든 것에서 느리지 않았다. 간단한 반응시간 테스트에서 완전히 정상이었다. 다시 말해, 그들은 오직 수에 관해서만 더 느렸고, 7명 중 3명이 공식 수학 시험도 통과했다. 실제로 우리 연구에 참여한 7명 중 3명은 중등교육자격시험[GCSE](16년)에서 A를 취득했고, 한 명은 과학 교사로서 고급 수학시험을 통과했다(Butterworth et al., 1999).

조산 및 초저체중아

취약한 미숙아[VP](임신 32주 미만) 또는 극심하게 취약한 미숙아[EP](26주 미만) 또는 초저체중아[VLBW](1,500g 미만)는 학교에서, 특히 수학에서 잘하지 못해낼 가능성이 높다(Isaacs et al., 2001). 이에 대한 리뷰를 위해서는 종설 논문(Simms et al., 2013a)을 참고하라. 다양한 연령대에서 광범위한 표준 수학 평가법을 이용해서 다양한 VP, EP 및 VLBW 아이들을 평가했다. 이 아이들은 IQ 테스트로 측정한 영역-일반적 인지 능력이 좋지 않은 경우도 종종 있었지만, 수학의 어려움은 낮은 IQ로 설명되지 않았다(Simms et al., 2013a).

여기에는 영역-특정적 결함이 있는 것으로 보였다. 레스터대학 팀은 [그림 2.1]에 나오는 것과 유사한 수량 비교 과제와 [그림 2.6]과 유사한 수 직선 과제를 사용했다. 그들은 이 아이들이 이러한 과제를 더 형편없이 수행했으며, 그 과제들의 수행이 표준화 수학 과제에서의 수행을 예측했다, 그러나, 영역-일반적 기술의 개인차도 중요했다. 사실 일반 인구에게서 더 그렇다. Simms 등(2013a)은 "조산과 관련된 수학의 어려움은 영역-특정적 요소와 영역-일반적 요소의 복잡한 상호작용의 결과일 가능성이 높다"라고 결론 내렸다(Simms et al., 2013b p. 460).

엘리자베스 아이작스Elizabeth Isaacs와 앨런 루카스Alan Lucas가 이끄는 UCL 아동 건강 연구소의 팀은 초저체중이 현재 우리가 기초적인 수리 처리를 담당한다고 믿고 있는 두정엽(Isaacs et al., 2001)에서 회백질 감소와 관련이 있음을 보여주었다(Castelli et al., 2006)(제6장 참고).

그러나 초저체중의 이유와 결과는 복잡하다. 종종 호흡기 질환, 저혈당증, 자궁 내의 영양 변수 및 생후 첫 몇 달간의 영양 변수와 같은 의학적 합병증이 영향을 미치기 때문이다(Isaacs et al., 2001).

태아알코올증후군

FAS 진단은 일반적으로 다음 세 가지 기준을 기반으로 한다.

> (1) 조산으로 인한 키 또는 체중 성장 결핍. (2) 특징적인 얼굴 모양을 포함하는 특정 소기형小畸形들의 패턴. (3) 중추 신경계의 기능 장애, 소두증, 발달 지연, 과잉 행동, 주의력 결핍, 학습장애, 지적장애 등…. 환자는 자궁에서 알코올에 심하게 노출되고 FAS의 전형적인 특징 일부를 가졌을 때(전부는 아니지만), 태아알코올효과[FAE]를 가져올 수 있다고 종종 기술되기도 한다.
>
> (Kopera-Frye et al., 1996)

영국 정부 조사에 따르면, "태아 발달 기간 사이에 알코올 노출 방지가 특히 중요하다. '태아알코올증후군'은 현재 가장 널리 알려진 지적장애의 환경적 원인이기 때문이다. 1,000명당 1~7명에게 영향을 미친다"(Kirkwood et al., 2010)라고 한다.

이 조사는 또한 "결함이 어느 정도까지 산전 알코올 노출로 인해 발생한 것인지에 대해서는 논쟁이 지속되어왔다. 술을 계속 마시는 중독된 어머니들에 의해 종종 제공되는 소홀하거나 자극 없는 환경의 영향일 수도 있다"라고 지적한다. 산모 알코올 섭취의 영향은 임신 시기에 따라 크게 다를 수 있고, 얼마나 마셨느냐에 따라 다를 수 있다. 따라서 FAS는 때때로 '태아알코올스펙트럼장애[FASD]'라고도 불린다(예: Mattson et al., 2011).

산모 알코올 섭취의 인지적 결과에는 일반 지능 저하, 실행 기능 및 문제 해결력 저하, 약한 반응 억제력, 작업기억력 및 장기기억력 감소, 언어장애, 시공간 능력 및 운동 능력 저하 그리고 집중력 저하가 있다(Mattson et al., 2011). 그러므로 수학에서의 특정한 결함, 특히 핵심 결함을 식별해내는 것은 어려운 일이다. 그러나 최근 종설 논문은 다음과 같이 표현한다. "수학은 특정한 약점 영역으로 떠올랐다…. 알코올에 노출된 아동은 대조군보다 지속적으로 전반적인 수학 성취도가 낮다"(Mattson et al., 2011).

Dehaene과 동료들의 연구에 따르면, 29명의 FAS 또는 태아알코올효과를 가진 환자에게서 계산 및 어림에 명백한 결함이 있음을 보여주었다. 숫자를 읽거나 두 숫자 중 더 큰 것을 선택하는 것과 같은 다른 숫자 과제는 정상 수행 범위 안이었다. 계산은 우리가 제6장에서 본 것처럼, 두정엽뿐 아니라 전두엽도 관여함이 현재 알려져 있다. 어림 검사는 전두엽 기능을 평가하기 위해 특별히 설계된 테스트를 기반으로 한다(Shallice & Evans, 1978). 여기에서는 정확한 답을 알 수 없을 것 같으며 필요 사항도 아니다. 오히려 그것은 '허용 범위' 안에 있기만 하면 된다. 여기에는 다양한 근거로부터 추론이 필요하다. 보통 사람의 척추 길이(허용 범위: 약 61cm~122cm, 환자 범위: 30cm~732cm)는 얼마입니까? 생선을 요리하는 데 시간(7~30분, 2.5분~5시간)이 얼마나 걸리나요? 경주마는 얼마나 빨리(10~50mph; 3~2,000mph) 질주합니까? 따라서, 이러한 FAS 환자는 핵심 결함을 가지고 있는 것으로 보이지 않고, 대신 영역-일반적인 인지능력의 어려움의 결과로 열악한 산수 능력을 가지게 된 것으로 보인다.

FAS 환자의 두뇌에는 어떤 문제가 있을까? "최신 신경 영상연구는 신경심리학적 발견을 뒷받침하고, FAS는 좌우 두정엽 및 내측 전두이랑처럼 같은 수학적 정보처리에 중요한 것으로 생각되는 지역의 이상을 보여준다"(Mattson et al., 2011).

회백질, 백질용적 모두 FAS의 인지 기능과 긴밀한 관련이 있지만, 정상발달아의 경우에는 그렇지 않다(Gautam et al., 2014).

전반적으로 FAS의 효과는 진짜 난산증, 즉 제4장에 기록된 핵심 결함으로 인해 발생하는 유형보다는 제5장에서 설명된 낮은 수리력 및 수학적 성취도를 발생시키는 것으로 보인다.

거스트만증후군: 손가락의 역할

손가락과 산수 간의 밀접한 연관성은 예전부터 잘 알려져 있었다. 예를 들어, 연구자들은 미취학 아동(Fuson, 1988; Gelman & Gallistel, 2004) 및 초등학교 1학년들이 계산할 때 손가락을 사용한다는 사실을 보고했다(Reeve et al., 준비 중). 게리Geary, 호오드Hoard, 버드크레이븐Byrd-Craven, 캐서린 디소토Catherine DeSoto(2004)는 미국 유치원생들이 합이 11 미만이면 덧셈에서 29%, 합이 10 초과이면 76%에서 손가락을 사용한다는 사실을 발견했다. 1, 2학년 때, 그들은 여전히 시도 당 35% 정도에서 손가락을 사용하고 있었다. 이 패턴은 보편적이지 않은데, 같은 나이의 중국 아이들은 손가락을 전혀 사용하지 않았다(Geary et al., 1996). Geary 등은 "수 세기할 때 손가락을 사용하는 것은 아동이 더하고 있는 수를 수 세기 하는 동안 정신적으로 하는 대신 물리적으로 잊어버리지 않게 해서 작업기억력을 보조하는 것으로 보인다"라고 보고했다.

손가락 실인증은 아이가 자신의 손가락을 정신적으로 표상하는 데 어려움이 있는 것이다. 따라서 그들은 보지 않고서는 자신의 어느 손가락이 만져졌는지 정확히 보고하는 데 어려움이 있다([그림 7.3] 참고). 이것은 저조한 초기 수리 능력과 관련이 있다(Fayol et al., 1998; Reeve & Humberstone, 2011). 더군다나, 아이들이 자신들의 손가락을 더 정확하게 표상하도록 훈련시키면 산수 능력의 발달을 도울 수 있다. 그러므로 손가락 표상과 산수 사이에는 일종의 인과 관계가 있는 것으로 보인다(Bafalluy & Noël, 2008).

오스트리아의 신경학자인 조셉 거스트만Josef Gerstmann은 수, 공간 및 신체 사이의 관계에 대해 잘 알았고, 그의 환자들에게서 하나의 장애가 종종 다음의 장애와 함께 발생함을 관찰하였다. 현재 거스트만증후군으로 알려진 상태는 네 개의 장애의 조합인데, 둘은 기호체계(난산증 및 난서증)와 관련되고 나머지 둘은 신체 표상(좌우 혼동 및 손가락 실인증)과 관련된다. 거스트만 자신은 이 증후군의 핵심에는 좌우 혼동, 특히 손가락 실인증에서 드러나는 손상된 '신체 도식'이라 생각했는데, 이는 매우 섬세한 표상이 요구되기 때문이다. 그는 이 증후군을 *왼쪽 두정엽*의 손상과 관련시켰는데, 후속 연구에서 이것이 확인되었다(Rusconi et al., 2009; Rusconi et al., 2005).

1960년대 초, 런던 국립 신경과병원의 과학자들은 4개의 증상을 모두 가졌지만 신경학적 손상은 찾아낼 수 없었던 최초의 발달성 증례를 보고했다(Kinsbourne &

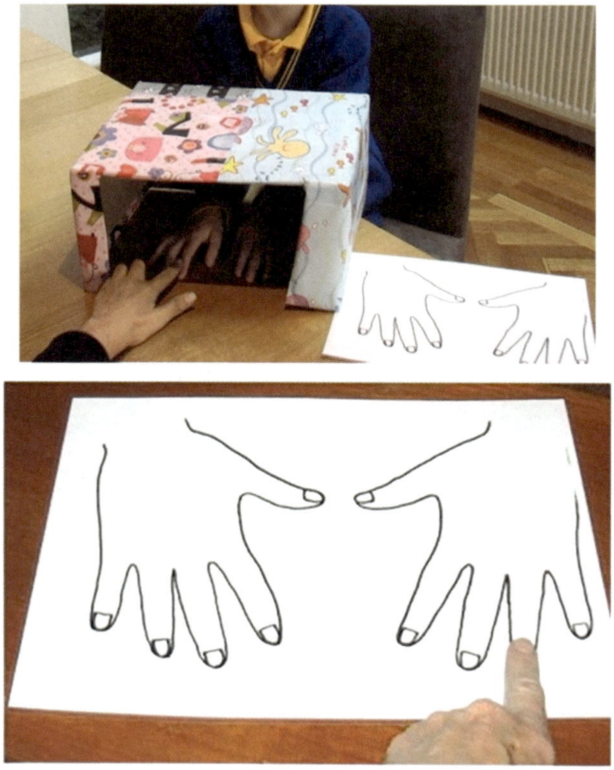

[그림 7.3] 손가락 실인증 검사에 사용되는 방법

아이의 한 손가락을 만지면, 만져진 손가락이 어딘지 손가락 그림에서 보고하도록 한다(Reeve & Humberstone, 2011). 다른 방법으로는 만져진 손가락을, "오른쪽 검지요" 같은 식으로 말하게 하는 다른 방법도 있다.

(Kinsbourne & Warrington, 1963)

Warrington, 1963). 후속 연구에서, 신경학적 이상과 동반된 인지 증상을 가진 증례 4건이 보고되었다. 그러나 대부분의 경우에는 신경학적 징후와 인지 장애가 없었다. 원인이 되는 유전적 요인도 없었던 것으로 보인다.

따라서 거스트만의 제안 덕분에 신체, 특히 손가락('체화된 인지')과 산수적 발달의 관계에 대한 상당한 관심이 주어졌긴 하지만, 아직도 이 증후군의 원인은 수수께끼이다.

후천성 실산증

수를 아는 문화numerate culture에서 전형적으로 발달한 성인은 많은 부분에서 교육적 기회가 가져다주는 폭넓은 분야의 수학적 능력을 획득할 것이다. 우리는 유능한 성인(심지어 매우 유능하다고 할지라도)이라도, 덜 유능한 사람과 동일한 전두-두정 신경망을 사용한다는 사실을 알고 있다. 전문가급 수학자들은 비수학자보다 좌측 두정엽에서 회백질 밀도가 더 높으며, 이러한 밀도의 증가는 대학 수준의 수학 수련을 해 온 햇수와 관련이 있다는 몇 가지 증거가 있다(Aydin et al., 2007). 또 계산이 뛰어난 사람들은 복잡한 계산에 필요한 더 큰 작업기억력의 부하를 지원하기 위해 추가적인 신경 자원을 동원한다는 증거도 있다(Pesenti, 2005; Pesenti et al., 1999; Pesenti et al., 2001). 물론 뛰어난 수학자나 계산 전문가들은 다른 사람보다 수학을 훨씬 많이 알고 있으며, 이것은 뇌 어딘가에 저장되어야 한다.

현재 후천성 실산증acquired acalculia을 '*후천성*'이라고 부르는 이유는 정상적으로 발달한 신경망이 외상성 뇌 손상, 뇌에 영향을 미치는 심혈관 질환(뇌졸중), 뇌종양 그리고 치매 같은 뇌에 영향을 미치는 다양한 질병 때문에, 손상이 나중에 획득되었기 때문이다. 실산증이란 용어는 성인 신경심리학에서, 난산증은 발달 문헌에서 매우 자주 사용되는 용어이다.

후천성 실산증은 두 가지 면에서 발달성 난산증과 같다.

- 이것은 완전히 선택적일 수 있다. 다시 말해, 환자의 다른 인지 기능은 완전히 정상이며 사실상 온전할 수 있다. 예를 들면, 정상적인 추론 능력, 지능, 기억력, 상징능력을 가진 환자에게서 심각한 실산증이 발견될 수 있다. 그들은 4 이상의 수를 다룰 수 없고, 실제로 4 이하의 수도 비정상적으로 다룬다(Cipolotti et al., 1991). 우리는 또한 반대 패턴의 환자(계산능력은 괜찮지만 심각한 기억 장애와 언어장애가 있는)를 찾을 수 있다 (Cappelletti et al., 2001).
- 반면에, 난산증이 다른 인지 결핍과 함께 발생할 수 있는 것처럼, 특히 퇴생성 질환의 경우 다른 인지 장애와 함께 나타날 수 있다(Cappelletti et al., 2012; Semenza et al., 2014).

그러나 한 가지 중요한 차이점이 있다. 난산증에서 수 모듈의 핵심 결함은 점 계수 검사나 수량 비교 검사 같은 수 감각의 검사를 사용하여 쉽게 식별된다(제4장 참고). 이 결함은 수 시스템이 정상적으로 발달하는 것을 방해한다. 후천성 실산증의 경우, 수 시스템은 보통 정상적으로 발전했으며 핵심 결함이 없고 복잡하다. 런던 골드스미스대학의 나의 동료 신경심리학자 마리넬라 카페레티Marinella Cappelletti의 종설 논문은 '정상' 수 시스템의 기본 구성요소를 다음과 같이 열거한다.

- 상징적 수량을 담당하는 수 의미 체계(수 이름과 숫자), 비상직적인 수량(물체 집합의 수량), 산수 개념 지식(예를 들어 산수 법칙), 백과사전적 수 지식(Levis 501, 2001 Space Odyssey, 역사적인 날짜, TV 채널, 전화번호 등).
- 수 세기, 숫자 읽기, 쓰기, 연산 구구, 인출, 계산 같은 *절차*.

카페레티Cappelletti는 이 종설에서, 이러한 각 구성요소가 뇌 손상에 의해 선택적으로 영향을 받을 수 있음을 보여주었다. 누군가는 곱셈구구를 인출하고 답할 수 있지만, a×b가 b×a와 같다는 것을 이해하지 못한다(아래 환자 JG 참고). 그들은 곱할 수 있지만 더할 수 없을 수도 있고, 더할 수 있지만 곱할 수 없을 수도 있다. 또 숫자를 읽을 수 있지만 쓸 수는 없을 수도 있고, 숫자를 쓸 수는 있으나 읽을 수는 없는 경우도 있다. 또 숫자를 읽고 계산 문제를 풀고 답을 적을 수는 있지만, 그 숫자를 소리 내어 읽거나 받아 적을 수 없는 경우도 있다(Cipolotti & Butterworth, 1995). 이러한 현상에 대한 체계적인 리뷰를 위해 카페레티Cappelletti(2015) 및 치폴로티Cipolotti와 반 하스캄프van Harskamp(2001)를 참고하라.

이러한 해리가 보여주는 것은 수를 아는 사회numerate society에서 성인의 수 체계는 '모듈' 방식임을 보여준다. 다시 말해 그것은 비교적 독립적인 구성요소로 구성되어 있는데, 이들 각각은 선택적으로 보존되거나 손상될 수 있다. 이것은 네 가지 사칙연산 각각에 대해, 약간씩 다른 활성화 패턴을 보여주는 신경 영상연구에 의해 뒷받침된다(Arsalidou & Taylor, 2011), 제6장을 참고하라.

이것은 이러한 환자에 대한 평가가 발달성 난산증 학생에 대한 평가와 달라야 함을 의미한다. 각 유형의 지식과 절차마다 별도로 평가해야 한다. 다행히 일상의 수 활동

〈표 7.1〉 환자 JG가 산수 법칙을 적용하여 문제를 풀려는 시도들

예를 들어, 그녀에게 13+9=22를 제시한 다음 9+13을 풀도록 요청했다.

연산 원리 과제	J.G. 정반응 개수	통제집단 % 정반응 확률	주어진 문제	모르는 문제
덧셈				
교환성	1/3	93.3%	13+9=22	9+13=?
a+1 원리	0/3	100%	13+9=22	14+9=?
a-1 원리	0/3	100%	13+9=22	12+9=?
10a+10b 원리	0/3	93.3%	13+9=22	130+90=?
덧셈/뺄셈 역 원리	0/3	86.7%	13+9=22	22-9=?
곱셈				
교환성	0/3	100%	12×4=48	4×12=?
반복하여 더하기	0/3	100%	12×4=48	12+12+12+12=?
10a×10b 원리	0/3	46.7%	12×4=48	120×40=?
a-1 원리	0/3	93.3%	12×4=48	11×4=?
곱셈/나눗셈 역 원리	0/3	100%	12×4=48	48÷4=?

주석: 표에서 예시를 제공한 문제에 기반해, 각 유형에 대한 모르는 문제가 만들어졌다. 쉬운 문제는 답을 계산해서 풀 수 있기 때문에, 대조군은 훨씬 어려운 문제(같은 법칙에 기반한)를 풀어야 했다.

Numerical Activities of Daily Living이라는 초기 평가를 위한 편리한 프로토콜이 나와 있다(Semenza et al., 2014).

제6장에서 우리는 난산증이 특정한 뇌의 이상, 특히 좌측 두정엽의 회백질 감소와 관련 있으며, 이 영역을 연결시키는 백질과도 관련이 있을 가능성이 있다. 이는 발달과정의 결과로 발생했을 텐데, 아마도 유전적 원인 때문일 수도 있고 다른 원인 때문일 수도 있다. 따라서 나중에 발생한 뇌 손상이 이러한 비정상적인 신경발달과 비슷한 방법으로 뇌에 영향을 미칠 수 있는지에 대한 질문이 제기된다.

몇 가지 후보가 있다. 예를 들어, 환자 JG는 좌측 두정엽 종양을 앓았으며, 그녀의 증상은 나의 동료 마가렛 데라저Margarete Delazer와 인스브루크의 신경과 클리닉의 신경학자 토마스Thomas Benke가 발표한 「의미 없는 산수 구구Arithmetic facts without meaning」라는 제목의 논문에서 보고되었다(Delazer & Benke, 1997). 제목은 정말 모든 것을 말해준다. 교모세포종이라는 종양이 실서증(쓰기 불가능), 좌우 혼동, 손가락 실인증(보지 않고서는 자신의 손가락 어디를 만졌는지 말할 수 없는 것처럼, 그녀의 손가락에 대한 정신적 표상의 결함), 실산증이라는 4가지 결손으로 구성된 거스트만증후군을 일으켰다. 한 자릿수 곱셈을 할 때, 그녀는 64점 만점에 59점, 한 자릿수 덧셈은 64점 만점에 28점, 뺄셈은 38점 만점에 12점, 나눗셈은 0점이었다. 표준화된 여러 자릿수 덧셈, 뺄셈 검사에서 그녀는 0점을 받았다. 그녀는 곱셈할 때, 심지어 그녀가 기억에서 인출할 수 있는 문제에 대해서도 종이와 연필, 수 직선, 손가락을 완전하게 사용할 수 없었다. 또한, 그녀는 산수 법칙을 사용하여 문제를 완전히 해결할 수 없었다(〈표 7.1〉 참고).

따라서 JG는 곱셈구구를 기억할 수 있지만, 그것은 아마도 말소리의 연결에 대한 기억의 형태로 저장되었을 것이다(학교에서 구구단을 어떻게 배우는지 떠올려보라). 그녀는 수가 의미하는 게 뭔지 그리고 산수 법칙을 통해 수끼리 어떻게 관련을 맺는지를 이해하지 못하는 것 같았다. 다른 평가가 이 결론을 뒷받침했다. 그녀는 값이 1, 2, 5, 10, 20, 50, 100인 포커 칩으로 수를 만들어보도록 요청받았다. 12를 만들도록 했는데, 5 5 5 2 2 2 2 2 2 칩을 보여주었고, 38을 만들도록 하니 10 10 10 5 1 1 칩을 보여주었다.

당연히 그녀에게 핵심 결함이 있었을까? 그것은 확실히 명확하지 않다. 그녀는 점 계수를 상당히 정확하게 할 수 있었지만, 대조군보다는 매우 느렸다. 그러나 그녀는 두 개의 두 자릿수 중 더 큰 수를 정확하게 선택할 수 있었고, 거리효과도 정상적이었다.

리사 치폴로티Lisa Cipolotti와 신경학자 지안프랑코 데네스Gianfranco Denes와 나는 더 극단적인 사례를 보고한 바 있다. 환자 CG는 수 신경망인 좌측 전두-두정 영역에 병변을 일으킨 뇌졸중(중풍)을 앓았다(Cipolotti et al., 1991). 정상 IQ임에도 불구하고, 그녀는 4를 넘는 수가 포함되어있는 가장 간단한 계산조차도 수행할 수 없었다. 그녀는 직산도 어려웠고 점을 하나부터 넷까지 소리 내어 세지도 못했다. 숫자를 가지고는 물론이고 점을 가지고도 4를 넘는 수량 비교는 불가능했다. 마찬가지로 그녀는 점들이 있는 카드들을 크기 순서대로 배열할 수 없었다. 그녀는 요일이나 개월 수, 알파벳의 순서 같은 다른 순서에도 어려움을 겪었다.

그녀는 연산 구구뿐 아니라 일주일이 며칠인지, 일년이 며칠인지, 자신의 나이, 신발 치수, 주소 같은 수에 관련된 정보를 대부분 기억하기 힘들어했다.

이것은 어떤 면에서 난산증처럼 보였다. 그것은 제한된 장애였다. 그녀는 수가 아닌 기호에 대해 잘 알고 있었으며, 그녀의 추론은 온전했고 IQ는 평균이었다. 그녀는 수끼리 또는 물체의 두 배열끼리 비교할 수는 없었지만, 그림으로 제시된 물체의 물리적 크기를 비교할 수 있었다. 다시 말해 그녀는 두 그림을 같은 크기로 제시했어도, 코끼리가 쥐보다 더 크다고 말할 수 있었다. 하지만 더 어려운 시험은 그녀가 수의 의미와 그에 기반한 연산 구구와 연산법칙을 다시 배울 수 있는지 알아보는 것이었을 것이다. 그것들이 두정엽 수 모듈에 있는 핵심 역량에 기반한 정도만큼, 그것은 매우 어려울 것이다. 불행하게도 우리는 그것을 시험해 볼 기회를 얻지 못했다.

요약

- 쌍생아 연구에 따르면 좋은 후보 유전자가 아직 발견되지는 않았지만, 난산증에는 상당한 유전적 요인이 있다.
- 난산증의 모든 사례가 유전되는 것은 아니었고, 그 비율은 아직 알려지지 않았지만, 일부는 유전될 수 없는 터너증후군 같은 유전적 돌연변이 때문이다. 이러한 상태를 가진 사람은 전형적으로 핵심 결함을 가진다.
- 조산 및 태아알코올증후군을 포함한 임신 중 장애도 난산증으로 이어질 수 있다.
- 성인기의 뇌 손상은 심각한 산수능력의 장애로 이어질 수 있지만, 결함의 패턴은 난산증과는 다르다.

참고문헌

Alarcon, M., Defries, J., Gillis Light, J., & Pennington, B. (1997). A twin study of mathematics disability. *Journal of Learning Disabilities*, 30, 617–623.

Alexander, J. E., O'Boyle, M. W., & Benbow, C. P. (1996). Developmentally advanced EEG alpha power in gifted male and female adolescents. *International Journal of Psychophysiology*, 23, 25–31.

Arp, S., & Fagard, J. (2005). What impairs subitizing in cerebral palsied children? *Developmental Psychobiology*, 47(1), 89–102.

Arp, S., Taranne, P., & Fagard, J. (2006). Global perception of small numerosities (subitizing) in cerebral-palsied children. *Journal of Clinical and Experimental Neuropsychology*, 28, 405–419.

Arsalidou, M., & Taylor, M. J. (2011). Is 2+2=4? Meta-analyses of brain areas needed for numbers and calculations. *NeuroImage*, 54(3), 2382–2393. doi: 10.1016/j.neuroimage.2010.10.009

Aydin, K., Ucar, A., Oguz, K. K., Okur, O. O., Agayev, A., Unal, Z., Yilmaz, S., & Ozturk, S. (2007). Increased gray matter density in the parietal cortex of mathematicians: A Voxel-Based Morphometry study. *American Journal of Neuroradiology*, 28, 1859–1864.

Bafalluy, M. G., & Noël, M.-P. (2008). Does finger training increase young children's numerical performance? *Cortex*, 44, 368–375. doi: 10.1016/j.cortex.2007.08.020

Benbow, C. P. (1988). Sex differences in mathematical reasoning ability in intellectually talented preadolescents: Their nature, effects, and possible causes. *Behavioral and Brain Sciences*, 11(2), 169–183.

Bramley, T., Vidal Rodeiro, C. L., & Vitello, S. (2015). *Gender differences in GCSE*: Cambridge Assessment Research Report. Cambridge, UK: Cambridge Assessment.

Braundet, M., Molko, N., Cohen, L., & Dehaene, S. (2004). A cognitive characterization of dyscalculia in Turner syndrome. *Neuropsychologia*, 42, 288–298.

Butterworth, B., Granà, A., Piazza, M., Girelli, L., Price, C., & Skuse, D. (1999). Language and the origins of number skills: karyotypic differences in Turner's syndrome. *Brain & Language*, 69, 486–488.

Cappelletti, M., Butterworth, B., & Kopelman, M. (2001). Spared numerical abilities in a case of semantic dementia. *Neuropsychologia*, 39, 1224–1239.

Cappelletti, M., Butterworth, B., & Kopelman, M. (2012). Numeracy Skills in Patients With

Degenerative Disorders and Focal Brain Lesions: A Neuropsychological Investigation. *Neuropsychology*, 26(1), 1-19. doi: 10.1037/a0026328

Castelli, F., Glaser, D. E., & Butterworth, B. (2006). Discrete and analogue quantity processing in the parietal lobe: A functional MRI study. *Proceedings of the National Academy of Sciences of the United States of America*, 103(12), 4693-4698.

Cipolotti, L., & Butterworth, B. (1995). Toward a multiroute model of number processing: Impaired number transcoding with preserved calculation skills. *Journal of Experimental Psychology*: General, 124, 375-390.

Cipolotti, L., & van Harskamp, N. (2001). Disturbances of number processing and calculation. In R. S. Berndt (Ed.), *Handbook of Neuropsychology* (2nd. ed., Vol. 3, pp. 305-334). Amsterdam: Elsevier Science.

Cipolotti, L., Butterworth, B., & Denes, G. (1991). A specific deficit for numbers in a case of dense acalculia. *Brain*, 114, 2619-2637.

De Smedt, B., Swillen, A., Devriendt, K., Fryns, J. P., Verschaffel, L., & Ghesquiere, P. (2007). Mathematical disabilities in children with velo-cardio-facial syndrome. *Neuropsychologia*, 45(5), 885-895.

Delazer, M., & Benke, T. (1997). Arithmetic facts without meaning. *Cortex*, 33, 697-710.

Fayol, M., Barrouillet, P., & Marinthe, C. (1998). Predicting arithmetical achievement from neuro-psychological performance: A longitudinal study. *Cognition*, 68, 63-70.

Fuson, K. C. (1988). *Children's Counting and Concepts of Number*. New York: Springer Verlag.

Gautam, P., Nuñez, S. C., Narr, K. L., Kan, E. C., & Sowell, E. R. (2014). Effects of prenatal alcohol exposure on the development of white matter volume and change in executive function. *NeuroImage: Clinical*, 5, 19-27. doi: 10.1016/j.nicl.2014.05.010

Geary, D. C., Bow-Thomas, C. C., Liu, F., & Siegler, R. S. (1996). Development of Arithmetical Competencies in Chinese and American Children: Influence of Age, Language, and Schooling. *Child Development*, 67(5), 2022-2044.

Geary, D. C., Hoard, M. K., Byrd-Craven, J., & Catherine DeSoto, M. (2004). Strategy choices in simple and complex addition: Contributions of working memory and counting knowledge for children with mathematical disability. *Journal of Experimental Child Psychology*, 88(2), 121-151. doi: 10.1016/j.jecp.2004.03.002

Gelman, R., & Gallistel, C. R. (2004). Language and the origin of numerical concepts. *Science*, 306, 441-443.

Haworth, C. M. A., Kovas, Y., Harlaar, N., Hayiou-Thomas, M. E., Petrill, S. A., Dale, P. S., & Plomin, R. (2009). Generalist genes and learning disabilities: a multivariate genetic analysis of low performance in reading, mathematics, language and general cognitive ability in a sample of 8000 12-year-old twins. *Journal of Child Psychology and Psychiatry*, 50(10), 1318–1325. doi: 10.1111/j.1469-7610.2009.02114.x

Isaacs, E. B., Edmonds, C. J., Lucas, A., & Gadian, D. G. (2001). Calculation difficulties in children of very low birthweight: A neural correlate. *Brain*, 124, 1701–1707.

Kinsbourne, M., & Warrington, E. K. (1963). The developmental Gerstmann Syndrome. *Annals of Neurology*, 8, 490–501.

Kirkwood, T., Bond, J., May, C., McKeith, I., & Teh, M.-M. (2010). Mental capital and wellbeing through life: Future challenges. *Mental Capital and Well-Being*, 3–53.

Kopera-Frye, K., Dehaene, S., & Streissguth, A. P. (1996). Impairments of number processing induced by prenatal alcohol exposure. *Neuropsychologia*, 34(12), 1187–1196. doi: http://dx.doi.org/10.1016/0028-3932(96)00043-7

Kovas, Y., Haworth, C. M., Dale, P. S., & Plomin, R. (2007). The genetic and environmental origins of learning abilities and disabilities in the early school years. *Monograph of the Society for Research in Child Development*, 72(3), 1–144.

Kovas, Y., Haworth, C. M. A., Harlaar, N., Petrill, S. A., & Plomin, R. (2007). Overlap and specificity of genetic and environmental influences on reading and mathematics disability in 10 year-old twins. *Journal of Child Psychology and Psychiatry*, 48(9), 914–922.

Mattson, S. N., Crocker, N., & Nguyen, T. T. (2011). Fetal Alcohol Spectrum Disorders: Neuropsychological and Behavioral Features. *Neuropsychology Review*, 21(2), 81–101. doi: 10.1007/s11065-011-9167-9

Mazzocco, M. M. M., & McCloskey, M. (2005). Math performance in girls with Turner or Fragile X syndrome. In J. I. D. Campbell (Ed.), *Handbook of Mathematical Cognition* (pp. 269–297). New York: Psychology Press.

Mullis, I. V. S., Martin, M. O., Foy, P., & Arora, A. (2012). TIMSS 2011 *International Results in Mathematics*. Chestnut Hill, MA, USA; Amsterdam, the Netherlands. TIMSS & PIRLS International Study Center, Lynch School of Education, Boston College and International Association for the Evaluation of Educational Achievement (IEA) IEA Secretariat.

O'Boyle, M. W., Benbow, C. P., & Alexander, J. E. (1995). ex differences, hemispheric laterality, and associated brain activity in the intellectually gifted. *Developmental Neuropsychology*, 11(4), 415–443.

O'Boyle, M. W., Gill, H. S., Benbow, C. P., & Alexander, J. E. (1994). Concurrent finger-tapping in mathematically gifted males - evidence for enhanced right-hemisphere involvement during linguistic processing. *Cortex*, 30(3), 519–526.

Paterson, S. J., Girelli, L., Butterworth, B., & Karmiloff-Smith, A. (2006). Are numerical | impairments syndrome specific? Evidence from Williams Syndrome and Down's Syndrome. *Journal of Child Psychology & Psychiatry*, 47(2), 190–204.

Pesenti, M. (2005). Calculation abilities in expert calculators. In J. I. D. Campbell (Ed.), *Handbook of Mathematical Cognition* (pp. 413–430). Hove: Psychology Press.

Pesenti, M., Seron, X., Samson, D., & Duroux, B. (1999). Basic and exceptional calculation abilities in a calculating prodigy: a case study. *Mathematical Cognition*, 5, 97–148.

Pesenti, M., Zago, L., Crivello, F., Mellet, E., Samson, D., Duroux, B.,... Tzourio-Mazoyer, N. (2001). Mental calculation expertise in a prodigy is sustained by right prefrontal and medial-temporal areas. *Nature Neuroscience*, 4(1), 103–107.

Reeve, R., & Humberstone, J. (2011). Five- to 7-Year-Olds' Finger Gnosia and Calculation Abilities. *Frontiers in Psychology*, 2. doi: 10.3389/fpsyg.2011.00359

Reeve, R., Reynolds, F., Humberstone, J., & Butterworth, B. (in prep). Fingers and numbers: developmental pathways.

Rusconi, E., Walsh, V., & Butterworth, B. (2005). Dexterity with Numbers: rTMS Over Left Angular Gyrus Disrupts Finger Gnosis and Number Processing. Neuropsychologia, 43(11), 1609–1624.

Rusconi, E., Pinel, P., Eger, E., LeBihan, D., Thirion, B., Dehaene, S., & Kleinschmidt, A. (2009). A disconnection account of Gerstmann syndrome: Functional neuroanatomy evidence. *Annals of Neurology*, 66(5), 654–662. doi: 10.1002/ana.21776

Semenza, C., Meneghello, F., Arcara, G., Burgio, F., Gnoato, F., Facchini, S., Benavides-Varela, S., Clementi, M., & Butterworth, B. (2014). A new clinical tool for assessing numerical abilities in neurological diseases: Numerical Activities of Daily Living. *Frontiers in Aging Neuroscience*, 6. doi: 10.3389/fnagi.2014.00112

Shallice, T., & Evans, M. E. (1978). The involvement of the frontal lobes in cognitive estimation. *Cortex*, 14, 294–303.

Simms, V., Cragg, L., Gilmore, C., Marlow, N., & Johnson, S. (2013a). Mathematics difficulties in children born very preterm: current research and future directions. *Archives of Disease in Childhood – Fetal and Neonatal Edition*.

Simms, V., Gilmore, C., Cragg, L., Marlow, N., Wolke, D., & Johnson, S. (2013b). Mathematics difficulties in extremely preterm children: evidence of a specific deficit in basic mathematics processing. *Pediatr Res*, 73(2), 236–244.

Singh, H., & O'Boyle, M. W. (2004). Interhemispheric interaction during global-local processing in mathematically gifted adolescents, average-ability youth, and college students. *Neuropsychology*, 18(2), 371-377.

Tosto, M. G., Petrill, S. A., Halberda, J., Trzaskowski, M., Tikhomirova, T. N., Bogdanova, O. Y., Ly, R., Wilmer, J. B., Naiman, D. Q., Germine, L., Plomin, R., & Kovas, Y. (2014). Why do we differ in number sense? Evidence from a genetically sensitive *investigation*. Intelligence, 43, 35-46. doi: http://dx.doi.org/10.1016/j.intell.2013.12.007

제8장

사회, 학교 그리고 집

설명 수준	설명 방법	교육적 맥락
행동 수준	제2장 수 감각	**제8장 사회, 학교 그리고 집**
인지 수준	제3장 산수 스타터킷	제9장 평가
	제4장 난산증의 원인으로서 핵심 결함	
	제5장 산수 능력의 발달	제10장 중재
신경 수준	제6장 뇌 구조와 기능	제11장 정책
유전 및 기타 원인은 제7장		

아이들이 학교를 처음 들어갈 때부터, 수를 다루는 능력에서 이미 큰 개인차를 보인다. 영역-일반적 인지 요인(제5장 참고)과 영역-특정적 인지 요인, 즉 핵심 역량 또는 핵심 결함(제3장 및 제4장 참고) 외에도 사회, 경제 및 부모의 교육과 같은 환경 요인이 있을 것이다. "이러한 모든 요소가 상호작용하고 있어, 요인들이 개별적으로 또는 모여서 얼마나 영향을 미치는지 알기가 어렵다"(Benavides-Varela et al., 2016). 이러한 요인은 또한 공교육의 품질에도 간접적으로 영향을 미칠 수 있는데, 부유한 부모는 더 많은 비용을 지불할 수 있기 때문에 사교육을 시키거나 더 좋은 주립 학교가 있는 곳의 집을 구입할 수 있다.

아이들이 학교를 어떻게 시작하지는 그들이 앞으로 학교에서 어떻게 유지해 나갈지에 영향을 미치는 것으로 알려져 있다.

> 부족한 … 산수 … 지식과 기술을 가진 채 학교를 시작하는 아이들은 동료를 따라잡을 가능성이 낮다. 개인의 … 산수 능력의 차이는 공교육 시작 전 학교에 입학 할 때부터 분명하다. 이는 아이들이 기본적인 기술을 가정에서 습득함을 시사한다.
>
> (Skwarchuk et al., 2014)

이 모든 것은 잘 알려져 있으며, 수학 발달과 특히 관련이 있다(Melhuish et al., 2008). 이 장에서 나는 환경적 영향이 단지 발전을 늦추고 산수능력을 낮출 뿐 아니라, 난산증까지 유발할 수 있는지에 집중하고자 한다. 이것은 매우 어려운 문제이다. 우리는 난산증에서 기초적인 산수 개념(제4장)을 이해하는 데 핵심적인 결함이 있다는 것을 알고 있다. 우리는 유전적 요소가 있다는 것도 안다(제7장). 우리는 터너증후군 같은 유전적 이상이 그것을 일으킬 수 있음도 안다(제7장). 우리는 그것이 성인기까지 지속될 수 있다는 것을 안다(제1장). 우리는 난산증 환자의 뇌가 비전형적임을 안다(제6장). 우리는 유전자, 주산기 문제perinatal problems(미숙아, 태아알코올증후군)가 뇌 발달에 영향을 미침을 안다(제7장). 그러나 우리는 또한, 뇌는 나이가 들어감에 따라 변하고, 경험에 반응하여 변한다('뇌 가소성')는 것도 안다(Shaw et al., 2006). 이것은 수에 대한 경험이 적절치 않을 때, 특히 그런 경험이 부족할 때 뇌에 유전과 유사한 영향을 미쳐서 난산증에 이르게 할 수 있는지에 대한 흥미로운 가능성을 제기한다. 또 적절한 경험이 그것을 개선할 가능성도 제기된다(중재에 관해서는 제10장 참고).

사회

현재 사회요인이 수학 성취도에 미치는 영향에 관해서는 두 개의 매우 큰 국제적인 조사(PISA 및 TIMSS)로부터 나온 광범위한 증거가 있다(Mullis et al., 2012; OECD, 2016). 방대한 자료를 요약하자면, 두 조사가 밝혀낸 국가 간 그리고 국가 내에서 산수능력의 발달을 방해하는 요인은 빈곤, 영양 결핍, 부모의 교육 부족, 학교에서의 불행 및 불평등이다.

불평등은 특히 흥미롭다. PISA의 경우 불평등이 사회경제적 상태[SES]의 영향으로 측정되는데, SES의 영향이 가장 작은 평등한 사회가 가장 점수가 높다(OECD, 2016, p.8;

OECD, 2013, pp. 13, 28).

영국의 경우를 좀 더 자세히 살펴보면, 조셉 라운트리Joseph Rowntree재단의 보고서는 빈곤과 교육의 관계를 조사했다. 영국 아동의 약 15%가 특수교육 요구나 장애[SEND]가 있는 것으로 분류되고, 2.8%는 특수한 요구 또는 이에 상응하는 요구가 있는 '상태' 즉, 공식 인정 및 추가 도움이 필요한 상태이다. 교육부 통계는 SEND와 빈곤한 아이들 사이의 명확한 연관이 있음을 보여준다. 빈곤을 판별하는 한 가지 방법은 아이가 무료 학교 급식을 받을 자격이 있는가이다. 영국에서는 빈곤한 아동의 29%가 SEND가 있는 것으로 판별되며, 이는 빈곤한 학생들이 그렇지 않은 동료 학생들보다 SEND가 2배 많음을 의미한다(Shaw et al., 2016). 그러나 보고서는 산수능력이나 난산증에 대해서는 특별히 언급하지 않았다.

전 세계적으로, 가장 가난한 가정의 아이들이 인지 평가에서 훨씬 더 나쁜 결과를 보이고, 그들의 부유한 동료들보다 평생 나쁜 결과를 가지게 되는 것은 놀라운 일이 아니다(Grantham-McGregor et al., 2007). 다시 말하지만, 지금까지 수리 능력에 대해서

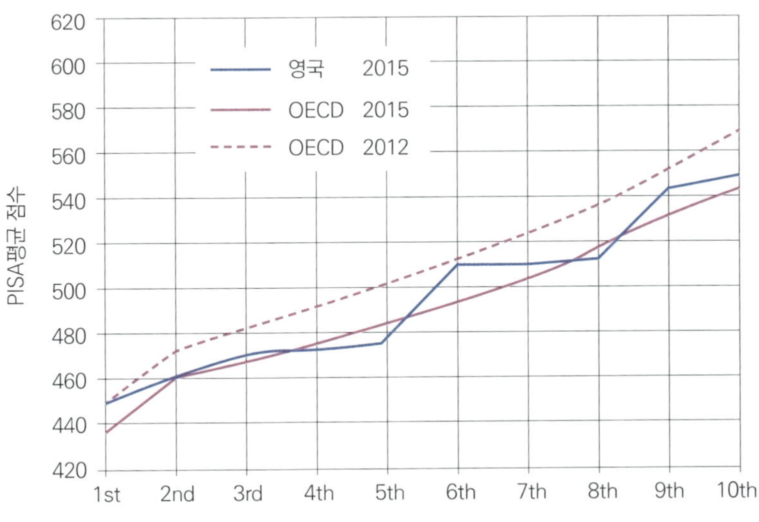

[그림 8.1] 최빈곤층(1분위)에서 최부유층(10분위)까지의 부모 소득 및 평균 PISA 수학 점수

영국뿐만 아니라, 2012년과 2015년에 평가한 모든 OECD 국가의 평균 점수는 부와 점수 사이의 단조로운 관계를 보여준다(Wheater et al.,2016).

출처: OECD PISA 2012, 2015의 NFER 분석.

는 특별히 관심을 기울여오지 않았다. 수학을 조사한 한 연구는 PISA 수학 점수와 빈곤 간에 명확한 관계를 찾아냈고, 그것은 그 나라가 수학을 잘하든 못하든, 부자이든 아니든, 사실이었다. 하지만 소득 또는 부의 분배가 얼마나 평등한지에 따라서는 달랐다([그림 8.1] 참고).

이민자

유럽 국가 간에 이동성이 증가하고 난민 수가 증가함에 따라, 학교는 모국어를 말할 수 없거나 외상 경험을 가진 배경을 가진 학생들을 맞이해야만 한다. 이 학생들은 수학을 배우는 데 문제를 가질 가능성이 더 높을까? OECD의 PISA 연구에 따르면, 대답은 평균적으로 "아니오"이다. 사실, PISA 연구의 리더인 안드레아스 슐라이허Andreas Schleicher에 따르면, 많은 이주민 가정은 교육에서 성공하기 위해 '크게 동기부여"를 받았기 때문에, 그들은 전반적인 성취도를 높이는 경향이 있다. 물론 아이들이 소속감을 느끼거나, 언어나 문화 차이에 대처하지 못하는 것 같은 어려움이 있을 것이다(www.bbc.co.uk/news/education-34833547).

내가 아는 한, 지금까지 이민자와 난산증에 대한 체계적인 연구는 없었다.

언어와 문화

TIMSS 조사에서, 학령기 이전에 수학 시험에서 사용하는 용어를 접해본 적 없는 아동들은 시험 점수가 훨씬 나빴지만(501점 대 477점), 몇몇 국가에서는 그런 차이가 없었다(Mullis et al., 2012; OECD, 2016, Exhibit 4.5).

TIMSS 및 PISA에서 조사한 모든 문화권은 수를 아는 곳이었다. 그들에게는 전통적인 수 세기 관행이 있으며, 우리에게 친숙한 수 세기 단어(하나one, 둘two, 셋three, 더하기add, 빼기subtract, 곱하기multiply, 같음equals…)와 수와 수끼리의 관계에 대한 기호(1, 2, 3, +, -, ×, = 등)를 포함한 수학적 개념을 표상하기 위한 정교한 방법을 긴 역사를 통해 발전시켜왔다. 그리고 그들은 아이들에게 이런 것들을 가르치는 공교육시스템을 가지고 있다. 이 모든 것이 수리적 아이디어를 더 쉽게 생각하고 전달하게 도와준다(Whitehead, 1948). 그럼에도 불구하고, 학생에게 걸림돌이 될 수 있는 문제가 있다. 우리가 수와 수끼리의 관계를 일컬을 때 사용하는 단어는 다른 의미들을 가지고 있다. '하나$_{one}$'는 지정되지 않은 사람을 나타낼 수 있으며, '둘$_{two}$'은 다른 의미를 가진 단어(too)와 소리가 같다. 'make', 'of', 'and', 'add' 같은 단어는 수리적 용도도 있지만, 비수리적 용도로도 사용된다. 'Three and three *makes* six', 'half *of* six is three', '*add* milk to the mixture' 같은 것이다. 심지어 수리적 의미로 사용하려고 의도된 경우에도 몇몇 다른 의미를 가질 수 있다. 고양이 5마리는 고양이 4마리보다 많다(기수적 또는 수량 의미). 그러나 5쪽은 4쪽보다 많지 않고 순서를 표시할 뿐이다(순서적 의미). 채널 4는 이름표일 뿐이며, 순서도 아니다(라벨 의미). 이러한 언어적 구분을 하지 못하는 아이들은 산수를 배우는 데 어려움을 겪을 것이다. 불행히도 이것에 관한 연구는 거의 없다.

현재 살아남은 문화 중 수를 모르는 문화가 몇 개 있다. 그들에게는 수 세기 관행이 없으며 때로는 수를 세는 단어조차 없다. 이러한 문화는 아마존과 호주의 외딴 지역에

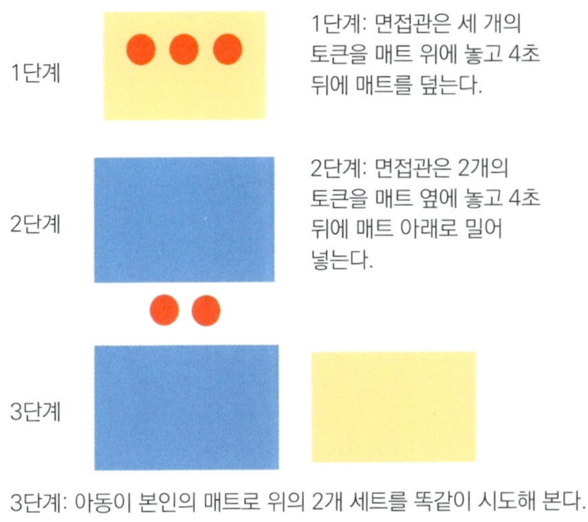

[그림 8.2] 아닌딜야콰(Anindilyakwa)어를 사용하는 아동의 비언어적 덧셈

1단계와 2단계 후에, 면접관은 아이에게 매트 위에 면접관의 것과 같게 만들어보도록 요구한다. 어림 과제(estimation)의 경우 2단계가 없다. 면접관의 매트를 그냥 덮은 후, 아이는 매트 위에 있었던 것을 재현해야 한다.

출처: Butterworth et al., 2008 이후; Reeve et al., 2018.

존재한다. 우리는 호주의 북쪽 지역인 앨리스 스프링스 근처 중앙 사막의 왈피리Warlpiri 그리고 아념랜드 북쪽 해안의 섬에 있는 아닌딜야콰Anindilyakwa, 이 두 문화에서 자라는 아이들을 연구했다. 이 아이들은 정상적인 수 개념을 가지고 있을까? 다시 말해, 그들은 우리와 같은 수 개념을 가지고 있을까? 핵심 역량이 유전된다는 이론(제3장)에 따르면, 그들은 그러해야 했다.

물론 수 이름을 가지지 않은 그 아이들에게 보여준 것에서 얼마나 많은 물체가 있는지 말해달라고 물어볼 수 없다. 멜버른의 학생이라면 쉽게 이해할 수 있는 "3 더하기 2는 무엇일까요?"와 같은 질문도 할 수 없다. 우리는 이러한 평가를 하는 다른 방법을 찾아야만 했다([그림 8.2] 참고).

우리는 왈피리Warlpiri와 아닌딜야콰Anindilyakwa 아이들의 수량 어림과 비언어적 덧셈 결과를 멜버른의 학교에 다니는 영어로 말하는 아이들의 결과와 비교했다. 그 결과, 우리는 멜버른과 북쪽 지역 아이들의 수행이 매우 유사함을 발견했다. 이는 그들도 모두 같은 인지 기제와 수 모듈을 사용하고 있음을 시사했다(Butterworth et al., 2008).

따라서 문화적 지원 없이도, 인간은 다른 많은 종과 마찬가지로 간단한 수리 과제를 수행할 수 있다. 보다 정교한 산수를 위해서는, 수 이름과 숫자 같은 문화적 기호를 사용하는 걸 배우는 게 매우 유용할 것이다.

학교

국제 조사는 많은 놀라운 결과를 보여준다. 예를 들어, 지원이 부족한 학교는 더 못한다(Mullis et al., 2012, Exhibit 5.8). 교사의 급여가 형편없으면 평균 점수가 줄어든다(OECD, 2013, p. 27).

경제에 대한 수학의 중요성을 감안할 때, 영국은 다른 많은 나라들에 비해 본인들이 해야 할 만큼 잘하고 있지 않다고 걱정해 왔다. 1982년, 수학 교육에 관한 「콕크로프트Cockcroft 보고서」에서부터 영국은 학교에서 학생의 성취 수준에 대해 우려해 왔다. 예를 들어, 애드리안 스미스Adrian Smith 교수의 「14세 이후의 수학에 대한 보고서」(Smith, 2004)와 피터 윌리암스 경Sir Peter Williams의 「초등 수학 보고서」(Williams, 2008)가 있다. 마찬가지로 전미연구평의회(Council, 2009)는 "21세기 국제 경쟁에서의 새로운 요구는 수학에 유능하고 수학을 수월하게 하는 인력이 필요하다"라고 지적한다. 이를 위해 "(전문가로 구성된) 위원회는 미취학 아동을 위한 적절한 수학 학습 목표를 개발하기 위해 기존 연구를 검토하여야 하고, 이러한 학습 목표를 달성하기 위해, 교육과정, 지도, 교사연수에 관련된 증거 기반 통찰을 제공해야 한다"라고 언급하였다(p. 1). 이러한 수학의 일반적인 수준(곧 나는 수리 능력에 특정해서 말하려 한다)에 대한 우려는 이해할 만한 것이고, 경제적인 측면에서 정당하다 할 수 있다. OECD 모델링 실험에 따르면, 수학 성취 수준은 장기적 경제 성장으로 이끄는 요인이다(OECD, 2010).

이 보고서는 지도 수준과 교사에 중점을 두었다. 예를 들어, 콕크로프트Cockcroft는 교사에게 더 나은 수학 교육이 필요하다고 했고, 스미스의 보고서는 수학 교육의 향상을 위한 국립센터 설립을 권장했다(실제로 그리되었다). 지도 수준이 좋아지면, 평균 성취 수준이 좋아질 거란 사실이 함축되어 있었다. 보다 구체적으로 말하자면, 1998년 영국 교육 고용부에서 실시한 「Numeracy Matters」라는 제목의 연구에서, 산수를 가르칠 때 평균 성취 수준을 올리는 방법에 관한 다양한 권장 사항을 내놓았다(Reynolds, 1998).

이러한 변화는 15세 학생들(OECD, 2013; 2016)이나, 보다 어린 아동(Mullis et al., 2012)의 수학 성취도 증가로 이어지지는 않았다. 심지어 TIMSS 연구는 영국이 후퇴하고 있음을 시사한다.

이제 전국 평균은 수학성취도의 개인별 차이의 범위를 보여주지 못한다. 가장 최근의 PISA 연구에 따르면 다음과 같다.

> OECD 국가 학생의 23%, 참여한 모든 국가 및 경제권 학생 전체의 32%가 15세의 PISA 수학 평가에서 기초 수준 2에 도달하지 못했다. 수준 2의 학생들은 하나의 정보원a single source으로부터 적절한 정보를 추출할 수 있고, 정수와 관련된 문제를 해결하기 위한 알고리즘, 공식, 절차, 관습적 기술을 사용할 수 있다.
>
> (OECD, 2013, P. 4)

수준 2에 도달하지 못한 비율은 중국 상하이의 3.8%에서 페루의 74.6%까지 다양하다. 미국에서는 25.8%, 영국에서는 21.8%이다.

이 보고에서는 적절한 교육에 대한 접근성이 충분하지 못한 것 외에, 왜 일부 학생이 분포표에서 바닥에 머물러 있는지에 관한 의문에 대해 다루지 않았다. 최근에 설립된 자선 단체인 전국 산수 협회National Numeracy는 영국의 산수능력 수준을 높이는 것을 목표로 한다. 그들의 출발점은 '태도의 큰 변화가 핵심이다'라는 것이다. 문제의 근원에 '부정적인 태도'가 깔려있다(www.nationalnumeracy.org.uk).

이것의 한 측면은 아이들이 수학을 배우려는 동기부여이다. 능력별 학습편성이 동기부여를 촉진할까? 답은 명확하다. 아니다. 사실 정반대이다(OECD, 2013)(p. 29). 정책에 관한 제11장을 보라.

물론, 난산증의 경우 부정적인 태도가 문제가 아니고, 수 모듈의 핵심 결함이 문제다. 제1장에서 내가 언급 한 국가 기초산수능력은 몇 권의 책을 참고한 것 외에 난산증을 거의 완전히 무시한 것이다.

지금까지 내가 언급해왔던 모든 보고서는 난산증도 무시하고, 난산증 환자를 어떻게 찾아내고 그들의 발전을 돕는 방법에 대한 지침을 제공하지 않는다. 더 나쁜 것은 영국에서는 초급 교사연수[ITT]나 영국 교육대학원 수료 과정[PGCE]에서 교사들에게 난산증에 대해 가르치지 않는다. 이것은 교사가 자신의 학급에서 난산증 학생을 찾아낼 수 없음과 도와줄 수 없음을 의미한다.

난산증에 대해 가르쳐주는 하루짜리 또는 조금 더 긴 몇 가지 전문 과정을 이용할 수 있을 뿐이다.

또 다른 문제가 있다. 영국에서 교사가 되려면 교사 자격증[QPS]을 따야 한다. 이를 위해 ITT 또는 PGCE 과정을 밟을 수도 있고, 당연히 대학졸업자나 유학생을 위한 다른 과정을 밟을 수도 있다. 어떤 경우든 상관없이, 교사 지망생은 GCSE 수학 또는 이에 상응하는 특수 QTS 시험을 통과해야 한다. 그런데 여기에는 많은 시간제한 산수 계산이 들어있다. 무슨 과목을 가르치든 상관없다. 열정적이거나 경험 많은 교사가 이 장애물을 넘지 못해 실패한다.

집

가정 환경은 사회적 요인에 의해 형성되며, 여기에는 부모의 교육수준 및 사회경제적 지위가 포함된다. 물론 가정, 학교 및 사회는 여러 가지 방법을 통해 상호 연관된다. 집에서 일어나는 일, 특히 자녀와 부모 및 보호자와의 상호작용에서 일어나는 일이 결정적이라 알려져 있다. 그런데 산수적 능력의 발달을 촉진하고 방해하는 가정 환경이란 것이 있을까?

TIMSS에 따르면 아이가 학교에 입학하기 *전에* 집에서 일어난 일이 성취에 영향을 미치며, 자녀가 학교에 가기 시작했을 때뿐만 아니라 4학년, 심지어 8학년 넘어 까지 영향을 미칠 수 있다.

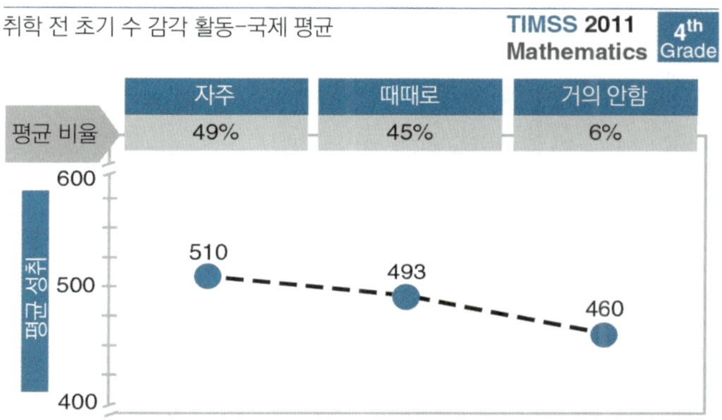

[그림 8.3] 가정에서의 취학 전 수리 활동의 효과

Mullis et al., 2012.

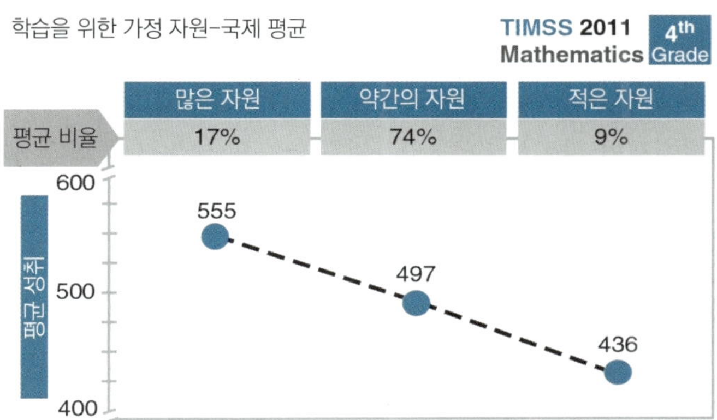

[그림 8.4] 가정의 수리 자원이 초등학교 4학년 때 성취에 미치는 영향

Mullis et al., 2012.

> 취학 전에 산수 활동에 참여하는 것이 … 나중에 수리 능력을 습득하는 데 유익한 영향을 미칠 수 있다는 증거가 쌓이고 있다. TIMSS는 학생들의 초기 가정 경험을 조사하기 위해서, 숫자 장난감, 물건 세기, 숫자 게임이나 카드 게임 같은 자녀들과 하는 6가지 활동의 빈도에 대한 부모의 보고에 기초한 조기 수리 활동 척도를 포함시켰다.
>
> (Mullis et al., 2012, p. 11)

TIMSS는 또한 가정에 있는 수리 자원의 양을 조사했다. 여기에는 부모의 교육수준, 부모의 직업, 도서, 및 학습지원이 포함된다. [그림 8.4]는 이것들이 4학년과 8학년 성취 모두에 크나큰 영향을 미쳤음을 보여준다.

우리는 이탈리아 가정에서의 취학 전 활동에 관한 연구에서, 이러한 요소에 대해 더 자세히 살펴보려고 노력했다. 잠재적 인과 요인 중 하나는 더 나은 수리 능력과 더 높은 수리 능력 기대치를 가진 여유 있는 부모가 더 많은 수리 관련 활동에 참여한다는 것이다. 우리는 부모 교육수준과 사회경제적 상태의 효과를 실제 활동의 효과와 실제로 분리해서 생각하는 것이 가능할까? 가정에서의 이러한 수리 활동은 부모의 교육수준 및 사회경제적 상태와 연관되어 있긴 하지만, 이 두 요인의 효과를 뛰어넘는 특정한 효과를 미친다(Benavides-Varela et al., 2016). 우리의 시작점은 수의 사용과 직접 관련된 가정에서의 특정 자녀 및 부모-자녀 활동의 빈도를 조사한 베린다 블레빈스-크나베Belinda Blevins-Knabe와 린다 무순밀러Linda Musun-Miller의 선구적인 연구였다(Blevins-Knabe & Musun-Miller, 1996). 결과는 직접적인 수 교육(예: 아이가 "하나", "둘", "셋"이라는 단어를 말하게 하거나, 1+1=2와 같은 연산 결괏값을 말하게 하는 것)과 초기 산수 능력에 대한 표준화된 평가에 대한 전체 점수와는 정적 상관관계가 있음을 보여주었다.

우리는 가정에서의 활동에 관한 설문지를 부모와 아동에게 작성하게 하고, 이를 교차점검해서 연구를 더 정교화했다. 우리는 부모가 수리 능력을 발달시키려는 목적으로 하는 명시적인 활동과 아이들과 함께 쇼핑하고 돈에 관해 이야기하기, 보드게임과 일부 컴퓨터 게임(Skwarchuk et al., 2014)처럼 부수적인 활동에 대해서도 질문했다. 보다 일반적인 독서와 다른 게임에 관한 질문도 있었다. 설문지 외에도, 우리는 크기 비교와 수 직선 과제(제2장 참고)와 같은 수 감각 검사를 수행했다. 그리고 우리는 "합쳐서 7개가 되는 두 종류의 과일이나 채소를 보여줄 수 있나요?", "레몬이 더 적은가요? 딸기가 더 적은가요?"와 같은 일상적인 상황에서의 수에 관한 질문도 했다. 그리고 "이 채소 한 개에 1유로입니다. 가진 돈(5유로) 모두를 쓰도록 채소가 들어있는 상자를 가져올 수 있나요?"와 같은 돈의 사용에 관한 질문도 했다. 우리는 학교 산수 능력의 알려진 선수 능력(수 세기, 일대일 대응, 일상적인 수리 문제)에 대한 각각의 영향을 조사했다. 가정에서의 수 활동의 전체 빈도는 사회경제적 지위의 영향을 통제한 후에도, 이 모든 것에 긍정적 영향을 미쳤다.

요약

- 사회, 학교 및 가정 요인은 모두 수리 능력의 발달에 영향을 미친다.
- 교육 자원과 형평성은 발달에 영향을 미친다.
- 가정에서의 수리 활동은 아이들이 학교에서 빨리 발전할 수 있도록 해준다.
- 이러한 요인 중 어느 것도 난산증을 유발하지 않는다. 수를 모르는 문화와 같은 극단적인 경우에도, 이러한 요인은 난산증을 유발하지 않는다.

참고문헌

Benavides-Varela, S., Butterworth, B., Burgio, F., Arcara, G., Lucangeli, D., & Semenza, C. (2016). Numerical Activities and Information Learned at Home Link to the Exact Numeracy Skills in 5-6 Years-Old Children. *Frontiers in Psychology*, 7(94). doi: 10.3389/ fpsyg.2016.00094

Blevins-Knabe, B., & Musun-Miller, L. (1996). Number Use at Home by Children and Their Parents and Its Relationship to Early Mathematical Performance. *Early Development and Parenting*, 5(1), 35-45. doi: 10.1002/(SICI)1099-0917(199603)5:1〈35:: AID-EDP113〉3.0.CO;2-0

Butterworth, B., Reeve, R., Reynolds, F., & Lloyd, D. (2008). Numerical thought with and without words: Evidence from indigenous Australian children. *Proceedings of the National Academy of Sciences of the USA*, 105, 13179-13184. doi: 10.1073pnas. 0806045105

Grantham-McGregor, Sally, Cheung, Yin Bun, Cueto, Santiago, Glewwe, Paul, Richter, Linda, & Strupp, Barbara. (2007). Developmental potential in the first 5 years for children in developing countries. *The Lancet*, 369(9555), 60–70. doi: 10.1016/S0140-6736 (07)60032-4

Melhuish, E. C., Sylva, K., Sammons, P., Siraj-Blatchford, I., Taggart, B., Phan, M. B., & Malin, A. (2008). Preschool Influences on Mathematics Achievement. *Science*, 321, 1161-1162.

Mullis, I. V. S., Martin, M. O., Foy, P., & Arora, A. (2012). *TIMSS 2011 International Results in Mathematics*. Chestnut Hill, MA, USA; Amsterdam, the Netherlands. TIMSS & PIRLS International Study Center, Lynch School of Education, Boston College and International Association for the Evaluation of Educational Achievement (IEA) IEA Secretariat. Retrieved from: https://timssandpirls.bc.edu/timss2011/downloads/t11_ir_ mathematics_fullbook.pdf

National Research Council. (2009). *Mathematics Learning in Early Childhood: Paths Toward Excellence and Equity*. Washington, DC: National Research Council Center for Education, Division of Behavioral and Social Sciences and Education. Retrieved from: www.nap.edu/catalog/12519/mathematics-learning-in-early-childhood-paths-towardexcellence- and-equity

OECD. (2010). The High Cost of Low Educational Performance. The Long-run Economic Impact of Improving Educational Outcomes. Retrieved from: www.oecd.org/pisa/44417824.pdf

OECD. (2013). PISA 2012 Results in Focus. Retrieved from: www.oecd.org/pisa/key findings/pisa-2012-results-overview.pdf

OECD. (2016). PISA 2015 Results in Focus. Retrieved from: www.oecd.org/pisa/pisa-2015-results-in-focus.pdf

Reeve, R. A., Reynolds, F., Paul, J., & Butterworth, B. L. (2018). Culture-Independent Prerequisites for Early Arithmetic. *Psychological Science*, 0956797618769893. doi: 10.1177/0956797618769893

Reynolds, D. (1998). *Numeracy Matters: The Preliminary Report of the Numeracy Task Force* (1998). London: Department for Education and Employment.

Shaw, B., Bernardes, E., Trethewey, A., & Menzies, L. (2016). *Special educational needs and their links to poverty*. Joseph Rowntree Foundation.

Shaw, P., Greenstein, D., Lerch, J., Clasen, L., Lenroot, R., Gogtay, N., Evans, A., Rapoport, J., & Giedd, J. (2006). Intellectual ability and cortical development in children and adolescents. *Nature*, 440(7084), 676–679. doi: 10.1038/nature04513

Skwarchuk, Sheri-Lynn, Sowinski, Carla, & LeFevre, Jo-Anne. (2014). Formal and informal home learning activities in relation to children's early numeracy and literacy skills: The development of a home numeracy model. *Journal of Experimental Child Psychology*, 121, 63–84. doi: 10.1016/j.jecp.2013.11.006

Smith, A. (2004). *Making Mathematics Count: The Report of Professor Adrian Smith's Inquiry into Post-14 Mathematics Education* (Vol. 937764). London: The Stationery Office Limited.

Wheater, R., Durbin, B., McNamara, S., & Classick, R. (2016). Is mathematics education in England working for everyone? NFER analysis of the PISA performance of disadvantaged pupils. Retrieved from: www.nfer.ac.uk/is-mathematics-educa-tionin-england-working-for-everyone-nfer-analysis-of-the-pisa-performance-ofdisadvantaged- pupils/

Whitehead, A. N. (1948). *An Introduction to Mathematics* (originally published in 1911). London: Oxford University Press.

Williams, P. (2008). Independent Review of Mathematics Teaching in Early Years Settings and Primary Schools: Final Report. (DCSF-00433-2008).

제9장

평가

난산증 학생을 어떻게 찾아낼 것인가?

설명 수준	설명 방법	교육적 맥락
행동 수준	제2장 수 감각	제8장 사회, 학교 그리고 집
인지 수준	제3장 산수 스타터킷	**제9장 평가**
	제4장 난산증의 원인으로서 핵심 결함	
	제5장 산수 능력의 발달	제10장 중재
신경 수준	제6장 뇌 구조와 기능	제11장 정책
유전 및 기타 원인은 제7장		

평가의 목적

평가자가 가장 먼저 결정해야 하는 것은 왜 이 평가를 만들었는가이다. 이것은 평가받는 사람이 예상만큼 잘하고 있지 못하는 게 명백해 보일 수 있으므로, 쓸모없는 질문처럼 보일 수 있다. 그러나, 평가 이유는 평가 방법을 결정한다.

평가를 수행하는 주요 이유는 두 가지이다.

1. *지원 평가.* 누가 시험이나 직장에서 특별한 도움 또는 특별한 '편의제공'을 받을 자격이 있는지 알아보기 위해서.
2. *중재 평가.* 인지적 강점과 약점을 평가하고 적절한 중재 전략을 설계하기 위해서.

이러한 이유 외에도, 많은 환자, 부모, 교사는 단순히 왜 아이가 실패하는지 알고 싶어 한다. 이것은 어려움을 겪고 있는 사람이나 그의 친지가 어려움의 원인에 관해 가진 우려를 해소하는 데 도움이 될 것이다. 학생은 자신의 실패가 매우 구체적인 원인에 의해서라는 생긴 것이란 걸 알 필요가 있다. 그들은 단순히 어리석거나 게으르거나 말을 안 듣는 게 아니다. 부모 또한 이것을 알아야 하고, 교사도 학생의 발전이 없는 것이 교사로서의 무능력 때문이 아님을 알 필요가 있다(중재에 관해 더 알고 싶으면 제10장을 참고하라).

이러한 각각의 이유로 다른 검사와 평가가 필요하다(자주 말했듯이 검사가 검사하고, 사람이 평가한다). 이 장에서 나는 평가의 기본 원리를 예를 들어 설명하려고 한다. 규칙과 규정은 변경될 수 있으며, 실제로 변경됨을 명심하라.

지원 평가

어떤 종류의 평가가 수행되는지는 법률 및 관련 기관에서 정한 규정에 달려있다. 나는 제1장에서 이것 중 몇 가지를 꽤 자세히 설명했다.

영국

2014년 「아동 및 가족법Children and Families Act」은 특수교육 요구 또는 장애[SEND]를 가진 아동을 '같은 나이의 대다수의 다른 사람들보다 학습에 어려움을 가진' 아동으로 정의했다. '특수교육 제공'이라는 것은 만 2세 이상의 아동이나 청소년에게 같은 나이의 타인을 위해 일반적으로 만들어진 것에 추가적인, 혹은 그것과 다른 교육 또는 훈련 제공을 의미한다. 이것은 학교가 특별 교육 제공을 위해 추가적인 자원을 이용할 수 있게 할 것이다. SEND 학생은 특수교육 요구를 통해 제공되는 것보다 더 많은 지원이 필요하므로, 아동과 청소년을 위한 교육, 건강 및 돌봄[EHC] 계획이 있어야 한다. 지역 당국은 아동이 EHC를 받을 자격이 있는지를 결정하지만, 일단 EHC 계획이 수립된 다음에는 교육지원이 제공되어야 한다. 지역 당국이 이에 정확히 어떻게 동의할지는 복잡한데, 그것의 절차와 아마도 재정상태가 얼마나 어려운지에 달린 것으로 보인다.

몇 가지 예외(예: 자폐증 진단을 받은 아동)를 제외하고, 학교는 특수교육이 필요한 아동을 위한 직접적인 자금 지원을 받지 않는다. 그러나 학교는 전문교사(예: 읽기 전문가)에게 자체 예산으로 자금을 할당할 수 있다. 또한, 학교는 수학 학습의 어려움을 포함한 학습의 어려움을 가진 아동을 종종 학교 또는 지역 학교 집단에 소속된 주 정부 지원 교육 심리학자에게 의뢰하기도 한다.

그러나 수학 학습의 어려움의 다른 원인과는 달리, 난산증은 SEND 학생을 위한 교육제공에 대한 규정에서 특정하게 다루어지지 않았다. 난산증은 영국 법률이나 영국 교육부 웹 사이트에서 언급되지 않았다. 단, 운전면허에 대한 제한 사항에서 예외가 있는데, 자동차와 오토바이를 운전할 때는 제한 사항이 되지 않으나 버스나 트럭과 같은 무거운 차량을 운전할 때는 제한 사항이 된다. 그럼에도 불구하고 아마도 정부의 전문성 결여 때문에, 여러 기관이 난산증을 정의하고 난산증 평가를 위한 절차를 권장하는 과제를 떠맡았다.

영국난독증협회

아마도 이러한 기관 중 가장 눈에 띄고 중요한 것은 영국난독증협회 일 것이다. 현재 협회는 난산증을 별개의 특정학습장애[SpLD]로 인식하고, 내가 속한 난산증 위원회를 구성했다. BDA는 난산증을 다음과 같이 정의한다.

> 난산증은 기본 연산 구구를 배우고, 수의 크기를 다루고, 정확하고 유창한 계산을 수행하는 데 있어서의 장애를 특징으로 하는 특정학습장애이다. 이러한 어려움은 나이에 의해 개인에게 기대되는 것보다 양적으로 낮아야 하고, 교육이나 일상 활동 기회가 부족해서도 아니며 지적장애에 의해서도 아니어야 한다.
>
> (www.bdadyslexia.org.uk/dyscalculia)

BDA의 승인 과정에 통합된 내부 문서(아래 참고)는 수학 학습의 어려움 또는 장애의 다른 원인과 난산증을 구별하는 평가를 위한 체계를 제공해 준다.

진단평가를 위해 5개의 조건이 고려된다. 수학 학습의 어려움의 진단을 위해서는 처음 4개의 조건을 만족해야 하며, 난산증 진단을 위해서는 5개 모두 만족해야 한다.

1. 수학의 어려움의 과거 역사가 있다.
2. 수학의 어려움이 현재 학업 성적 및 고용 또는 일상생활에 부정적인 영향을 미치고 있다는 증거가 있다.
3. 표준화된 수학 시험의 시험 점수는 아동/학생/성인의 연령/경험에 따라 예상되는 것보다 상당히 낮아야 한다.
4. 수학 시험에서의 낮은 점수는 부적절한 지도, 나쁜 수학적 기억력, 느린 작업기억력, 어릴 때나 입학 전의 경험 부족 때문만은 아니다.

   난산증의 진단은 위의 조건이 충족하는 것에 **더해서** 아래의 조건도 충족하면 고려될 수 있다.
5. 단순한 수 개념을 이해하고, 수에 대한 직관적 생각에 결함이 있어서 집합에서 물체의 수를 추정하는 데 어려움이 드러난다.

이 기준은 DfES 문서(2001년 영국 교육부 문건에 있었으나, 현재 난산증을 인지하지 않기 때문에 더 이상 영국 정부 지침에서 사용되지 않음, 제1장 참고)에서 가져온 것이다. 또 이것은 "난산증은 '수 모듈'이라는 기본적인 수리 처리를 뒷받침하는 타고난 신경기제의 핵심 결함이다"라는 이 책에서 취하는 입장과 일치한다(특히 제3장과 제4장 참고).

SASC(특정학습장애 평가 및 표준기준 위원회)

이것은 BDA 및 기타 기관과 제휴된 비정부 협회이며, 이 협회는 난산증 평가 절차 및 특정학습장애를 다루는 전문가 과정을 승인한다. 그들이 추천한 절차는 BDA가 제안한 것과 비슷하지만 중요한 차이가 있다.

- 난산증 진단은 표준화된 수학시험 점수와 IQ 사이에 불일치가 있는지에 달려있다. 이것은 DSM-IV에서 사용된 불일치 기준과 유사하다(제1장 참고).

SASC는 집합 속 물체를 추정할 때 드러나는 단순한 수 개념이나 수의 직관적인 이해에 결함이 있다는 점을 요구하지 않는다.

SASC는 고등교육을 받는 학생들을 포함해서 나이든 난산증 환자를 평가하기 위한 자세한 조언을 제공하지 않는다.

난독증이나 기타 신경 다양성으로 인해 수학에 어려움을 겪는 학생과 난산증의 결과로 수학에 어려움을 겪는 학생을 명확하게 구분하는 것이 중요하다. 잘못된 교육으로 인한 지식 격차, 장기간의 결석, 수학 불안과 같은 다른 가능한 요인을 고려해야 한다. 연산 구구와 절차를 배우는 데의 어려움은 난독증을 가진 사람들에게 위험 영역이라 알려진 기계적 기억과 회상에 대한 의존 때문일 수 있다.

"난산증은 산수 기술을 습득하는 능력에 영향을 미치는 질환이다. 난산증 학생은 단순 수 개념을 이해하는 게 어렵고, 수에 대한 직관적 이해가 부족하며, 연산 구구와 절차를 배우는 데 문제가 있다. 그들이 정답을 말하거나 정확한 방법을 사용한다고 할지라도, 기계적으로 그리고 확신 없이 그렇게 할 수 있다"[국가수리 능력전략The National Numeracy Strategy[DfES(2001)]].

초기 선별검사는 유용한 지표이지만, 현재 16살 이상의 사람에게 시행할 검사는 거의 없다. DysCalculiUM(아래 온라인 검사참고)은 트롯Trott과 베컴Beacham에 의해 개발된 컴퓨터 기반 선별도구로, 수학에 대한 기초적 이해해 초점을 맞추도록 설계되었다. 결과 프로파일은 수와 그 적용에 기반을 둔 11개 범주에 대해 '위험군'에 해당하는지 알려준다. 하지만 이것 단독으로는 진단적 도구로서 충분치 않다.

난산증에 대한 평가에는 다음과 같은 것이 권장된다.

1. 난산증 초기 선별검사.
2. 언어적 및 비언어적 인지 능력(행렬 포함)에 대한 완전한 평가, 나이에 의해 기대되는 비언어적 추론 능력을 언어적 추론 능력 및 표준화된 수학 능력 검사결과와 비교.
3. 연령 기대치가 있는 표준화된 수학능력시험: a: 연령에 의한 기대치와 비교하라, b: 지능 기대치와 비교하라, c: 언어추론 능력에 의한 기대치와 비교하라.
4. 특히 수학에 관한 완전한 개인사. 여기에는 학교에서 겪은 수학 경험과 학생이 어떻게 숫자/수학이 사용되는 일상 상황을 헤쳐나갔는지가 포함된다.
5. 수학 불안 또는 수학 긴장 그리고 수학 계산과 수학 문제에 대한 자신감 부족을 시사하는 행동에 대한 관찰 검사.

(http://bit.ly/2BcMCCS)

JCQ(자격을 위한 합동위원회)

이것은 영국에서 가장 큰 7개의 자격 제공단체로 구성된 회원 조직이다. 이것은 정부 기관이 아니며 '피어슨Pearson'과 같은 영리 기업을 포함한다. 이 조직은 '난산증을 포함한 장애 및 학습장애가 있는 응시자를 위한 조정'을 할 수 있는 자격이 있다. 그들의 규정에 따르면:

> 학습장애가 있는 응시자는 예를 들어 다음과 같은 것이 필요할 수 있다. 감독하에 취하는 시험시간 사이 휴식 (및) 추가시간(시험 중).
>
> 그러나 이 제목 아래에 있는 대부분의 조정은 난독증 학생을 위한 것이다.
>
> (http://bit.ly/2s7ZS9a)

호주

초등학교에서 수학의 학습 경로가 지역마다 약간의 차이는 있지만 자세히 정리되어있다는 사실에도 불구하고, 연방정부의 공식적인 난산증, 심지어 수학 학습의 어려움이나 장애[MLD]에 대한 정의가 없다. 각각의 주마다 MLD에 대한 자체 접근방식이 있는 것으로 보인다.

호주의 난산증 및 MLD에 대한 조항을 검토한 후, 멜버른 대학교 동료인 로버트 리브Robert Reeve는 다음과 같이 썼다.

> 학습장애를 가진 학생의 요구를 논의한 연방정부 상원의 「교육 고용 참조위원회 보고서」(2016)는 이 점을 강조했다(비록 MLD가 명시적으로 언급되진 않았지만).
>
> 자료가 보여주는 문제의 한 가지 측면은 현재 예산지원 모델은 장애의 정의를 너무 좁게 잡기 때문에, 장애를 가진 학생의 교육에 자금을 충분히 지원하지 못했다는 것이다. 학생의 장애가 자금 지원 모델에서와같이 인정되지 않는 경우, 자금 지원 모델은 아동의 교육에 대한 접근을 적절히 도와주는 데 필요한 재정지원을 해주지 못하는 점이 명확하다.
>
> 현재의 학교 환경에서는 적절한 지원을 받지 못하므로, 가족은 자녀가 필요로 하는 것을 반복해서 요구해야 한다. 이것은 특히 지적장애(또는 기타 특정 자금 지원 범주)로 진단받을 수 없는 학생들

에게 그러하다. 그리하여 그들은 교사의 보조 없이 주요 수업에 참석해야 한다. 이에 따라, 개별화 교육계획[IEP]이 자녀의 개별적 필요에 따라 학교에 의해 수립되었다 할지라도, 지원 인력의 부족으로 이를 항상 구현할 수는 없게 되는 실질적인 영향을 받게 된다. 최종적으로, 아동의 행동이 유지 혹은 악화되거나 학습과정이 정체되어, 결국 만족스럽지 못한 결과를 낳는 것이다.

위원회는 많은 학생들의 경우 학교 시스템에서 사용되는 장애에 대한 정보 또는 좁은 정의 때문에 자금 지원의 빈 틈새에 빠져서, 그들의 필요를 만족시켜주지 못한다는 증거에 대해 관심을 가지고 있다. 학교에서 추가적인 도움이 필요한 학생들을 위한 적정한 자금 지원은 그 학생들에 대한 충분한 자료에서부터 비로소 가능하다.

(Reeve, 출판 예정)

난산증을 공식적으로는 배제하는 영국의 BDA와는 달리, 전국적으로 학습장애인을 지원하는 AUSPELD라는 독립단체는 난산증을 특정학습장애로서 인정한다.

서호주 퍼스에 위치한 난독증 SPELD 재단은 이에 대해 매우 명확하게 접근한다. 나는 여기에서 그들의 대표인 맨디 네이튼Mandy Nayton과 수석 심리학자인 켈리 풀러튼Kelly

셸리의 사례

2015년 교육 심리학자들을 대상으로 한 강연에서 켈리 풀러튼은 한 학생의 사례 연구와 관련하여 이 접근방식을 설명했다.

- 7세 5개월. 현재 3학년이다. 발달력은 특별한 것이 없다. 청력 시력 검사상 정상범위였다. 지속적으로 학교에 다녔으며 행동 문제가 없는 인정받는 학생이었다. 어린이집이나 유치원에서 특이사항은 언급되지 않았다.
- 문해력 및 수리력 지연은 1학년에 처음으로 언급되었으며, 두 영역 모두에 걸쳐 학교 기반 지원이 제공되었다. 문해력 개입에 대한 반응은 긍정적(현재 그녀의 동료 수준)이었으나, 수리 능력은 계속해서 저조했다. 초기 수와 산수기술에 초점을 맞춘 개인지도를 18개월간 받았다. 담임 교사에 의해 진단검사 의뢰됨.

DSM-5 접근방식으로는 4가지 진단기준을 모두 충족해야 한다.

(계속)

1. 개선을 위한 직접적인 개입을 제공했음에도 불구하고, 6개월 이상 지속되는 기초학습기술 학습과 사용의 어려움.
   (a) Sally는 학교에서 교육과정 기반의 지원을 12개월 이상, 기술 기반의 전문가 개입을 18개월 동안 받았음에도 불구하고, 중재에 대해 만족스러운 반응을 하지 못했다.
   (b) 따라서 수리력 지연은 *지속적인* 것으로 간주된다.
2. 해당 기초학습기술이 연령에 의해 기대되는 정보보다 상당히 그리고 양적으로 저조할 뿐 아니라, 학업 및 직업 수행에 심각한 주장을 준다.
   (c) 이는 WIAT, Woodcock Johnson, TEMA와 같은 표준화된 연산유창성과 수 감각 평가도구 및 난산증 선별도구(Dyscalculia Screener)를 기반으로 할 수 있다.
   (d) 샐리는 수 감각과 연산유창성에서 연령 평균 이하였지만, 수리 이외의 인지 기능은 평균 범위에 있었다.
3. 학습의 어려움은 학령기에 시작되지만, 영향을 받은 학습기술에 대한 요구도가 개인의 제한된 능력을 초과할 때까지 두드러지지 않을 수도 있다(예: 시험시간 제한 및 과도한 학습 부담)
   (e) 샐리는 현재 학령기이며, 그녀의 교육 전반에 걸쳐 지속적인 수리력의 어려움을 경험해왔다.
4. 지적장애, 교정되지 않은 청력 및 시력의 어려움, 기타 정신 또는 신경학적 장애, 심리사회적 빈곤, 교육받는 언어에 대한 능력 부족 또는 부적절한 교육 경험으로 학습의 어려움이 더 잘 설명되지는 않는다.
   (f) 샐리는 평균 범위의 지적 능력을 가지고 있다.
   (g) 그녀의 청각과 시력이 정상범위 내에 있다.
   (h) 그녀는 정신적 또는 신경학적 장애를 가지고 있지 않다.
   (i) 샐리는 수리교육이 제대로 시행되는 학교에 꾸준히 다녔다.
   (j) 언어지연이 없다.

그러므로, 샐리의 지속적인 수리력 부진을 더 잘 설명할 수 있는 다른 요소가 없다. 따라서 샐리는 수리 능력의 특정한 결함, 즉 난산증을 가지고 있다.

Fullarton의 의견을 따르고자 한다. 그들의 난산증 진단은 *개입에 대한 지속적인 반응 실패*를 강조하는 DSM-5(제1장 참고)를 기반으로 하며, 다른 장애나 기타 어려움으로 인한 영향은 배제한다. 이는 입학 첫해 또는 그보다 더 일찍부터 아동의 난산증을 인지할 수 있음을 의미하는데, 지도(특히 특별한 지도)가 개입으로서 중요하기 때문이다.

미국

미국의 장애인 교육법[IDEA]은 제1장에서 언급했듯이, (난독증과 함께) 난산증을 인정한다.

미국 교육부의 특수교육 및 재활 서비스국은 주와 지방 교육 당국이 적절한 평가를 수행하고 적절한 도움을 제공하기를 요구하고 있다.

> 특수교육 프로그램 사무국[OSEP]은 편의시설을 어떻게 사용할지에 관한 자료를 포함해서 장애 아동에게 제공되는 서비스를 향상시키기 위해, 주, 학군, 학교 및 교사를 지원하는 자료와 자원을 개발하는 기술 지원 센터의 네트워크에 자금을 지원한다…. (이것이 지칭하는 것은) 시험 때 편의를 제공받는 것은 물론이고, 특수교육, 관련 서비스, 부가 지원 및 프로그램 수정이나 교직원 지원을 포함한 적절한 무료 공교육의 다양한 구성요소에 이른다.
>
> (Yudin, 2015)

"특수교육과 관련된 서비스가 필요한 모든 장애 아동이 인지되고, 찾아지고, 평가된다"[섹션 612 (a)(3), IDEA]. 이것은 개별화교육계획으로 이어질 수 있으며, 아마도 그래야만 할 것이다. 또한, 계획에 필요한 정보를 아동에게 제공하고 진행 상황을 정기적으로 모니터링해야 하는 법적 의무가 있다.

IDEA의 조항 외에도, 보험은 평가 및 지원 비용 일부를 담당할 수 있다. 이를 위해 DSM-5 및 ICD-10과 같은 바이블bible'을 참고하는 것이 필요하다. ICD-10은 '산수 기술의 특정 장애… 일반적인 지적장애 또는 부적절한 교육으로 설명할 수 없는'이란 용어를 사용한다. ICD-10-CM 코드는 치료비 환불을 목적으로 진단을 표시하는 데 사용할 수 있다. 그러나 DSM-5 또는 ICD-10은 특정 검사집을 명시하거나 권장하지 않으며, 산수 기술의 특정 장애에 대한 기준에 관해서도 기술하지 않았다.

누가 난산증을 평가할 자격이 있을까?

영국에서, 아이가 가르침에 반응하지 않고, 급우들보다 점점 더 뒤처지고 있다는 것을 알아차리는 사람은 교사일 것이다. 주립 학교의 모든 아동은 시험[SATS(법정 평가 시험)]을 2학년(약 7살) 때 치러야 하는데, 덕분에 교사나 부모는 뒤처지는 학생에 관한 정보를 제공받을 수 있다. 하지만, 첫해부터 학생이 식별될 수 있다면 더 좋을 것이다.

뒤처지는 학생을 위해, 교사는 전문가 지원 또는 EHCP를 위한 단계를 시작해 줄 수 있다. 때로는 걱정스러운 부모가 이 단계를 시작할 수도 있을 것이다. 여기에는 일반적으로 학교의 SENCO(특수교육 요구 코디네이터)가 관여하는데, 그들은 아동의 평가를 위해 교육 심리학자 또는 기타 자격을 갖춘 전문가에게 의뢰할 수 있다. 그러나 많은 사립학교와 지방 교육 당국의 통제를 받지 않는 학교를 포함하여, 모든 학교에 SENCO가 있는 것은 아니다.

공식적인 평가가 요청되었다면, 누가 그것을 수행할 자격이 있는지에 관한 문제가 발생한다. 불행히도 난산증을 평가하기 위한 훈련을 받은 교사나 심리학자들은 드물다. 교사연수교육, 교육 심리학 대학원 과정 및 지속적인 전문 연수과정을 해 본 나의 경험상, 절반이 채 안 되는 인원만이 과정에 들어오기 전에 난산증에 대해 들어 본 적이 있었다.

내가 언급했듯이, 영국에서는 난산증이 정부에 의해 인정되지 않으며, 특정학습장애 평가 및 표준 위원회[SASC]가 특정학습장애 평가자 인증을 부여하는 과정을 감독하고 승인한다. 현재, 특수교사를 위한 특정학습장애 평가자 인증을 부여하는 3개의 기관이 있는데, BDA, PATOSS, 난독증 길드(훈련 기관으로서의 '디스렉시아 액션Dyslexia Action'을 거느린)가 그것이다.

AMBDA(BDA의 준회원 자격)는 특정학습장애 평가자 인증을 받을 수 있는 자격을 부여한다.

PATOSS는 '특정학습장애를 가진 학생을 가르치는 교사들의 전문가 협회'이다. 난독증을 깊게 그리고 상세하게 다루지만(이메일은 info@patoss-dyslexia이다), 난산증에 대해서는 거의 다루지 않는다.

디스렉시아 액션Dyslexia Action은 '영국 난독증협회[BDA] 및 특정학습장애 평가 표준위원회[SASC]의 인증을 받은 전문교사 교육'을 제공한다. 그곳에서는 교사와 보조교사에게 레벨 4의 단기 코스를 제공하는데, 이것이 난산증을 평가할 수 있는 자격은 아니다.

이 모든 것이 의미하는 바는 제대로 평가를 수행할만한 훈련이나 경험을 가진 임상, 작업, 교육 심리학자를 찾는 것이 여전히 매우 어렵다는 것이다.

그럼에도 불구하고 난산증에 대해 폭넓은 경험을 가진 전문 센터가 있다. 그중 하나는 나와 함께 일했던 제인 에머슨Jane Emerson과 도리안 여Dorian Yeo가 공동으로 설립한 에머슨 하우스이다(상기 참고). 일부 대학은 클레어 트롯Clare Trott이 난산증 학생 식별과 지원에 대한 기록적인 실적을 올린 러프버러대학Loughborough University의 수학 교육 센터와 같은, 특수교육 요구를 가진 학생들을 위한 전문 센터를 지정하기도 한다.

몇 개의 특정학습장애에 대한 대학원 과정에 이제 난산증이 포함되기 시작했다.

검사

심리학자들은 아이들을 같은 나이의 다른 아이들과 어떻게 비교할지 알려주도록, 표본 아동을 가지고 만든 기준치가 있는 다양한 검사를 사용한다. 이때 아동이 또래들과 유의미하게 다르다고 결정할 수 있는 기준점 결정이 필요하며, 이 기준점은 본질적으로 백분위 수(예: 가장 낮은 10%) 또는 표준편차의 임의 지점이다. 「웩슬러 개인 성취도검사[WIAT II]」 또는 「영국 능력 척도British Abilities Scale」 같은 심리 검사집을 통해, 평가자는 일반인지 능력검사와 수학 하위 검사의 수행을 비교해 볼 수 있다. DSM-IV로 수학 학습장애 진단을 내리기 위해서는 수학의 수준과 IQ 수준 사이에 상당한 격차가 차이가 있어야만 했다(DSM-5는 아니다. 위와 제1장 참고). 그러나 이러한 검사는 일반적인 인지문제에 기인한 부분과 구별되는 다른 원인에 의한 수학 장애와 난산증을 구별하지 못한다.

다양한 기관과 사람들이 다음과 같이 일상생활에서 발생할 수 있는 난산증 증상 체크리스트를 제공해 왔다

- 더하기, 빼기, 곱하기 및 나누기 수행이 일정하지 못함.
- 재무 계획 및 자금 관리에 능하지 못함.

■ 총액, 거스름돈, 팁, 세금을 계산할 때, 암산이 너무 느림.
■ 시간을 관리하는데 어려움.
■ 자주 지각함.

또한, 다음과 같이 수리 능력과 관련이 있을 수도 있고 없을 수도 있는 증상도 종종 포함된다.

■ 이름을 잘못 외운다.
■ 이름과 얼굴을 잘 연결하지 못함.
■ 같은 문자로 시작하는 다른 이름으로 대체함.

내 생각에 체크리스트는 기껏해야 적절한 평가가 필요함을 알려줄 뿐이다.

파이퍼 수학 평가

이것은 '능숙한 수학능력 습득을 지원하는 근본적인 신경발달과정을 조사하도록 고안된 수학에 대한 포괄적인 검사'이다. 종이와 연필을 사용하는 시간제한이 있는 검사이며, 연령별로 나뉜 미국의 대규모 표본 집단에서 표준화되었다. 그것은 세 가지 지수를 제공한다.

■ 언어지수Verbal Index는 자동적 사실 검색 및 수학의 언어적 구성요소를 측정한다.
■ 절차 지수Procedural Index는 학생의 수 세기, 수 배열 및 순서대로 놓기 그리고 수학적 절차 수행을 측정한다.
■ 의미 지수Semantic Index는 시공간 및 개념적 요소를 측정하는데 크기 표상, 패턴과 관계, 더 높은 수준의 수학적 문제 해결, 수 감각이 포함된다. 여기에는 숫자 비교도 들어간다.

내가 아는 한, 이 검사의 신뢰성에 대한 동료 평가 보고서는 없다. 이 검사는 10번의 검사에 미화 502달러가 든다(http://bit.ly/2ENshUv).

전산화 검사

현재 아동과 성인의 난산증을 특정하게 평가할 수 있는 몇 가지 온라인 테스트가 나와 있다.

코그니핏

이것은 그들 스스로 "혁신적인 난산증에 대한 신경심리학적 평가로, 수학 기반의 학습 장애를 가졌을 위험을 완전하게 인지적으로 선별, 평가하게 해주며, 뛰어난 신뢰도를 가졌다"라고 묘사한다. 웹 사이트는 어른을 대상으로 한 인지 훈련의 효과만을 언급하는데, 그 방법의 타당성이나 신뢰성에 대한 언급은 없다. 비용은 £49.95(약 79,000원)이다(http://bit.ly/2C1DEW3).

난산증 검사 — 교사용

이것은 경험 많은 난산증 전문가 토니 아트우드Tony Attwood에 의해 개발되었다. 이것은 시간제한이 없는데, 내가 이 책에서 자세히 주장했듯이, 수리 과제를 하는데 걸리는 시간이 진단에 중요하기 때문에 문제가 된다. 이 검사의 신뢰도나 타당도에 대한 증거가 있는지가 명확하지 않다. 검사가 완료되면 보고서가 전송된다. 비용은 £59.95(약 95,000원)이다(http://bit.ly/2nJaEOy).

수리 능력 선별도구

이것은 선도적인 뇌와 수리 인지 전문가인 다니엘 안사리Daniel Ansari의 연구실에서 개발되었다. 이것은 두 가지 검사를 기반으로 하는데, 두 점 배열의 크기와 두 숫자의 크기를 비교하는 것이다. 안사리와 동료들은 이 검사, 특히 숫자 테스트가 산수 능력과 관련이 있다는 광범위한 동료 평가를 증거로 제시했다. 이 검사는 항목별로 시간이 지정되어 있지 않았지만, 제한 시간 내에 완수된 항목 수가 중요하다. 그러나 그들은 또한 다음과 같은 점을 지적한다.

수리 능력 선별도구는 진단도구가 아니다. 이것은 아동이 발달성 난산증처럼 수리 및 수학에서 특정한 학습의 어려움을 가졌는지 알아내는 데 사용될 수 없다. 그것은 학생들의 잠재적인 강점과 약점에 대한 선별도구로서 만들어진 것이다. 수리 능력 선별도구는 교사, 부모 및 교육 심리학자에게 아동의 수리적 정보처리 능력을 알려주는 많은 검사 중 하나일 뿐이다. 다시 말해서 수리 능력 선별도구에서 낮은 점수는 부모, 교사, 심리학자에게 추가적인 검사가 필요함을 알려주는 역할을 할 수 있다.

이것은 무료이다(http://bit.ly/2C1HI8L).

파나매쓰

이것은 존스홉킨스대학의 저스틴 핼버다Justin Halberda와 그의 동료들이 '수 감각'을 검사하기 위해 개발했다(제2장 참고). 그것은 폭넓게 평가되었고 동료 평가 간행물에 보고되었다. 이것은 점 배열 중에서 더 큰 것을 선택할 수 있는 능력과 산수능력 사이에 합리적인 상관관계가 있음을 보여준다. 수행능력은 연령과 상관이 있고, 그들은 연령별 자료를 제공한다. 수행 저하는 적절한 평가가 필요함을 알려주는데, 이 검사 자체는 난산증 검사가 아니다. 이것은 무료이다(www.panamath.org/index.php).

난산증 선별도구

이 선별도구는 이 책에서 취한 난산증에 대한 접근방식을 기반으로 한 것이다. 이것은 영국의 6~14세 인구를 대상으로 표준화되었다. 이것에는 두 가지 *핵심 역량*검사(점 계수 및 숫자 비교)와 함께, 한 자릿수 더하기 및 나이든 대상자를 위한 한 자릿수 곱셈에 대한 시간제한이 있는 검사가 포함되어 있다. 학생은 역량검사에서 하위 7%를 받을 경우, 난산증으로 간주된다. 소프트웨어는 '결과에 대한 설명'과 '산수 검사는 잘하지 못했지만, 역량검사는 정상인 사람들과 난산증을 구별시켜주는 설명'을 제시한다. 이 접근방식이 유효하고 신뢰할 수 있다는 광범위한 증거가 있다(제4장). 수험자당 비용은 £6.10(약 9,600원)이다(http://bit.ly/2BersnT)(솔직히 말해서 나는 판매 건당 수수료를 받는다).

난산증 선별도구

이것은 위에 나온 난산증 선별도구와 이름은 같지만, 16세 이상을 위한 것이라는 점과 표준화되지 않은 것으로 보인다는 점에서 다르다. 이것은 iansyst라는 다른 회사에 의해 개발되었고, 다른 원리를 기반으로 한다.

> 난산증 선별도구는 청소년과 성인의 난산증 선별을 위한 첫 번째 단계를 제공한다. 광범위한 연구가 수행되어 다양한 연습법이 개발되었으며, 완료 즉시 전체 백분율에 기반한 즉각적인 결과를 제공받을 수 있다…. 난산증 선별도구는 두 가지 주요 목표 위에 세워진 모델을 기반으로 하는데, 첫째는 학생의 수에 대한 이해이고 둘째는 다른 시스템에 수 응용의 이해이다. 이 모델은 여섯 가지 핵심 영역을 포괄한다.

세부 검사는 웹 사이트에 설명되어 있지 않으며, 피험자가 난산증인지를 결정하는 데 어떤 기준치가 사용되는지 명확하지 않다. 나는 신뢰도나 타당도에 대해 발표된 자료를 아직 확인하지 못했다. 피험자당 비용은 £30(약 47,000원)이다.

개입을 위한 평가

여기서 나는 도리안 여Dorian Yeo와 그녀의 동료 제인 에머슨Jane Emerson과 파트리샤 밥티Patricia Babtie의 과제를 인용한다. 나와 도리안과의 저서에서 초점은 평가보다 개입에 있었다(Butterworth & Yeo, 2004). 에머슨과 밥티는 도리안에 이어서, 자체 개발한 체계적인 평가 시스템을 사용하여 개별 학생을 위한 *교육계획*을 제시하였다(Emerson & Babtie, 2013; 2014). 그들은 핵심 역량('수 감각')에 대한 평가로부터 시작해서 기억력이나 순서배열과 같은 관련 영역-일반적인 인지 능력과 언어, 읽기, 주의력 및 불안처럼 함께 발생하는 발달 문제를 평가한다.

평가는 수 감각부터 시작한다. 최대 4개의 개체를 직산하고, 최대 20개까지 개체를 어림하고, 말로 세고, 숫자를 읽고 쓰는 비공식 검사가 시행된다. 수 세기 기술은 초기 학생들에게 특이 유용한데, 수에 대한 기본 이해를 반영하며 산수의 개념적 기반을 형성하기 때문이다(Fuson, 1988; Gelman & Gallistel, 1978 및 제3장).

에머슨과 밥티는 이러한 평가 결과를 교육계획에 연결한다. 예를 들어, 학생들이 적은 수의 직산에 문제가 있는 경우, 교육계획에서는 주사위 패턴을 가지고 연습하거나, 수를 하나씩 세는 난산인의 거의 보편적인 전략 대신 한 번에 수량을 인지하도록 장려한다. 그들은 또한 수 세기보다는 한 번에 인지를 장려하기 위해, 사물을 잠깐 보여주고 가리기를 권한다. 만약 큰 수량에 어려움을 가지고 있다면, 계획에는 개체의 무작위 배열을 10개씩 세트로 묶은 다음 전체를 세도록 하는 게임을 포함시킨다. 이것은 어림과 기존의 십진법 이해에 도움이 된다.

난산인은 십진법 자릿값 체계와 같은 고급 수리 개념에 대한 지식을 가지고 있을 수 있으나, 이것들은 확실하지 않고 불완전할 수 있다. 추가 평가 및 교육계획이 필요하다.

동반 이환의 문제

에머슨과 밥티는 경험이 풍부한 특수 교사로서, 난산증 외에도 발달 장애가 빈번하게 동반되며, 그것을 별도로 평가해야 하며, 필요한 경우 별도의 개입으로 이어져야 함을 잘 알고 있다.

일반적으로 가장 흔히 발생하는 장애 중 하나는 난독증이다. 영국난독증협회는 "발달성 난산증은 종종 난독증 또는 ADHD/ADD와 같은 다른 발달장애와 자주 동반된다"(www.bdadyslexia.org.uk/dyscalculia)라고 명시한다. "학습장애는 동반 발생이 예외가 아닌 규칙인 것 같다"라는 말이 나올 만하다. 이 말은 기껏해야 과장된 말이다.

〈표 9.1〉에서 이러한 신경발달 상태에 대한 표준 정의를 살펴보자.

'동반 이환'이라고도 하는 공병률이 우연히 예상되는 것보다 훨씬 높다는 것이 현재 사실로 드러났다. 관련 신경발달 장애의 유병률 추정치는 〈표 9.2〉에 나와 있다.

〈표 9.2〉에서의 두 가지 상태 중 어떤 조합의 동시 발생도 통계적으로 유의미하다. 난독증과 난산증을 예로 들자면, 난독증의 유병률을 7%로 추정한다면 난산증은 6%로 볼 수 있으며 이때 추정된 난독증 아동의 6%는 난산증도 가지고 있다고 볼 수 있다. 7%의 6%가 0.42%이므로, 우연히 둘 다 발생할 확률은 매우 드물다. 하지만 한 인구기반 연구에서, 2~4학년 아동의 23~49%가 문해력과 수리력에서의 장애를 동시에 가지고 있음을 발견했다(Landerl & Moll, 2010). 이처럼 상당한 동시 발생 성향이 있음에도 불구

〈표 9.1〉 특정학습결함의 정의

특정학습장애	정의
발달적 난독증	낮은 지능 지수, 감각적 어려움, 정서장애나 학교에서의 부적응에 기인하지 않은 읽기를 학습하는 것에 있어 발달적인 어려움.
발달적 난산증	주어진 생활연령, 교육, 지능에 근거하여 기대되는 수준에 비해 산술적 표준화 검사에서 상당한 저성취를 보이며 학업 성취와 일상생활을 방해함.
주의력 결핍/과잉행동 장애	부주의함, 과잉행동, 충동성의 증상을 보이며 이러한 증상이 임상적으로 그들의 사회적, 학업적, 직업적 기능을 수행하는 데 상당한 어려움을 야기함.
자폐스펙트럼장애	사회적 상호작용, 의사소통에 어려움이 있으며 반복적, 상동 행동을 보임.
단순언어장애	감각적 또는 환경적 결핍에 기인하지 않은 수용 및 표현 언어에서의 상당한 결함과 정상범위의 비구어적 지능 지수를 동반함.

DSM-IV와 ICD 10으로부터 적용.

〈표 9.2〉 2000~2009년의 5가지 특정학습장애의 추정 유병률

특정학습장애	추정 유병률(%)
난독증	4~8
난산증	3.5~6.5
주의력 결핍/과잉행동 장애(ADHD)	3~6
자폐스펙트럼장애(ASD)	1
단순언어장애(SLI)	7

From Bishop, 2010; Butterworth & Kovas, 2013.

하고, 난독증이 *아닌* 난산증 환자나 난산증이 아닌 난독증 환자는 더 많은 것이다. 사실, 내가 검사한 난독증 환자 중 가장 심한 사람인 캘비스 잰슨Kalvis Jansons 박사는 자신의 상태에 대해 글을 쓴 그는 저명한 수학자이다. 따라서 연구는 동시 발생이 난독증과 난산증의 규칙이 아니라는 것을 보여준다.

그러나 동시 발생률에 대해 여전히 설명이 필요하다. 최근 연구에서 우리가 시도한 것이 바로 그것이다(Butterworth & Kovas, 2013). 우리는 세 가지 유형(인지, 신경 및 유

전)의 가능한 설명을 살펴보았다. 평가에서의 함의를 설명하기 전에 이 내용을 간단히 검토해 보겠다.

동시 발생하는 특정학습장애에서 인지 요인

영역-일반적 설명

BDA 문헌에는 "동반 발생은 작업기억력처럼 장애 간에 공유되는 위험 요인의 결과라고 일반적으로 여겨진다"라고 나와있다. 현재 작업기억력의 측정을 위해, 제시된 순서대로 일련의 숫자를 다시 말하거나 기억의 내용을 수정하는 기능을 다루기도 한다. 난독증과 일련의 단어나 숫자를 되풀이하는 능력이 다소 저하된 것이 연관되어 있기는 하나, 다른 특정학습장애에서는 상황이 훨씬 덜 명확하며, 어떤 작업기억 과제가 사용되느냐에 따라 다르다. 사실, 특정학습장애는 실제로 일부 IQ 검사 수행에서 좋지 않은 결과를 초래할 수 있다. 이것은 IQ 검사가 읽기와 이해 그리고 적정한 수준의 수리력에 달려있다는 가장 명백한 부분이다. 제5장에서, 나는 작업기억, 지능 또는 처리속도의 결함이 수학 시험에서의 수행을 저하시킬 수 있지만, 난산증을 유발하지 않는다고 주장한 바 있다.

또 다른 접근방식은 이러한 다른 상태들이 실제로 난산증을 *유발*한다고 보는 것이다. 여기서 문제는 〈표 9.1〉의 다른 상태가 교사와 부모가 알아차리도록 일상생활에 영향을 미치기 때문에 난산증보다 더 잘 알려져 있으며, 일반적으로 더 분명하다는 것이다. 이는 난독증, ADHD, 자폐증 또는 단순언어장애로 의뢰될 확률이 더 높다는 뜻이다. 그러므로 우리는 "평가되지 않은 특정학습장애는 평가된 특정학습장애의 *결과*로 간주되기 쉽다"라는 점을 지적한다.

코바스Kovas와 나는 광범위한 연구를 바탕으로, 이들 각각의 상태는 난산증의 기저에 있는 핵심 결함과는 매우 다른 특정 *핵심 인지 결함* 때문이라고 주장한다.

난독증: 대부분의 진단받은 아동은 *음운론적 결함*을 가지고 있다(Snowling, 2000).

ADHD: ADHD 진단을 받은 아동은 몇 가지 핵심 인지 결함을 가질 수 있는데, 주의력 결함과 행동 조절의 결함이 있으며, 특히 억제의 결함이 포함된다.

ASD[12]: 자신과 다른 사람들의 생각과 감정을 표상하는 능력의 핵심 결함이 이 상태와 관련이 있다. '마음 이론'의 결핍이라고도 한다(Baron-Cohen et al., 1985).

SLI[13]: 난독증과 공유되는 음운론적 결함을 포함한 구문 및 단어 이해의 결함을 포함하는 몇 가지 핵심 결함의 결과(Bishop & Snowling, 2004).

신경학적 설명

내가 제6장에서 양측 두정엽 특히 두정열에 초점을 맞춰 약술한 난산증에 특정한 신경학적 이상과 공유되는 다른 상태들의 신경학적 시스템 이상은 없는 것으로 보인다. 〈표 9.3〉은 특정학습장애에서 주요한 구조적 차이에 대해 언급한다.

〈표 9.3〉 특정학습장애를 가진 발단자가 대조군과 유의미하게 다른, 전형적인 구조적 뇌 영상 결과들(GMD: 회백질 밀도, WM: 백질)

	전형적 발달과 비전형적 발달 간의 구조적 차이점	출처
난독증	좌측 하측두회(left inferior temporal gyri)의 회백질 감소; 좌측 중측두회(left middle temporal gyri)의 회백질 감소; 좌측 궁형다발(left arcuate fasciculus)에서의 백질 감소	(Silani et al., 2005)
주의력 결핍/과잉행동 장애	전반적인 뇌 용적과 피질골(cortical) 두께의 감소; 전대상피질(anterior cingulate cortex) 용적의 감소; 전두엽(frontal cortex) 용적의 감소; 기저핵(basal ganglia), 변연계(limbic system), 소뇌(cerebellum)	(Krain & Castellanos, 2006; Makris et al., 2010; Proal et al., 2011)
자폐스펙트럼장애	전 생애에 걸쳐 회백질과 전체 뇌의 용적이 더 큼, 전두엽에서 가장 두드러짐; 사춘기 전 시기의 백질용적이 더 큼	(Amaral, Schumann, & Nordahl, 2008)
단순언어장애	좌측 페르실비안(left perisylvian) 용적을 포함한 페르실비안 영역에서의 비정상적 불균형	(Jernigan et al., 1991) (Soriano-Mas et al., 2009)
난산증	좌측 두정열(left intraparietal sulcus)에서의 회백질 감소	(Isaacs et al., 2001)

Adapted from Butterworth & Kovas, 2013.

12) 자폐스펙트럼장애(역자 주).
13) 단순언어장애(역자 주).

유전적 설명

난산증이 선천적인(출생 시부터 존재) 것처럼 보이지만, 제7장에서 논의했듯이 항상 유전된다는 의미는 아니다. 현재의 연구에 따르면, 모든 인지 특성은 작은 영향을 끼치는 많은 유전자의 영향을 받는 다원유전자성이다. 또한 '다면발현성'도 있는데, 동일한 유전자가 다양한 인지과정에 관여하는 다양한 성향에 영향을 미칠 수 있다.

쌍생아 연구는 같은 유전자가 아마도 모든 학업 성취를 뒷받침하는 다양한 신경인지 과정에 영향을 미친다는 점을 시사한다. 쌍생아 연구는 또한 ADHD(특히 부주의) 및 읽기/수학 사이에, 자폐스펙트럼장애와 ADHD/언어 사이에, 읽기, 언어 및 수학 지연 사이에, 중간 수준부터 상당한 수준까지 유전적 연관(동일한 유전자가 다양한 조건에 영향을 미치는 정도)을 시사한다.

그러나 유전적 변이의 상당 부분은 단일 인지영역에만 연관된다. 예를 들어, 7년 동안 실시된 대규모 쌍둥이 연구에서 유적적 변이의 약 30%가 수학에만 특정한 것이었다(Kovas et al., 2007). 이 발견은 다른 연구에서도 재현되었다.

인지 및 행동과 관련된 DNA 표지자 즉, 유전자 변형은 어떤 특성에든 매우 작은 영향만을 미치며, 영향을 받지 않은 사람과 영향을 받는 사람을 구분해 줄 뿐 아니라, 정규 분포의 정상범위의 변동도 설명할 수 있을 정도로, 전체 범위에서 작동하는 것처럼 보인다. 읽기와 수학 모두에 관여하는 몇몇 표지자가 있다는 제안이 최근에 나오고 있으나, 인과적 경로는 아직 명확하지 않다.

평가에서 특수학습장애 동시 발생의 의미

이러한 장애들은 선천적이지만, 상대적으로 비교적 늦은 아동기까지도 식별이 되지 않기도 한다. 그리고 우리가 보았듯이 교사, 학부모, 심지어 교육 심리학자와 같은 전문가조차도 난산증에 대해 잘 모르는 경우가 있다.

위에서 제안한 바와 같이 평가된 상태가 평가되지 않은 상태를 일으키는 것으로 간주된다면, 이는 학생과 그들의 교사 및 부모에게 심각한 결과를 초래할 수 있다.

예를 들어, 난산증을 가진 아동이 ADHD로 평가받았다면, 수학 장애가 ADHD에서 유래된 것으로 여겨지고, 약물(예: 메틸페니데이트methylphenidate)로 치료하게 될 것이고, 난산증을 가진 학생을 위한 전문적인 도움은 없을 것이다.

마찬가지로, 난독증을 가지고 있으며 난산증도 가지고 있는 아동의 경우, 읽기 장애를 치료하기 위해 고안된 학습 프로그램이 주어질 것이다.

따라서 각 증상을 개별적으로 평가하는 것이 좋다. 즉, 학생에게 난독증과 수학 어려움이 있는 경우, 동반 발생하는 난산증이 있는지 알아보기 위해 두 가지 모두를 평가하고 평가 결과를 이용해 적절한 중재를 계획하도록 권장된다.

요약

■ 평가의 주요 목적

- 지역 또는 국가 법률과 규정에 따른 *지원을 평가한다.*
- *개입을 위한 평가*는 수 영역에서 학생의 강점과 약점을 체계적으로 검토해야 한다.

■ 평가 방법

- 난산증을 다른 낮은 성취의 원인과 구별해야 한다.
- 표준화된 산수 검사의 기준치는 난산증을 식별하지는 못할 것이다.
- 중재에 대한 지속적인 반응 실패(DSM-5)는 위험군 아동을 선별하는 데 유용하다.
- 난산증 선별도구Dyscalculia Screener와 같은 난산증에 특화된 검사는 *핵심 결함*을 평가할 것이다.

■ 동반 이환의 문제

- 난산증은 우연히 예상되는 것보다 훨씬 더 자주 다른 신경발달장애와 함께 발생한다.
- 난산증은 난독증, ADHD 또는 자폐증보다 덜 알려져 있기 때문에, 난산증 학생은 산수 어려움의 원인으로 종종 간주되는 다른 상태 때문에 의뢰되기도 한다.

- 그러므로 이 모든 상태를 일으킨다고 알려진 공통적인 인지적, 신경학적, 유전적 원인은 없다.
- 난산증은 별도로 평가해야 하며, 중재도 특화해서 설계되어야 한다.

참고문헌

Amaral, D. G., Schumann, C. M., & Nordahl, C. W. (2008). Neuroanatomy of autism. *Trends Neurosci*, 31(3), 137–145. doi: 10.1016/j.tins.2007.12.005

Baron-Cohen, S., Leslie, A. M., & Frith, U. (1985). Does the autistic child have a "theory of mind"? *Cognition*, 21(1), 37–46. doi: 10.1016/0010-0277(85)90022-8

Bishop, D. V. M. (2010). Which Neurodevelopmental Disorders Get Researched and Why? *PLoS ONE*, 5(11): e15112. doi: 10.1371/journal.pone.0015112

Bishop, D. V. M., & Snowling, M. (2004). Developmental Dyslexia and Specific Language Impairment: Same or Different? *Psychological Bulletin*, 130, 858–886.

Butterworth, B., & Kovas, Y. (2013). Understanding Neurocognitive Developmental Disorders Can Improve Education for All. *Science*, 340(6130), 300–305. doi: 10.1126/science.1231022

Butterworth, B., & Yeo, D. (2004). *Dyscalculia Guidance*. London: nferNelson.

Emerson, J., & Babtie, P. (2013). *The Dyscalculia Assessment* (Second edition). London: Bloomsbury Education.

Emerson, J., & Babtie, P. (2014). *The Dyscalculia Solution: Teaching Number Sense*. London: Bloomsbury Education.

Fuson, K. C. (1988). *Children's Counting and Concepts of Number*. New York: Springer Verlag.

Gelman, R., & Gallistel, C. R. (1978). *The Child's Understanding of Number* (1986 edition). Cambridge, MA: Harvard University Press.

Isaacs, E. B., Edmonds, C. J., Lucas, A., & Gadian, D. G. (2001). Calculation difficulties in children of very low birthweight: A neural correlate. *Brain*, 124, 1701–1707.

Jernigan, T. L., Hesselink, J. R., Sowell, E., & Tallal, P. A. (1991). Cerebral structure on magnetic resonance imaging in language- and learning-impaired children. *Archives of Neurology and Psychiatry*, 48(5), 539–545. doi: 10.1001/archneur.1991.00530170103028

Kovas, Y., Haworth, C. M., Dale, P. S., & Plomin, R. (2007). The genetic and environmental origins of learning abilities and disabilities in the early school years. *Monograph of the Society for Research in Child Development*, 72(3), 1-144.

Krain, A. L., & Castellanos, F. X. (2006). Brain development and ADHD. *Clin Psychol Rev*, 26(4), 433-444. doi: 10.1016/j.cpr.2006.01.005

Landerl, K., & Moll, K. (2010). Comorbidity of learning disorders: prevalence and familial transmission. *J Child Psychol Psychiatry*, 51(3), 287-294. doi: 10.1111/j.1469- 7610.2009.02164.x

Makris, N., Seidman, L. J., Valera, E. M., Biederman, J., Monuteaux, M. C., Kennedy, D. N., Caviness, V. S., Jr., Bush, G., Crum, K., Brown, A. B., & Faraone, S. V. (2010). Anterior cingulate volumetric alterations in treatment- naive adults with ADHD: a pilot study. *J Atten Disord*, 13(4), 407-413. doi: 10.1177/1087054709351671

Proal, E., Reiss, P. T., Klein, R. G., Mannuzza, S, Gotimer, K, Ramos-Olazagasti, M. A., … Castellanos, F. X. (2011). Brain gray matter deficits at 33-year follow-up in adults with attention- deficit/hyperactivity disorder established in childhood. *Archives of General Psychiatry*, 68(11), 1122-1134. doi: 10.1001/archgenpsychiatry.2011.117

Reeve, R. (in press). Math Learning Difficulties in Australia. In A. Fritz-Stratmann, V. Haase, & P. Räsänen (Eds), *International Handbook of Math Learning Difficulties: From the Lab to the Classroom*. Sao Paulo, Brazil: Springer.

Silani, G., Frith, U., Demonet, J. F., Fazio, F., Perani, D., Price, C., Frith, C. D., & Paulesu, E. (2005). Brain abnormalities underlying altered activation in dyslexia: a voxel based morphometry study. *Brain*, 128(10), 2453-2461. doi: 10.1093/brain/awh579

Snowling, M. J. (2000). *Dyslexia*. Oxford: Blackwell.

Soriano-Mas, C., Pujol, J., Ortiz, H., Deus, J., Lopez-Sala, A., & Sans, A. (2009). Age-related brain structural alterations in children with specific language impairment. *Hum Brain Mapp*, 30(5), 1626-1636. doi: 10.1002/hbm.20620

Yudin, M. K. (2015). [Specific learning disabilities]. Washington DC: United States Department of Education. Retrieved from www2.ed.gov/policy/speced/guid/idea/memosdcltrs/guidance- on-dyslexia-10-2015.pdf

제10장

난산증 학생을 위한 중재

설명 수준	설명 방법	교육적 맥락
행동 수준	제2장 수 감각	제8장 사회, 학교 그리고 집
인지 수준	제3장 산수 스타터킷 제4장 난산증의 원인으로서 핵심 결함 제5장 산수 능력의 발달	제9장 평가 **제10장 중재**
신경 수준	제6장 뇌 구조와 기능	제11장 정책
유전 및 기타 원인은 제7장		

이 책에서 주장하려는 중재에 대한 접근방식은 세 가지 기초에 기반한 것이다. 첫 번째 기초는 뛰어난 난산증 특수교사인 고인이 된 도리안 여와 일했던 나의 경험이다. 그녀는 난산증, 난독증 및 기타 발달장애 아동을 위한 전문 교육 시설인 '에머슨 하우스'를 공동 설립했다. 그녀의 방법은 혁신적이기도 하고 영향력도 있다. 영국에서 많은, 아마도 대부분의 최고의 난산증 교사는 그녀에게 배웠거나 그녀를 따르고 있다. 아쉽게도, 여전히 전문교사가 너무 적다(제11장 참고). 도리안과 나는 완전히 다른 방향에서 난산증에 이르렀지만, 영역-특정적인 핵심 역량이 수 개념과 산수의 바탕이 되며 그것은 집합과 집합에 대한 조작에 기반하고 있음에 의견을 같이한다, 우리는 또한, 난산증은 이러한 핵심 역량의 결함에 의해 유발된다는 견해를 가지고 있다. 그러므로 난산증 학생을 가르치기 위해서는 기호로 계산하는 작업으로 나아가기 전에, 집합과 집합 내부 및

집합들 사이의 관계 지도가 선행되어야 한다. 이 처방은 초등학교 교사들에게는 놀라운 일이 아니다.

그녀의 두 번째 원리는 '가르침은 세심한 진단평가에 기반해야 하며, 활동은 개별 학생의 현재 이해수준에 맞게 *조정*되어야 한다는 것'이다. 난산증의 경우, 월요일에 이해했던 것을 화요일에는 잊어버릴 수 있으므로, 기억을 새롭게 되살릴 필요가 있다. 이 장에서 내가 말할 내용의 대부분은 『난산증 지침Dyscalculia Guidance』(Butterworth & Yeo, 2004)이라는 우리의 책에 기반한 것이다. 이 책은 집합부터 시작해서 추상적인 수의 표상에 이르기까지, 체계적으로 진행되는 일련의 활동을 제공한다. 좋은 교사는 이 순서를 개별 학생에 맞춰 조정할 것이다.

도리안에게서 배운 사람 중에는 제인 에머슨과 파트리샤 밥티가 있는데, 그들은 지금까지 난산증에 대한 4권의 책을 썼다. 그들의 책 『난산증 평가The Dyscalculia Assessment』와 『난산증 해법Dyscalculia Solution』(Emerson & Babtie, 2013; 2014)은 비전문가도 도리안의 접근방식을 접할 수 있도록 고안되었다. 그들은 산수의 강점과 약점을 평가하는 방법에 대한 상세한 정보를 제공했으며, 학생이 강점 영역을 연습하고 확장하고 약점 영역을 강화하는 데 도움이 될 수 있는 활동을 제안한다.

두 번째로, 디지털 기술이 어떻게 학생의 현재 능력 수준에 맞는 맞춤형 활동을 제공할 수 있는지에 대해, 이 책에서는 아무런 언급을 하지 않았다. 이상적인 경우, 이러한 활동은 *디지털 도리안digital Dorian*(숫자로 된 집합에서 계산으로 진행)이 될 것이다. 이를 위해 우리는 UCL 교육연구소의 디지털 기술 학습 교수인 다이애나 로릴라드Diana Laurillard의 성과물에 전적으로 기대어왔다. 우리는 난산증과 초기 학습자를 위해 적절한 활동, 최고로 유익한 피드백과 학습자의 현재 역량에 맞춤을 기반으로 한 디지털 게임 개발을 위해 협력해왔다. 디지털 게임의 한 가지 중요한 측면은 교사, 학부모, 학생 등 다른 사람들이 당신이 실패하는 것을 볼 수 없다는 점이다. 우리는 이것만으로도 두려움을 줄일 수 있다고 생각한다.

세 번째 기초는 제6장에 설명된 기본 수리 과정을 위한 신경 시스템과 뇌가 학습하는 방법에 대해 최근에 우리가 발견한 것이다. 간단히 말해서, 뇌는 오류-예측 과정을 통해 학습한다(이 생각에 관한 명확한 비기술적 설명은 2007년 Frith 참고). 뇌는 행동의 결과를 예측하는데, 피드백은 목표에 도달하거나 더 가까워지도록 예측을 수정할 수 있다. 목표물을 겨냥한 궁수를 생각해 보라. 궁수는 현재 행동이 과녁에 명중할 거로 예측한다. 실제로는 화살표가 과녁의 왼쪽으로 날아갔다고 가정해 보자. 이 정보가 주어지면, 궁수는 다음에 조금 더 오른쪽으로 조준하며 오류가 최소화될 거로 예측할 것이고, 그 예측에 비추어 새로운 행동을 고안할 것이다. 만약, 화살이 단순히 과녁에 맞았는지에 대한 피드백이라면 궁수가 적절한 수정을 할 만큼 충분한 정보가 아닐 것이다. 새로운 예측으로 인해 왼쪽으로 더 옮겨서 조준하는 결과를 낳는 것처럼, 이로 인해 더 큰 오류로 이어질 수도 있다.

이 예시에서 또 다른 중요한 점은 화살의 조준이라는 행동은 과녁을 맞힌다는 목표 달성을 위해 적절하다는 것이다. 이것은 객관식 문제에서 상당히 다른 여러 선택지 중에서 하나의 응답을 선택하는 것과는 다르다. 대안들의 집합 중에서 하나를 선택하는 것은 너무 일반적인 반응의 유형이다. 이것은 말리의 수도가 어디인지 선택지 중에서 고르는 것부터, '4+5=?'에 대한 올바른 답을 7, 8, 9중에서 선택하는 것까지 다양하게 적용된다. 무엇보다 이런 종류의 활동은 추측을 허용하는데, 실제로 시간의 압박은 추측을 장려할 수 있다. 이것은 두 가지 주요한 바람직하지 않은 속성을 가진다. 첫째, 당신은 질문의 내용을 생각하지 않고 대답할 수 있다. 둘째, 잘못된 답을 선택해도 왜 틀렸는지 모른다. 피드백에 충분한 정보가 없다.

이 장의 목적은 자세한 교육방식을 제공하기보다는 중재 프로그램을 규정하는 주요 원칙에 대해 개요를 서술하는 것이다. 이 모든 것은 내가 앞서 언급한 책들에서 찾아볼 수 있다.

난산증 중재의 원리

나는 난산증이 수에 대한 가장 기본적인 역량의 결핍, 즉 수에 대한 작업이면 어떤 것이든, 기초하고 있는 핵심 결핍으로 이해될 수 있다고 주장했다. 이것이 실제로 의미하는 바는 우리 대부분에게 너무도 뻔해서 뻔한지도 모르고 있는, 사실 당신이 그것을 알고 있다고 인지하지 못하는 것을 가지고 난산인들은 고군분투한다는 것이다. 이것은 수와 집합 사이의 관계가 공고하지 못하기 때문이다. 여기에 당신은 알지만 난산인은 알지 못할 수 있는 것 몇 가지가 있다(제4장에 나온 사항이 반복됨).

- 수는 다른 수들이 모여 구성된다. 4는 1, 1, 1, 1 또는 2, 2 등이 모여서 이루어진다. 이러한 부분들을 '파티션partition'이라고 하며 4의 파티션은 5개가 있다. 이것들은 집합의 관점에서 보면 매우 쉽다. □□□□는 1개씩(□, □, □, □) 혹은 2개로 된 두 부분 집합(□□, □□) 등으로 나눌 수 있다.
- 덧셈은 교환적이다. 3+5는 5+3과 같다.
  □□□+□□□□□　□□□□□+□□□
- 덧셈과 뺄셈은 역 연산이다. 5+3=8이면 8−5=3 그리고 8−3=5이다.
  (□□□□□) (□□□)

따라서 두 부분 집합의 합집합을 세어보면 8개가 된다. 만약 5개로 된 집합을 치우면 3개가 남고, 3개로 된 집합을 치우면 5개가 남는다.

수 과제에 사용되는 단어가 너무 모호하면 도움이 되지 않는다. '다섯'이라는 말을 사용하라. 이것은 5개로 된 물체의 집합을 의미할 수 있는데, 그 안에는 5를 구성하는 모든 파티션을 포함하므로, 더 작은 4개, 3개, 2개 및 1개로 된 부분 집합이 포함된다. 이것은 페이지 번호 또는 집 번호와 같이 순위나 서열에서의 위치를 의미할 수 있는데, 그런 경우 5페이지는 4페이지보다 크지 않고, 5호 집은 4호 집보다 더 크지 않으며 4호 집을 포함하고 있지도 않다. '다섯'은 또한 TV 채널 5번 또는 축구 셔츠의 번호처럼 수가 아닌 의미를 가질 수도 있다. 하지만 일반적 산수에서 통용되는 것은 집합 기반 의미, 즉 집합의 수량뿐이다.

물론 우리가 산수 연산에서 사용하는 단어에는 문제가 있다. 두 수의 덧셈은 여러 가지 방법으로 묘사되며, 연산과 가수들 간의 구문 관계는 상당히 다르다. 5+3=8에 대해 어떻게 말할 수 있는지 생각해 보라.

5와 3은 8을 만든다.
5 더하기 3은 8을 만든다.
5에 3을 더하면 8과 같다.
5 더하기 3은 8과 같다.
5 더하기 3은 8이다.

5 더하기 3 은 8이다/이 된다/과 같다.
3개에 5개를 더하면 8개이다/가 된다/와 같다.
등등.

더 나쁜 상황은 아니어도 뺄셈 또한 비슷한 언어 문제를 겪는다.

5 빼기 3은 2이다/가 된다/와 같다.
5개에서 3개를 제거하면 2개이다/가 된다/와 같다.
5개에서 3개를 감추면 2개이다/가 된다/와 같다.
5보다 3 적으면 2이다/가 된다/와 같다.
등등.

학생이 이미 수의 의미 그리고 수를 가지고 하는 연산의 의미를 이해하는 데 어려움을 겪고 있다면, 이처럼 같은 산수 연산에 관해 다양한 방법으로 이야기하는 것은 혼란을 줄 뿐이다. 도리안과 나는 다음과 같이 충고한다.

> 교사는 학생들 자신이 뭘 말하려는지 이해하고 있음을 확신하고 난 후에, 그들이 말한 것을 다시 말해줄 준비가 되어 있어야 한다. 학생들은 또한 개념과 절차를 간단한 용어로 설명하도록 그리고 수학적 기호를 그들에게 의미 있는 언어로 번역하도록 권장되어야 한다.

사실, 『난산증 지침Dyscalculia Guidance』에서 우리는 언어 때문에 생길 수 있는 문제와 그것에 대해서 무엇을 해야 하는지 조심스럽게 언급한 바 있다.

따라서 난산증 학생이 진전을 이루기 시작하려면 수량을 집합으로 표상하는 기본 역량을 강화하고, 그것을 수 이름과 숫자와 연결시키는 연습을 이용한 개입이 시작되어야 한다.

도리안과 나는 다음과 같이 주장했다.

- 중재는 기본적인 수 개념 이해를 기반으로 한다.
- 활동 순서는 학생의 현재 이해수준에 맞추어 조절하면서 신중하게 구성된다.
- 산수 학습을 긍정적인 경험으로 만들어야 한다.

소위 전통적인 학습 또는 수 과제의 중요한 측면을 반복적인 연습을 통해 기계적으로 암기하는 것은 난산증 학생에게 도움이 되지 않는다. 교실 내의 연구에 따르면, 난산증 학생은 연산 구구나 절차를 기계적으로 암기하지 못한다고 알려져 있다. 만약 난산증 학생이나 다른 학생들이 몇 살이든 상관없이 수를 이해해야 한다면, 수와 수끼리의 관계를 기억해야 한다.

수를 이해하기

수 개념, 수 구조와 계산 절차를 논리적으로 이해하는 것은, 그것을 배우고 기억하는 데서 어려운 과정을 겪는 난산증 학생을 돕는 데 도움이 된다. 그것은 중재가 수 감각을 강화하기 위해 고안된 활동으로 시작해야 한다는 뜻이다.

구체물

이전 장에서 언급했듯이 수는 추상적이다. 즉, 수는 집합의 추상적 특성이고 집합 자체도 추상적이다. 그러나 집합을 구성하는 요소는 구체적인 대상이 될 수 있다. 우리는 난산증 학생도 교사가 구슬, 블록, 장난감과 같은 집합을 보여주는 구체물을 사용할 때, 수 과제를 훨씬 더 잘 이해할 수 있음을 발견했다.

블록의 집합들을 수 세기와 함께 가르고 모으는 것은 난산증 학생이 어떤 수가 다른 수들이 모여서 된 거라는 기본적인 개념을 이해하는 데 도움을 준다. 이것은 대부분의 사람들에게 너무도 분명해서, 가르치는 것이 이것을 강조해야 한하는 것이 이상해 보일 수도 있다. 그러나 난산증 학생은 이를 이미 파악하고 있지 못할 수 있다. 수 세기는 학생이 수 상징(수 이름과 숫자) 간의 관계 및 집합에서의 기초를 생각하는 데 도움이 된다. 따라서 개체를 패턴이나 기호에 의미를 부여하는 구조로 구성하는 것이 중요하다. 우리가 사용하는 수 상징 시스템은 숫자 기호 10에 기반하고 있으므로, 디엔즈 블록Dienes Block, 퀴즈네어 막대Cuisenaire Rods, 십진 숫자트랙tens-structured number track, 십진 비즈tens structured beads 같은 십진법 기반 자료가 학생이 상징의 의미를 이해하는 데 도움을 줄 수 있을 것이다.

정상적으로 발달한 수학 입문 학생은 이미 알고 있는 것으로부터 일반화할 수 있다. 예를 들어, 2+2는 4임을 알고, 그로부터 파생된 2+3은 5와 같은 사실을 유추할 수 있다. 모든 난산증 학생이 그럴 수 있는 것은 아니지만, 구체물의 집합을 가지고 연습하다 보면, 이러한 종류의 일반화가 가능해질 수 있다. 다시 말해 블록 2개 옆에 또 다른 블록 2개를 놓고 다시 1개를 놓아 3개를 만들면, 아동이 일반화를 만들고 이해하는 데 도움을 줄 수 있다.

현재의 이해수준에 맞게 가르치기

전형적인 산수 수업은 난산증 학생이 보기에 수 과제를 너무 빠르게 다루고 넘어가며, 종종 일이 너무 빨리 진행되어 그들은 혼란스러워할 수 있다.

가르치는 속도를 느리게 하는 것만으로는 충분하지 않다. 학생의 현재 이해수준에 따라 *맞추어* 줄 수 있어야 한다. 즉, 비고츠키Vygotsky의 용어로 "'독립적인 문제해결능력으로 결정된 실제 발달 수준'과 '성인의 지도나 더 유능한 동료들과의 협력을 통해 가능한 문제해결능력으로 결정된 잠재적 발달 수준'의 격차"이다(Vygotsky, 1978, p. 86). 이것은 '근접발달영역'으로 알려지게 되었다.

지난 수업에서 의미가 있는 것처럼 보이는 과제도, 다음 수업에서는 잊어버릴 수 있다. 이것은 교육이 매우 조금씩 점진적인 단계로 진행되어야 함을 의미하며, 교사가 난산증 학생에게 광범위한 연습을 제공해야 할 필요가 있음도 의미한다. 마치 도리안과 내가 쓴 것처럼.

> 처음부터, 난산증 학생이 획득해야 하는 것은 … 그들이 내재화에 실패한 기초적 이해이다. 난산증 학생을 돕기 위해서는 이러한 핵심 이해를 유지하고 계속 진행해 가야 하며, 교사는 이러한 기초 이해를 학생이 기억하고 있을 필요가 있는 한, 계속해서 오래 유지해 두는 방법을 찾아야 한다.
> (Butterworth & Yeo, 2004, 9)

우리의 중재 프로그램인 「넘버스 카운트Numbers Count」에 대한 연구는 일반적으로 성취도가 낮은 5~6세 아동에게 효과적이었다(Dowrick, 2015). 우리는 난산증으로 평가된 사람들에게는 이것이 도움이 되지 않음을 발견했다(Iuculano et al., 준비 중). 이제 '넘버스 카운트'라는 것은 난산증 학생을 위해 고안되지 않았음을 염두에 두고, 연습을 더 많이 하면 더 효과적일 것이다(디지털 기술이 어떻게 더 많은 연습을 제공하는지는 앞으로 서술할 것).

모든 메모리 요구를 신중하게 제한

교사는 난산증 학생에게 가해지는 장기기억에 대한 요구를 제한해야만 한다. 이는 학습해야 할 연산 구구의 양을 줄여주면, 학생이 기본적 개념과 산수적 원리의 이해로부터 추론할 수 있도록 도울 수 있다. 간단한 예를 들어 보겠다. 학생은 10의 가르기, 모으기, 다시 말해, 더해서 10이 되는 수의 조합을 아는 것이 매우 중요하다. 지금 교사는 3+7은 10을 만든다는 것과 별도로 7+3은 10을 만든다는 것을 가르칠 수 있으며, 각각 기계적으로 외워서 기억에서 어느 정도 유창하게 인출될 때까지 연습할 수 있다. 그러나 예를 들어, 물체 7개와 3개로 이뤄진 집합 2개를 보여주면서, 7개에 3을 더한다거나 3개에 7개를 더하는 것처럼 두 집합의 합병 결과가 같음을 보여줌으로써 3+7과 7+3이 같음을 이해하는 것이 더 나을 것이다. 이런 식으로 1개만 기억해도 되므로, 장기기억의 부하를 줄여줄 수 있을 뿐만 아니라, 학생이 집합에 대한 조작을 기반으로 한 덧셈의 교환성을 이해하게 될 수 있다.

교사는 학생의 *작업기억력* 요구를 줄여주어야 한다. 그래야 학생은 기본 개념과 원리를 이해하는 데 집중할 수 있다. 우리가 아래에서 보듯이, 불안은 작업기억 용량을 감소시킬 수 있으며, 따라서 과제가 얼마나 잘 수행되는지에 영향을 미칠 수 있다. 특히 과제가 복잡한 경우에 그러하다. 더욱이, 작업기억력 요구도가 큰 복잡한 산수 과제는 그 자체로 불안을 유발할 수 있으며, 그 때문에 줄어든 작업기억력은 수행을 저하시키게 되고, 불안을 유발하게 되는 식으로 이어진다.

덧셈의 원리 이해에 대한 예로 돌아가 보자. 작업기억력 요구를 줄여준다는 것은 간단한 덧셈부터 시작하는 것이며, 이것은 배려 깊은 교사에게는 놀라운 일이 아닐 것이다.

집중적이고 주기적인 지도 프로그램 제공

교사는 자료의 충분한 반복과 연습을 제공해야 하며, 잊어버린 지식을 '되돌릴' 방법을 찾아야 한다. 그리고 이것은 연습을 각자의 이해도는 물론 동기의 차이에 맞추는 것을 의미한다.

일부 난산증 학생은 다양성에 반응하며, 학습 자료나 연습 활동을 정기적으로 자주 변경하는 교사를 좋아하는 반면, 어떤 난산증 학생은 익숙한 자료, 활동, 연습을 선호한다.

연습 활동과 게임은 평가가 아니며 학생들이 배울 수 있도록 돕기 위해 구상된 것임을 학생에게 분명히 해야 한다.

구체물 과제에서 추상 과제까지 신중하게 학생들을 안내하기

도리안과 나의 견해는 "대부분의 수학 교육이 너무 빨리 추상화된다"인데, 이것은 특히 난산증 학생에게 그러하다. 반면, 난산증 학생이 계속해서 구체물에 의존하는 것은 도움이 되지 않으며. 이것은 구체물에서 추상물로의 전환을 위한 프로그램을 계획해야 함을 의미한다. 이것은 점진적으로 집합의 표상의 수 이름(일, 이, 삼…)과 숫자(1, 2, 3…)에

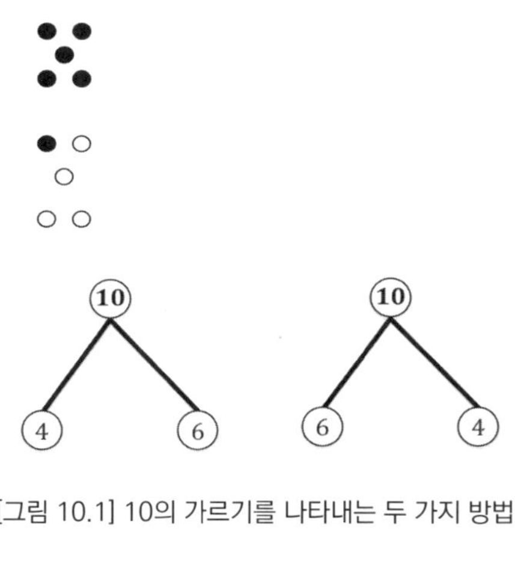

[그림 10.1] 10의 가르기를 나타내는 두 가지 방법

연결시키기와 집합에 대한 연산 조작의 표상을 산수 연산의 표현(더하기, 빼기, 같다…) 및 기호 (+, -, =…)와 연결시키기를 의미한다.

그래서 우리는 수의 수량에 관한 구체물(시각적) 표상으로부터의 전환을 관리하는 방법을 개발했다. 예를 들어, 교사는 [그림 10.1]에서와 같이 점이나 물체의 집합의 가르기를 나타내는 '수삼각triads'을 사용하여 수에 연결시킬 수 있다.

이렇게 하면 10의 파티션을 집합 측면, 수 측면, 수끼리의 관계 측면으로 쉽게 이해할 수 있다.

다음은 도리안과 내가 우리의 책에서 제시했고, 이어서 그녀의 동료인 제인 에머슨과 파트리샤 밥티가 발전시킨 구체물부터 추상으로 가는 단계이다.

- 수의 모든 측면을 배우는 초기 단계에서 교사는 학생이 구체물을 사용하여 추론할 수 있도록 지도하는데 예를 들어, 물체의 집합을 가지고 가르기, 모으기를 한다.
- 중간 단계에서 학생들은 모델을 만들기나 구체물을 사용하기로 시작할 수 있다. 이어서 모델과 자료를 덮은 다음, 학생들로 하여금 구체물 과제와 관련하여 문제를 생각해 보도록 권장한다. 학생들은 답이 맞는지 확인하거나, '막힌' 경우에 자료를 사용할 수 있다. 혹은 교사가 익숙한 자료를 보이는 곳에 둘 수 있다. 난산증 학생은 해답을 머릿속으로 생각하도록 권장되지만, 답이 맞는지 확인하거나'어떻게 생각해냈는지' 상기시켜주기 위한 목적으로 구체물을 사용할 수 있다는 것을 알려줘서 안심시켜 줄 수 있다. 일부 학생에게는 구체물의 다이어그램을 그리는 도식 단계diagrammatic stage가 필요하다. 밥티는 다음과 같이 썼다.

> 내가 가르친 많은 사람들은 '구체물 과제와 관련된 문제를 통해 사고' 하는 것이 불가능했다. 그들은 구체물로부터 이미지/개념을 내재화할 수 없었기 때문이었다. 때로는 이 수준에 상당한 지도가 필요했다. 나에게 종종 확실해지는 것은 학생과 내가 같은 것을 보고 있을 때, 학생은 내가 보는 것을 '볼'수 없을 수도 있다는 것이다. 오직 그리기를 배운 다음에야 그들은 적절한 정보를 이끌어내고 그것에 관해 생각할 수 있었다.
>
> (개인 간 소통에서)

■ 마지막으로, 추상적인 말로 또는 글로 난산증 학생에게 풀어야 할 문제가 제시될 때의 얘기이다. 교사는 처음에 구체물과의 관련을 만들어주면서 시작할 수 있다. 교사는 답을 찾는 데 도움이 되는 특정한 모델을 머릿속에 떠올려보라고 직접 학생에게 요청할 수 있다. 시간이 지나면, 학생들이 '숫자만 가지고' 문제를 풀도록 합니다. 이 모든 추상 과제에서 교사가 명확히 하여야 할 것은 구체물은 필요할 때마다 항상 사용할 수 있어야 한다는 것이다.

디지털 중재

난산증 학생들을 위해 도리안이 만든 활동은 추측하지 않도록(추측은 종종 난산증 학생들의 첫 번째 반응이다) 하는 것과 피드백으로 제공되는 정보를 최대화하도록(단지 '맞았다', '틀렸다'가 아닌 '너무 커', 또는 '너무 작아'처럼) 고안된 것이다. 선택지 중에서 하나를 골라내는 과제에서 잘못된 답을 질문과 연합시킬 수 있다. 그리하여 난산증 학생인 자니가 72의 절반으로 28을 선택했을 때 그것이 틀렸고 정답은 36이라는 말을 들은 후에도, 잘못된 답이 머릿속에 고정될 수 있다. 뇌 기능 모델링은 뇌가 새로운 정보를 기존 정보에 추가할 뿐이며, 기존 정보에 '덮어쓰지' 않음을 알려주었다. 이 원리는 모든 디지털 활동에 내장되어야 한다.

디지털 활동은 맞춤으로 할 수 있고, 그래야 하며, 맞춤이 필수이다. 인터넷에 있는 수천 개의 디지털 수학 게임들은 일반적으로 다음 과제를 무작위로 선택한다. 그들이 해야 하고 할 수 있는 것은 그것들을 맞춤하는 것이다. 즉, 학생의 수행 데이터를 사용하여 다음 나올 과제를 결정해야 한다. 물론 이것은 사소한 일이 아니다. 다음 과제를 결정할 때 정확도나 유창성 데이터 또는 둘 다 고려할 수 있다. 여기에서 컴퓨터는 교사보다 이점이 있다. 아무리 유능한 교사도 아마도 담당 학생들이 많다면, 자니Johnny가 지난번에 한 일을 잊어버릴 수 있는 데 반해, 컴퓨터는 잊어버리지 않는다. 교사와는 반대로 컴퓨터는 자니가 오늘 해야 할 일을 결정하기 위해, 자니가 어제 또는 마지막으로 수행한 과제를 정확히 메모리에 저장한다. 자, 만약 자니가 지난번에 활동하면서 배운 것을 잊어버렸을 때 제대로 된 맞춤 알고리즘이라면, 훌륭하고 센스 있는 교사가 하는 것처럼 자니가 다음에 시도할 수 있는 더 빠르고 쉬운 과제를 선택할 수 있다.

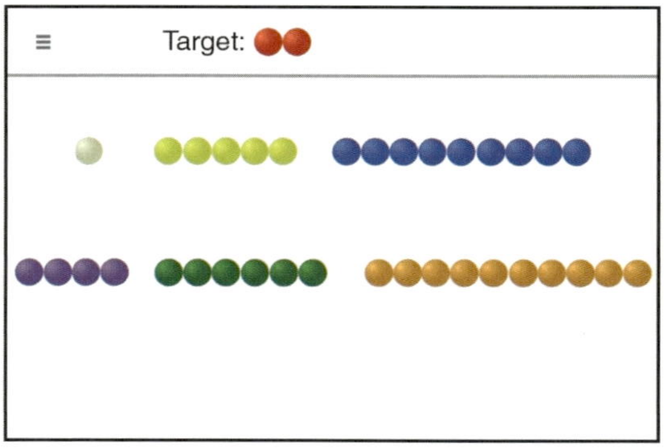

[그림 10.2] 수 구슬(Number Beads) 게임의 레벨 1

여기서, 학생은 2개의 간단한 '조작' 즉 분할을 위해 선을 긋거나, 하나의 집합을 다른 하나의 집합과 결합하기 위해 옮기기를 통해, 집합을 나누거나 결합할 수 있다.

디지털 중재의 목적은 교사 중재의 목적과 마찬가지로, 학생에게 수를 의미 있는 것으로 만들어주는 것이다. 그리고 교사 중재와 같은 원리를 따라야 한다. 내가 만든 디지털 게임인 '수 구슬Number Beads'로 예를 들어보겠다.

집합을 나타내는 가상 구체물로 시작한다.

현재의 이해수준에 맞게 가르치기

집합을 분할하고 결합하여 주어진 목표대로 만드는 연습은 학생들이 산수의 집합 기초를 이해하는 데 도움이 된다. 집합의 결합이 덧셈의 기본이며 집합을 분할하는 것이 뺄셈의 기본이다. 학생이 발전함에 따라, 게임은 목표의 크기를 증가시킴으로써 적응한다. 이러한 이해를 돕기 위해 집합 크기는 항상 동일한 색상이다. 2개는 항상 빨간색이고 4개는 항상 보라색이다.

게임은 집합이 숫자와 연결된 다음 레벨로 진행한다.

레벨 2는 학생에게 특정한 크기의 집합과 크기를 나타내는 숫자를 인지적으로 연결시킬 수 있는 기회를 제공한다. 다시 말하지만, 게임은 목표의 크기를 늘림으로써 점진적으로 학생의 이해에 맞추어진다.

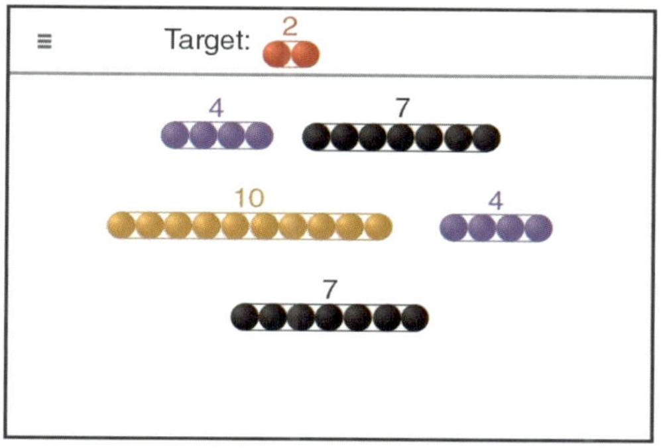

[그림 10.3] 가상 구체물이 숫자에 연결된 수 구슬(Number Beads) 게임의 레벨 2

작은 단계에서의 진행

레벨 3에서는 학생이 집합의 구슬 수에 초점을 맞추도록 색상이 제거되기 때문에, 구슬의 개수를 세게 하고, 집합, 숫자, 수 이름 간에 인지적 연결을 만들도록 학습하도록 해준다.

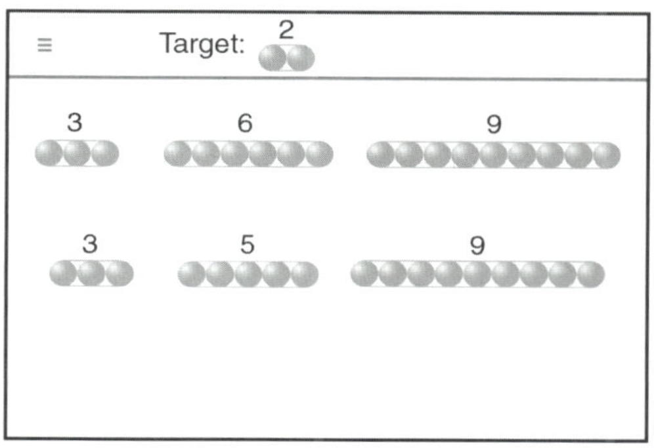

[그림 10.4] 수 구슬(Number Beads) 게임의 레벨 3

집합으로 보여주지 않는 수로 전환

레벨 4에서는 숫자 조작이 관련된 집합을 나타내도록 애니메이션으로 표시된다. 즉, 3과

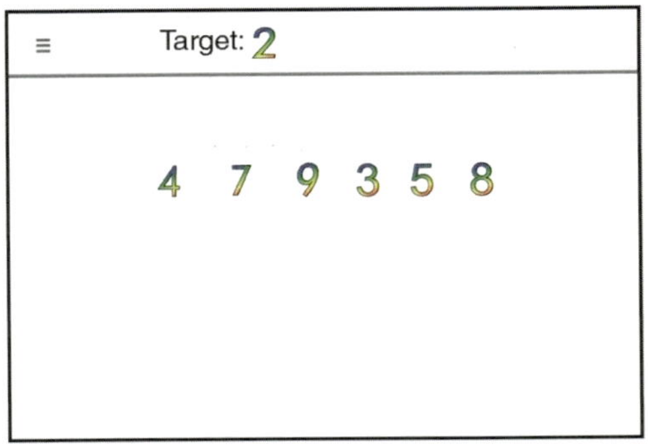

[그림 10.5] 수 구슬(Number Beads) 게임의 레벨 4 및 5

여기서 숫자는 클릭하면 분할된다. 예를 들어 4를 클릭하면 2와 2, 또는 3과 1이 생성될 수 있다. 숫자는 가까이 끌어다 놓으면 합칠 수 있다.

2를 함께 가져오면 녹색으로 된 3개 집합, 빨간색으로 된 2개 집합 그리고 모두 합쳐 노란색으로 된 집합이 표시된다. 레벨 5에서 학생은 숫자만 가지고 작업한다.

학습의 신경학적 기반

제6장에서 나는 왼쪽 전두엽을 좌우 두정엽과 연결하는 두뇌 산수 네트워크에 관해 설명했다. 일반적인 용어로 말해서, 우리는 뇌 영역의 구조와 연결이 학습을 포함한 경험에 대한 반응으로 변함을 알고 있다. 예를 들어, 36이 72의 절반이라는 새로운 사실을 알게 되었다고 해서, 28과 같은 이전에 추측한 답을 덮어씀을 의미하지 않는다. 대신, 절반, 36, 72 사이의 연관성이 강화되고, 절반, 28, 72의 연관성이 약해질 것이다. 그러나 잘못된 연결이 여전히 뇌에 있을 것이다. 이것이 중재에 대한 반응 방식 중 객관식 문제[MCQs]를 포기해야 한다고 주장하는 이유이며, 객관식 문제는 추측을 장려하며 결과적으로 뇌에 잘못된 링크를 생성한다(Zorzi et al., 2005).

이제 우리는 뉴런의 내부 구조 자체가 학습에 의해 수정된다고도 믿는다(Gallistel, 2017).

뇌가 학습하는 방법에 대한 일반적인 원리는 명확하지만, 특정 학습 상황에서 정확한 메커니즘은 복잡할 수 있다. 일반적으로 뇌는 이전 경험에 기반한 기대치로 시작한다. 이것은 다음에 무슨 일이 일어날지, 또는 행위의 결과가 무엇일지에 관한 것이다. 기대치는 앞선 궁수의 예처럼 정확한 예측의 형태일 수 있다. 학습은 과거 경험에 기반한 예측과 결과 사이의 차이를 최소화하기 위해 유익한 피드백을 사용한다. 이런 식으로 미래 예측의 기초가 업데이트된다. 따라서 다음번에는 더 나아진다. 새로운 개념을 배우거나 기억에 새로운 사실을 추가하는 것은 화살로 과녁을 겨냥하는 것보다 더 추상적이긴 하지만 원리는 동일하다.

일상생활에서 예측은 보상을 받거나 고통이나 손실을 피하기 위한 활동을 구상하기 위해 효과적으로 사용된다. 가치가 어떻게 보상에 기여하는지, 손실이 예측에 어떻게 영향을 미치는지, 보상 신경망이 어떻게 관련되는지에 대해 많은 연구가 있었다 (Frith, 2007).

불행히도 뇌가 구체적으로 어떻게 수학을 배우는지에 관해서는 연구가 거의 없었다. 지금까지 발견된 한 가지는 새로운 사실을 배우거나 새로운 전략을 연습하는 것이 예측, 행동 계획, 결과 확인에 필요한 정신적 부담이 줄여준다는 것이다. 따라서 이러한 과정이 수행되는 뇌 영역인 전두엽의 활성도를 감소시킨다는 것이다(Ischebeck et al., 2007; Ischebeck et al., 2006; Zhao et al., 2017).

학습이 난산인의 뇌에 미치는 영향에 관한 연구는 훨씬 더 적다. 한 연구에서, '중등도에서 중증의 수학적 학습장애'[MLD]를 가진 7~9세 아동에 대한 8주간의 체계적 중재 후 뇌에서 일어난 변화를 조사했다(Iuculano et al., 2015). 중재는 기호를 이용한 산수(예: 3+4=7)의 여러 측면을 포함했고, 기호와 집합 간의 관계에 대해 명시적으로 초점을 맞추지는 않았다. 중재는 다음과 같이 계산 효율성을 개선하도록 그리고 보다 적은 범위에서 산수 개념과 원리에 대한 이해를 증진하도록 설계되었다.

- 연산 구구의 신속한 인출
- 덧셈과 뺄셈 자체 그리고 둘 사이의 관계
- 이어세기와 인출 과정

한 가지 놀라운 발견은 이 중재가 전두-두정 산수 신경망의 전체적인 활성도를 낮추었다는 점이다. 이것은 연습이 인지 부하를 줄여주므로 과제를 성공적으로 수행하는 데 필요한 두뇌 활성화의 양도 줄여준다는 이전의 많은 연구결과와 일치한다. 중재 이전에 수학 학습장애 학생의 뇌 활동 패턴은 일반적인 학생과 비교해서 매우 달랐다. 중재 후에는 활동 패턴의 차이를 구별할 수 없었다. 수학 학습장애 아동은 표준화된 산수 검사[웩슬러개인성취검사(WIAT) II의 연산 및 수학적 추론 소검사(Wechsler, 2002)]를 사용해서 분류되었는데, 물체의 집합을 계수하거나 비교하는 능력에 대해서는 검사하지는 않았다. 적어도 이 책에서 취한 입장에 따르면, 이것은 물체 집합 계수 및 비교 수행에 기반해서 이 학생들 중 누가 '핵심 결함'을 가졌는지 알 수 없음을 의미한다.

두려움

내 동료인 파트리샤 밥티Patricia Babtie는 "학습의 가장 큰 장애물은 두려움이다"(Babtie, 2017, p. xii)과 같이 썼으며 '수학 불안' 효과에 관해 많은 연구가 있었다. 실제로 안나 배번Anna Bevan과 나는 런던의 5개 학교 중 3개에 다니는 9살 아동들로 구성된 15개 초점 집단에서 불안의 본질과 영향에 대해 기록해왔다. 각 집단은 낮음, 중간, 높음으로 나누어 유사한 수학적 능력을 가진 학생으로 구성했다. 우리는 각각의 집단에서 말한 내용을 그대로 기록했다(Bevan & Butterworth, 2007).

여기에서 낮은 능력을 가진 아이들이 자존감이 낮고, 스스로 멍청하다고 느끼며 좌절감을 느끼고 있음을 알 수 있었다.

▌학교 1 (낮은 능력 집단)

아이 5: 때로는 소의감을 느껴요.

아이 2: 맞아.

아이 5: 내가 어떤 것을 좋아하지만 그걸 잘 모를 때, 나는 내가 영리한 사람이었으면 하며 스스로를 탓해요.

아이 4: 나는 울기도 했고, 엄마와 함께 집에 있었으면 좋겠다고 생각하고 수학을 전혀 할 필요가 없었으면 좋겠다고 생각해요.

▌학교 2 (낮은 능력 집단)

사회자: 수학 수업을 잘 따라가지 못할 때 그것은 사람들에게 어떻게 느낌을 주나요?
아이 1: 끔찍해요.
사회자: 끔찍하다고요? … 그 이유는 뭐죠?
아이 1: 모르겠어요.
아동 3: (속삭이며) 걔는 알아요.
사회자: 그냥 추측해 봐요.
아이 1: 멍청하다는 느낌이 들어요.

▌학교 3 (낮은 능력 집단)

아이 5: "왜 이걸 하고 있어? 왜 이걸 하고 있어?"라고 말하며 소리 지르고 싶어요. 그리고 선생님을 때리고 싶기도 해요!

물론 아이들은 9살이지만, 수학이 자신의 미래에 중요한 것을 알고 있었으며, 반 친구만큼 수학을 잘하지 못하는 것에 대해 염려하고 있었다.

▌학교 3 (낮은 능력 집단)

아이 1: 선생님이 가르쳐 준 것을 잊어버릴 수도 있어요.
아이 3: 너는 그저 쓰레기 수거꾼밖에 될 수 없어.

▌학교 5 (낮은 능력 집단)

아이 2: 공부를 하지 않으면, 좋은 직업을 얻지 못하고 쓰레기 수거꾼이 될 거야.

불안이 작업기억 용량을 감소시킬 수 있다는 광범위한 증거가 있다(예: Eysenck & Calvo, 1992). 그리고 이는 특히 작업기억력 요구도가 높은 과제에서 수학 과제 수행에 영향을 미칠 수 있다(Ashcraft & Krause, 2007)(작업기억 용량의 역할과 수학 과제 수행에 대한 자세한 내용은 제5장 참고). 그러나 난산증과 저하된 수행 사이에는 차이가 있다. 불안은 일반적으로 설문지로 평가된다(Faust et al., 1996; Richardson & Suinn, 1972; Wu et al., 2012; Wu & Menon, 2012).

다음은 수학 과제를 수행할 때와 수학 수업 시간에 겪는 수학 불안을 평가하는 데 사용되는 「초기 수학 불안척도[SEMA]」라는 최근 나온 설문지의 예이다.

> 지침: "지금부터 수학 문제 몇 가지를 보여 주려 합니다. 나는 당신이 각 질문을 읽고 대답하려 하는 척하기를 바랍니다. 그런 다음 당신이 그 질문에 대답하는 것이 얼마나 긴장되는지 말해 주기를 바랍니다. 실제로는 질문에 대답하는 건 아니라는 사실을 기억하십시오. 나는 당신이 질문에 대답하는 척하고, 그것이 당신을 어떻게 느끼게 하는지 보길 원할 따름입니다. 그것은 당신을 전혀 긴장하지 않게 하거나, 약간 긴장하게 하거나, 어느 정도 긴장하게 하거나, 많이 긴장하게 하거나, 매우 긴장하게 할 수 있다.

1. 조지는 각각 여섯 조각씩 들어있는 피자 두 개를 샀다. 조지는 친구들과 총 몇 개의 조각을 공유해야 했습니까?
2. 이것이 맞습니까? 9+7=18.
3. 애니가 10센트 두 개와 1페니 네 개를 가지고 있다면, 얼마나 많은 돈을 가지고 있는 것일까?

이런 질문이 10개 있고, 당신은 수학 수업 시간에 있는 척해야 할 때가 10개 있다.

분명히, 7~9살 사이의 아동이 이러한 질문에 대답할 수 있는 능력(거기에는 아동들이 자신의 정신 상태를 인식하고 기억하는 능력도 포함된다)에는 개인차가 있을 것이다. 그럼에도 불구하고 SEMA 점수와 표준화된 수학 검사[WIAT-II (Wechsler, 2002)] 사이에는 중요한 관계가 있었다. SEMA 점수가 몇 점이어야 수학 불안이 있는 것으로 간주될까? 최근의 엄격한 연구는 상위 10%를 기준으로 정했다(Devine et al., 2017). 다른 연구에서는 다른 기준점수를 사용하기도 한다. 또 이 연구에서는 높은 불안을 가진 아동의 77%가 일반적이거나 높은 수학 수행을 보였다. 반면에 난산증 아동들(여기서는 표본의 6%)은 높은 불안을 가질 가능성이 두 배나 높았다.

물론 심리학자들이 '특성 불안'이라고 부르는 것, 다시 말해 학생이 늘 불안해하는

지와 '상태 불안' 즉, 학생이 수학에 의해 불안해지는 것을 구별하는 것이 중요하다. 특성 불안은 수학 수행과 관련이 없어 보이는 데 반해, 상태 불안(수학불안)은 관련이 있다(Wu et al., 2012). 불안한 학생은 수학 과제를 수행할 때 불안하거나 두려워할 뿐 아니라, 그 걱정 자체가 문제를 만든다. 학생이 수학 과제를 수행하는 동시에 어떻게 해낼지에 대해 걱정하고 있다면, 과제 수행에 투입될 가용한 작업기억 용량을 감소시킬 것이다[나이든 학생의 걱정에 관한 연구는 Trezise & Reeve(2016) 참고].

우리 모두가 알다시피, 상관관계는 원인이 아니다. 학생들은 그저 자신들이 수학을 잘하지 못하기 때문에 불안해하거나, 자신들이 능숙하지 않은 과제라면 뭐든지 그에 대해 불안해하는 걸까? 아니면 그들은 수학에 대해 불안해하고 그것이 수행을 악화시키는 걸까? 아니면 둘 다인가? 우리가 보았듯이 어린 아동에게도 수학 불안이 있었지만, 나이가 든 학생에게는 더 악화된 것으로 보인다(Dowker, 2005). 이는 수학 불안이 반복된 노출로 인해 늘어남을 시사한다. 만약 불안이 회피로 이어지고 그 회피가 동급생들보다 더 뒤처지게 만든다면, 이것은 악순환을 일으켜서 두 불안이 모두 상승할 가능성이 높고 나이와 관련된 수행이 더 많이 저하될 것이다. 실제로 인터뷰에서 교사들은 같은 인상을 받았다고 했다. 그들은 우리에게 다음과 같이 말한다.

> 교사 MM: 그들이 스스로에게 따라잡을 수 있는 기회를 주지 않는 한, 그 격차는 점점 더 커질 거에요…. 그래서 나는 그들에게 산수 시간을 없애고, 단지 그러한 기초 기술에만 집중하는 게 더 나은 거 아닌가 생각해요.

그렇다면 왜 사람은 수학에 불안해할까? 이것은 거의 제기되지 않았던 질문인 것 같다.

우리는 우리의 초점 집단에서 저성취 학생은 산수 시간에 행복하지 않음을 관찰할 수 있다. 그 이유 중 일부는 그들이 수업 내용을 이해할 수 없다는 것으로 보였기 때문이다.

▌학교 4 (낮은 능력 집단)

아이 2: 나는 종종 선생님이 뭐라고 하든지 이해하지 못해요.

▌학교 2 (낮은 능력 집단)

아이 2: 나는 잊어버리지 않아요. 나는 선생님이 뭘 말하는지 모를 뿐이에요.

▌학교 4 (낮은 능력 집단)

아이 5: 하, 이게 정말 힘들어요. 곱셈할 때 선생님은 나보고 이 수를 빼면 안 된다고 해요. 그래도 나는 계속 빼요. 나는 하나도 이해가 안 가요.
아이 3: 너는 그걸 곱해야 해. 빼지 말고!
아이 2: 그래, 네 말이 맞아.

▌학교 2 (낮은 능력 집단)

아이 3: 선생님 수업 들을 때면, 고개를 돌려요, 아무것도 모르겠어요…. 내가 뭔가를 기억하는 게 있는데, 선생님이 "잠시만 멈추고, 내 말 좀 들어 봐"라고 말하면 그에 대답하고, 다시 돌아와서는 할 일을 하며 “나는 뭘 해야 하지?”라고 말하곤 했어요. 나는 항상 잊어버려요.

그러나 내용을 이해하지 못하는 것 이상의 것이 있다. 한 교사는 우리에게 이렇게 말했다. “그들 중 일부는 그것에 대해 감정적인 뭔가를 가지고 있어요. 단지, 그들은 수학을 두려워하는 거예요.” 밥티Babtie는 그것을 다음과 같이 표현한다. “반복된 실패와 굴욕*humiliation*은 빠르게 불안과 두려움으로 바뀝니다”(Babtie, 2017, p.xii).

굴욕이라는 단어에 대해 생각해 보자. 수업 시간에는 당신이 실패하는 걸 누구나 볼 수 있다. 초점 집단 연구에서 다른 아이들이 누가 실패하고 있는지 잘 알고 있음은 분명했다.

▌학교 3 (높은 능력 집단)

아이 1: 그 여자아이는 엄청 화가 나고 기분이 더러울 것 같아요, 그리고 걔는 놀림당하는 걸 좋아하지 않아요.

아이 4: 맞아요, 그리고 걔는 나가서 구석에 숨어요. 어디에 있는지 아무도 몰라요, 거기서 울고 있어요.

▌학교 4 (높은 능력 집단)

아동 5: 때때로 걔네들이 우는 것을 볼 수 있어요.

▌학교 5 (높은 능력 집단)

아이 5: 맞아요, 그리고 그들은 울면서 시간을 낭비하지요.

더욱이 실패한 학생들은 자기보다 더 유능한 동료들의 반응을 잘 알고 있다. 한 아이가 한 말은 다음과 같다.

아이 3: 그는 그냥 우리에게 다가와서 말해요. "하하, 너는 아무것도 모르는구나! 너는 엄청 멍청해." 그리고 그는 나에게 질문을 해요. "천 곱하기 천"처럼 걔는 알고 나는 모르는 질문이에요

▌학교 1 (높은 능력 집단)

아이 3: 때때로 J 양이 우리에게 짝꿍을 정해줘요.

아동 5: 그건 최악이야.

아이 3: 그리고 정말 짜증나요. 알다시피 그들은 답을 모를 때도 있기 때문이에요. 그리고 생각하죠. "오, 제발! 너는 답을 알아야 해!"

아이 5: 너는 보통 그렇게 똑똑하지 않은 애랑 짝이 되더라.

▌학교 5 (높은 능력 집단)

아동 3: 어떤 애들은 선생님이 "이해가 안 되는 사람 있나요?"라고 물으면 손을 들지 않아요. 왜냐하면, 너무 부끄럽다고 생각하기 때문이에요.

아이 2: 누군가가 놀릴까 봐 너무 무서워해요.

교사들

안나 배번Anna Bevan도 학생들의 교사들을 인터뷰했다. 통상적으로 교사들은 교실에서 지속적인 실패에 수반되는 정서적 문제를 인식하고 있었다.

교사 LS: 내 생각에 그 아이들은 아무것도 이해하지 못할 때 엄청나게 좌절하는 경향이 있어요.

교사 SW: … 그 아이들 중 일부는 그것에 대해 감정적인 것을 가지고 있어요. 그 아이들은 단순히 수학을 두려워해요.

교사 AS: 그 아이는 질문에 자신감이 없어요, 그리고 알다시피 그것은 그 자체로 복합적이에요. 하나의 어려움이 다른 어려움으로 이어져요.

교사들은 우리에게 학생이 이해에 실패할 때의 결과에 관해 얘기해주었다.

교사 CP: 내 생각에 고군분투하는 아이는 방해되거나, 따로 신경 쓰지 않게 되요.

교사 JL: … 그들은 많은 시간 동안 그것을 감추려고 해요. 그리고 때때로 그들은 감추어요. 그들은 머리가 둔하다고 혼나느니 차라리 불량하다고 혼나길 원해요.

교사들에게도 감정적인 영향이 있었다.

교사 ML1: 저는 그 아이들이 필요로 하는 관심을 내가 주지 못하고 있다는 것에 대해 정말로 죄책감을 느낍니다.

교사 VW: 내가 힘들어하는 그 아이들에게만 집중할 수 있다면 괜찮을 것 같아요. 그리고 내가 다

> 른 아이들에게만 집중할 수 있어도, 그것도 괜찮을 것 같아요. 하지만 둘 사이에서 관심을 나누는 것은 정말 어려워요.

학생들은 판단 받을 기회가 있을 때마다 굴욕감을 느낄 수 있고, 부정적인 판단을 받을 때도 그럴 수 있다. 이것은 모든 수학 수업에서, 즉 대부분의 학교에서 일주일에 5번씩, 다른 학생뿐만 아니라 교사로부터의 놀림과 비난을 당할 위험이 있다는 뜻이다. 교사에게는 학생을 모욕하려는 의도는 없었겠지만, "너는 이것을 꼭 알아야 해"라는 말조차 학생에게는 고통스러울 수 있다.

집에서도 마찬가지로 부모는 공부 못하는 아이가 시험에 떨어졌을 때, 충분히 노력하지 않아서 그렇다고 생각할 수 있다. 만약 그것이 수학 실력이라면 종종 지능을 대신 드러내 주는 것이므로, 부모는 자신의 아이가 많이 영리하지 않다고 생각할 수 있다. 이 모든 것이 자신감, 자존감, 자기 효능감, 또는 행복과 비참함에 영향을 미친다.

일반적으로 교사 또는 부모와 같은 다른 사람들이 설정한 당면 목표 이하로 수행했을 때, 불안, 회피로 이어지고, 그 때문에 훨씬 뒤처지게 되고, 더 많은 불안으로 이어지게 되는 악순환도 있다. 안나 배번Anna Bevan과 나는 이 과정을 설명하기 위해 [그림 10.6]을 만들었다.

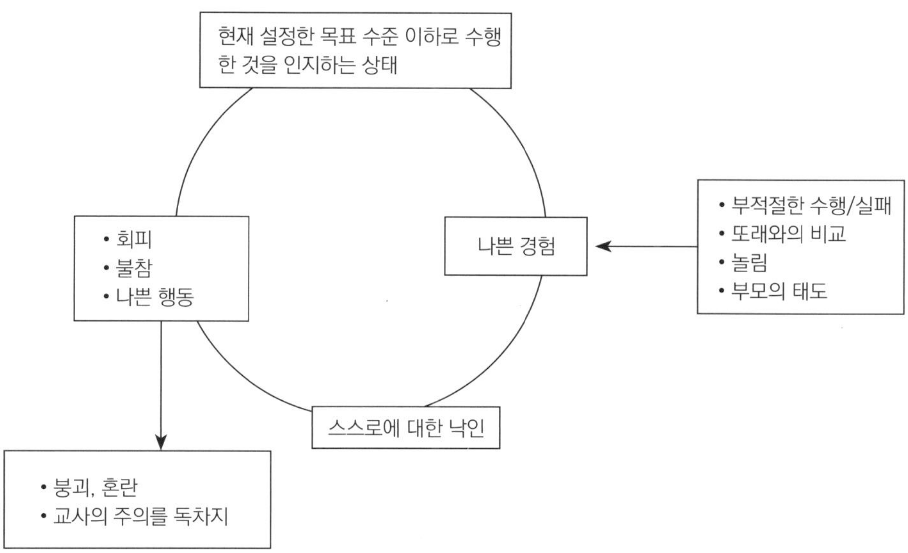

[그림 10.6] 불안 악순환

악순환 깨기

안나와 저는 불안해하는 아이들, 특히 두려워하는 난산증 학생을 돕기 위해, 다음과 같은 계획을 제안했다.

1. 악순환은 아동의 현재 이해수준에 맞춰 아동 각각을 대상으로 한 중재에 의해 깨어질 수 있다. 구조화된 교육, 작은 단계, 구체물 사용, 느린 진도, 명료한 언어, 많은 격려가 효과적인 개입을 위해서 필수적이다.
2. 맞춤형 디지털 게임은 자기 진도에 맞춰 학습할 수 있고, 구조화되고, 은밀하므로 도움이 될 수 있다.
3. 반복훈련(이해 안 되는 자료로 하는 기계적 암기)은 유용하지 않으며 아이가 개념을 이해하도록 돕지 못하고 스트레스를 유발하기 때문에 비생산적일 수 있다.
4. 능력이 낮은 아이들은 놀림과 낙인을 방지하기 위해, 급우들의 주목으로부터 보호받아야 한다.
5. 난산증 학생의 경우 이해력 향상이 느리며, 나머지 학생들과는 다른 속도로 수업을 진행할 필요가 있다.

요약

- 난산인은 핵심 결함을 가지고 있기 때문에 중재는 산수의 기초가 되는 집합과 집합에 조작에 중점을 둔다.
- 학생이 집합의 구체물 표상에서 도해 표상을 그리는 것으로 진행하고, 이어서 익숙한 수와 산수 연산의 기호로 넘어가는 방식처럼 수업 내용이 체계적으로 구성되어야 한다.
- 중재는 학생의 현재 능력과 이해수준에 체계적으로 맞추어야 한다.
- 처음에 난산인은 자신이 배운 것을 기억하는 데 어려움을 겪을 것이므로 기억을 다시 상기시킬 필요가 있다.

■ 교사가 하든 디지털로 하든, 교수방법은 학생이 자신의 관련 행동의 결과를 예측할 수 있게 해주는 것과 유익한 피드백을 최대한 제공하는 것과 학생이 잘못된 반응을 수정할 수 있도록 해주는 것이 요구된다.
■ 개입은 학생에게 즐거운 것이어야 하고 스트레스가 없어야 한다.

참고문헌

Ashcraft, M. H., & Krause, J. A. (207). Working memory, math performance, and math anxiety. *Psychonomic Bulletin & Review*, 14, 243–248. doi: 10.3758/BF03194059

Babtie, P. (2017). *100 Ideas for Primary Teachers: Numeracy Difficulties and Dyscalculia*. London: Bloomsbury Education.

Bevan, A., & Butterworth, B. (2007). The responses to maths disabilities in the classroom. Draft 2002. Retrieved from www.mathematicalbrain.com/pdf/2002BEVANBB.PDF

Butterworth, B., & Yeo, D. (2004). *Dyscalculia Guidance: Helping Pupils with Specific Learning Difficulties in Maths*. London: David Fulton.

Devine, A., Hill, F., Carey, E., & Szűcs, D. (2017). Cognitive and Emotional Math Problems Largely Dissociate: Prevalence of Developmental Dyscalculia and Mathematics Anxiety. *Journal of Educational Psychology* (Advance online publication.). doi: 10.1037/ edu0000222

Dowker, A. D. (2005). *Individual Differences in Arithmetic: Implications for Psychology, Neuroscience and Education*. Hove, East Sussex: Psychology Press.

Dowrick, N. (2015). Numbers count: a large-scale intervention for young children who struggle with mathematics. In R. Cohen Kadosh & A. Dowker (Eds), *Oxford Handbook of Numerical Cognition* (pp. 1099–1117). Oxford: OUP.

Emerson, J., & Babtie, P. (2013). *The Dyscalculia Assessment* (Second edition). London: Bloomsbury Education.

Emerson, J., & Babtie, P. (2014). *The Dyscalculia Solution: Teaching Number Sense*. London: Bloomsbury Education.

Eysenck, M. W., & Calvo, M. G. (1992). Anxiety and performance – the processing efficiency theory. *Cognition & Emotion*, 6(6), 409–434.

Faust, M. W., Ashcraft, M. H., & Fleck, D. E. (1996). Mathematics anxiety effects in simple and complex addition. *Mathematical Cognition*, 2(1), 25–62.

Frith, C. D. (2007). *Making up the Mind: How the Brain Creates our Mental World.* Oxford: Blackwell Publishing.

Gallistel, C. R. (2017). The Coding Question. *Trends in Cognitive Sciences*, 21(7), 498–508. doi: 10.1016/j.tics.2017.04.012

Ischebeck, A., Zamarian, L., Egger, Karl, Schocke, M., & Delazer, M. (2007). Imaging early practice effects in arithmetic. *NeuroImage*, 36(3), 993–1003. doi: 10.1016/j.neuroimage.2007.03.051

Ischebeck, A., Zamarian, L., Siedentopf, C., Koppelstatter, F., Benke, T., Felber, S., & Delazer, M. (2006). How specifically do we learn? Imaging the learning of multiplication and subtraction. *NeuroImage*, 30(4), 1365–1375.

Iuculano, T., Dowrick, N., & Butterworth, B. (in preparation). The Effectiveness of the "Numbers Count" Intervention for Learners with Dyscalculia.

Iuculano, T., Rosenberg-Lee, Miriam, Richardson, Jennifer, Tenison, Caitlin, Fuchs, Lynn, Supekar, Kaustubh, & Menon, Vinod. (2015). Cognitive tutoring induces widespread neuroplasticity and remediates brain function in children with mathematical learning disabilities. *Nat Commun*, 6. doi: 10.1038/ncomms9453

Richardson, F. C., & Suinn, R. M. (1972). The Mathematics Anxiety Rating Scale. *Journal of Counseling Psychology*, 19, 551–554.

Trezise, Kelly, & Reeve, Robert A. (2016). Worry and working memory influence each other iteratively over time. *Cognition and Emotion*, 30(2), 353–368. doi: 10.1080/02699931.2014.1002755

Wechsler, D. (2002). *Wechsler Individual Achievement Test* (2nd edition). San Antonio, TX: The Psychological Corporation.

Wu, S., Amin, Hitha, Barth, Maria, Malcarne, Vanessa, & Menon, Vinod. (2012). Math Anxiety in Second and Third Graders and Its Relation to Mathematics Achievement. *Frontiers in Psychology*, 3(162). doi: 10.3389/fpsyg.2012.00162

Wu, S., & Menon, V. (2012). Scale for Early Mathematics Anxiety (SEMA) in Young Children. Retrieved from www.scsnl.stanford.edu

Zhao, Hui, Li, Xiaoxi, Karolis, V., Feng, Yi, Niu, Haijing, & Butterworth, B. (2018). Arithmetic learning modifies the functional connectivity of the fronto-parietal network. *Cortex*. doi: 10.1016/j.cortex.2018.07.016

Zorzi, M., Stoianov, I., & Umilta, C. (2005). Computational modelling of numerical cognition. In J. I. D. Campbell (Ed.), *Handbook of Mathematical Cognition* (pp. 67–84). Hove: Psychology Press.

제11장

지역사회와 국가의 정책

난산증에 대해 지역사회와 국가는 무엇을 할 것인가?

설명 수준	설명 방법	교육적 맥락
행동 수준	제2장 수 감각	제8장 사회, 학교 그리고 집
인지 수준	제3장 산수 스타터킷 제4장 난산증의 원인으로서 핵심 결함 제5장 산수 능력의 발달	제9장 평가 제10장 중재
신경 수준	제6장 뇌 구조와 기능	**제11장 정책**
유전 및 기타 원인은 제7장		

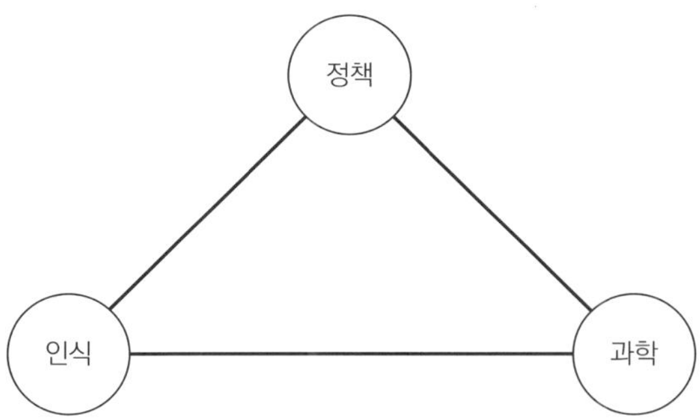

[그림 11.1] 선순환 삼각형

꼭짓점 하나에서 개선이 있을 때, 다른 꼭짓점을 개선할 수 있으며, 종종 그렇게 할 것이다. 더 나은 정책은 더 나은 과학을 장려하고, 인식을 더 넓게 향상시킨다. 더 나은 인식은 더 나은 정책을 촉구할 수 있고, 더 나은 과학은 더 나은 정책과 더 나은 인식으로 이끌 수 있다.

난산증은 대부분의 국가에서 널리 인식되지 않는다. 이것은 난산인들이 관심받지 못하고 그들의 삶의 전망은 심각하게 나빠진다는 것을 의미한다. 난산증이 꼭 이렇게 되는 것은 아니다. 몇몇 국가는 장애를 인식하고 있으며, 환자를 식별하고 환자의 고통을 덜어주도록 고안된 법률을 가지고 있다.

정책은 특정한 문제가 있음을 인식하는 데 달려 있으며, 인지는 쉽게 접근할 수 있는 증거에 달려 있다. 문제를 찾아내고 설명해 주는 정책이 있을 수도 있다. 이를 위해 과학이 필요하다. 과학이 더 쉽게 접근 가능하게 해주며, 이로 인해 더 넓은 인식으로 이어질 수 있으며, 덕분에 정책에 정보를 줄 수 있게 된다. 이것이 내가 선순환을 강조하는 이유이다. 어떤 꼭짓점이든 영향을 받으면, 나머지 다른 두 꼭짓점에도 영향이 미친다.

정책

교육은 정부가 관심을 가지고 있는 국가의 문화를 전수하고 보존하는 것이기 때문에, 교육정책은 반드시 정치적일 수밖에 없다. 정부는 새롭고 다른 민족 문화를 창조하려는 희망으로 변화를 도입한다. 이것은 이전 정부의 유산을 지우려는 시도록 보일 수 있다. 트럼프가 오바마의 유산을 지우려 한 것을 생각해 보라. 이것이 난산증과 무슨 관련이 있을까?

현재 영국 정부는 노동당 정부(1997년~2010년)뿐 아니라, 다수당으로 참여한 연합정부(2010년~2015년)의 유산도 지우려고 노력 중이다. 노동당 정부는 이 책에 제시된 것과 일치하는 난산증에 대한 공식적인 정의를 내렸다.

> 난산증은 산수 능력을 획득하는 능력에 영향을 미치는 질환이다. 난산증 학생은 간단한 수 개념 이해에 어려움을 가지며, 수에 대한 직관적 이해가 부족하고, 연산 구구와 절차를 배우는 데 문제를 가질 수 있다. 그들이 설사 정답을 제시하거나 올바른 방법을 사용하더라도, 기계적으로 그리고 확신 없이 그렇게 할 수 있다…. 오직 수에서만 어려움을 가지는 순수 난산증 학생은 인지 및 언어능력이 정상범위이고, 수학이 아닌 과목에서는 뛰어날 수도 있다.
>
> (교육기술부, 2001)

영국 신문 「데일리 텔레그래프The Daily Telegraph」의 기사에서 2002년에 교육기술부 대변인은 다음과 같이 말했다.

> 우리는 교사들에게 특수교육 연수를 제공한다. 거기에는 난산증에 대한 지침도 포함된다. 국가적인 산수 정책은 모든 아동의 수학 수준을 올리기 위해 고안되었다. 작년 9월부터 우리는 난산증에 특화된 정보를 내보내고 있다.

웹 사이트에서 찾기가 매우 어려웠지만, 연합 정부가 정의를 내린 문서도 가지고 있다. 실제로 내가 그것을 찾기 위해서는 의회에 요청해야 했다. 그것은 「자폐증, 난독증, 말/언어 및 의사소통, 정서사회 행동장애, 중등도 학습장애를 위한 심화연수자료」라는 제목의 매우 유용한 문서 안에 있었다. 영국 교육부는 The Schools, Students and Teachers Network(www.ssatuk.co.uk)에 연수자료 링크를 의뢰했으며, 지난 18개월 동안은 Real Training에 의해 업데이트되었고, 지금은 www.complexneeds.org.uk에 있다. 이 사이트는 주로 심각하거나, 중하거나, 다양한 학습장애를 가진 학생들을 교육지원하는 계획에 대한 영국의 입법 태도에 관해 유용한 자료를 제공한다. 그런데 난산증에 대해서는 아무것도 없다.

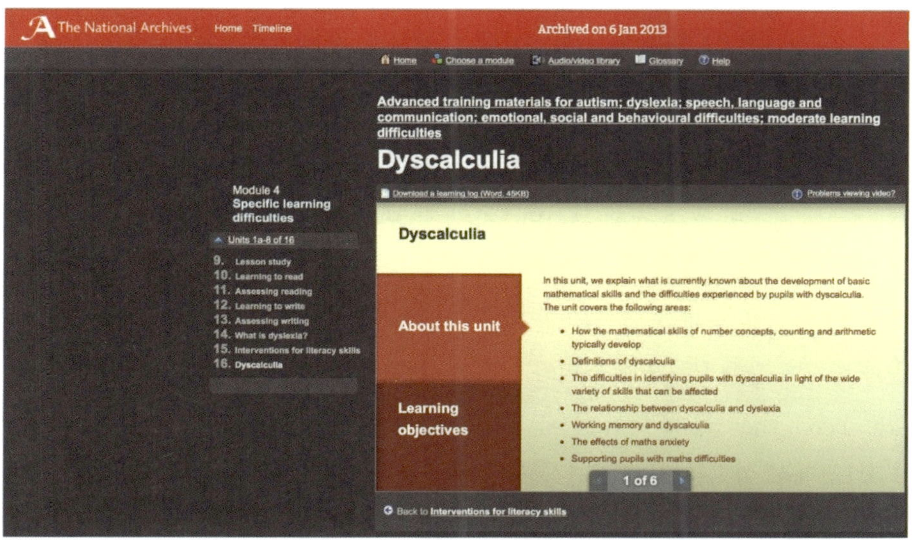

[그림 11.2] 국가 문서보관소에서의 난산증에 대한 영국 정부의 언급

영국 정부 웹 사이트에 관련 정보가 있었는데, 지금은 보관소로 옮겨져 있고 찾기가 어렵다. 당신이 그것이 존재하는지 그리고 어떻게 찾는지 모른다면, 찾는 것은 거의 불가능할 것이다. [그림 11.2]는 산수 능력 발달에 관한 간단하고 유용한 지침인데, 난산증에 관해 언급은 하지만 난산증에 대한 정의를 실제로 제공하지 않는다.

> 저조한 수학 수행에 대한 많은 설명이 있음을 감안할 때, 난산증과 같은 특정 상태를 찾아내는 것은 어려울 수 있다. 또 우리가 수학을 배울 때, 우리가 마인드맵에 제시한 것과 같은 다양한 기술들이 관여한다.

그러나 그것은 위에 나온 교육기술부 문서(제공된 링크로는 더 이상 접근이 가능하지 않음)를 참조한다. 함께 제공되는 자료도 더 이상 접근이 불가능한데, 다음과 같이 언급한다.

- 난산인은 산수 과제에서 덜 정확하고 느리다(Landerl et al., 2004)…. 수학 문제를 어떻게 푸는지, 얼마나 빨리 푸는지에도 주의를 기울여야 한다.
- '수 모듈' 결함 가설(Butterworth, 1999)은 발달 중인 뇌는 수량(기수값)을 인지하고 정신적으로 조작하기 위해 특화된 역량(수 모듈)을 가지고 있다고 가정한다. 이것은 아마도 뇌에 미리 고정되어 있으며, 따라서 난산증은 자연적으로는 발생하지 않는 것으로 생각된다.

연합정부에 의해 삭제된 특수교육 요구와 장애에 대한 두 가지 주요 정책 문서에 대해 언급할 필요가 있다. 그것은 당시 장관인 사라 티더Sarah Teather가 올린 램Lamb 조사보고서(「특별교육 요구도와 부모의 신뢰도: 국무장관에 보내는 특수교육 요구와 장애 정보에 관한 램 보고서를 검토한 보고서」) 및 후속 정책 문서인 「지원 및 포부: 새로운 특수교육 요구 및 장애에 대한 접근: 진전 및 다음 단계」이다.

둘 다 난산증에 관한 언급은 없었다. 그럼에도 불구하고 이러한 보고서는 자녀의 지원과 배치에 관한 부모의 목소리와 선택을 강화할 필요를 반영한 「2014년 아동 및 가족법(Children and Families Act 2014)」의 기초를 형성했다.

제1장에서 살펴본 것처럼 난산증 정책은 국가마다 다르며, 정책이 법률에 통합될 수 있다. 예를 들어, 미국에는 IDEA(장애인 교육법)가 있는데 주 및 지방 교육 당국이 적절한 평가를 하고 적절한 도움을 제공하는 것이 요구된다. 이탈리아 법 170조에는 난산

증을 특정학습장애로 인지하며, 적절한 사회적, 직업적 발전을 위한 동등한 기회를 보장하기 위한 교육과 이를 위해 필요한 요구되는 교사의 적절한 연수, 문제의 폭넓은 인지, 조기 진단 및 재활의 증진을 요구한다.

대조적으로 영국에는 그러한 법이 없다. 다시 말해, 난산증을 가진 사람을 평가하거나 지원을 제공해야 한다는 법적 요구가 없다. 그것은 함축적으로 난산증 환자가 장애인이라는 것을 의미한다. "당신이 일상생활을 영위하는 능력에 '실질적' 및 '장기적'으로 부정적인 영향을 미치는 신체적 또는 정신적 장애가 있는 경우는 평등법 2010조에 따라 장애인이라 한다."(https://www.gov.uk/definition-of-disability-under-equality-act-2010).

이 법에 따라 학습장애를 가진 사람을 차별하는 것은 법에 위배된다.

> 학습장애를 가진 많은 사람들이 일을 하고 있으며, 적절한 지원이 있다면 열심히 일할 수 있고 신뢰할만한 직원이 될 수 있다.
>
> 학습장애를 가진 직원에 대한 조정에는 다음과 같은 것이 포함된다.
>
> - 공식 인터뷰 대신, 견습을 허용하도록 채용 프로세스 변경
> - 지원되는 취업역량강화인력을 이용하여 역할을 배우는 것을 도와주는 직장 내 지원을 제공
> - 접근 가능한 형식으로 정보 제공
>
> (https://www.gov.uk/government/publications/employing-disabled-people-and-people-with-health-conditions)

그런 다음 웹 페이지는 우리를 British Institute of Learning Disabilities와 Mencap으로 이어주는데, 둘 다 난산증이나 이에 상응하는 용어에 대한 언급은 없다.

난산증에 대한 구체적인 언급이 하나 있다. 난산증 환자는 버스나 트럭을 '운전해서는 안 되지만' 자동차를 운전할 수는 있는데, 운전자 및 차량 면허 당국[DVLA]에서 이에 대해 구체적으로 알려야 하긴 한다. 이에 대해 널리 알려져 있지 않으며, 난산증을 광범위하게 인식하는 유용한 수단이 될 수도 있다(www.gov.uk/guidance/psychiatric-disorders-assessing-fitness-to-drive).

정책을 고안하고 수행할 수 있는 준정부기구가 하나 있다. 그곳은 *Every Child*

*Counts*란 곳이다. 이곳은 2008년부터 운영됐으며 교육부 지원을 받는 비영리 단체이다. 그들의 업무에 대해 다음과 같이 설명했다.

- 우리는 읽기, 쓰기, 산수에 어려움을 가진 아이들이 또래를 따라잡을 수 있도록 해주는 중재 방법을 개발한다.
- 우리는 학교와 교사가 지도 수준을 높이고 모든 아동에서 높은 성취도를 유지해 줄 수 있도록 전문 연수를 지원한다.
- 우리는 다른 많은 기관, 학술 기관, 자선 단체, 수학 및 문해 협회, 전문가들과 함께 특별한 프로젝트와 연구를 수행한다. 우리의 목표는 모두의 배움과 가르침을 향상시키는 것이다.

(https://everychildcounts.edgehill.ac.uk/)

그래서 이것은 난산증에 대해 무엇을 말하고 있을까? 아무것도 없다.

평가와 중재에 대한 정책 아이디어의 또 다른 잠재적 소스는 자선 단체인 전국 산수 협회National Numeracy이며, 이 단체는 '영국의 모든 사람이 자신의 삶을 최대한 활용할 수 있게 해주는 수리 능력을 가지기'를 희망한다. 우리는 이전 장에서 난산증으로 인해 사람들이 자신의 삶을 최대한 활용하지 못하고 건강, 부, 행복이 나빠지는 결과를 보았다.

> 발달성 난산증은 잘 알려지지 않았지만 영향력은 크기 때문에, 우선순위를 높여야 한다. 난산증은 수리 능력과 관련되며 4~7%의 아동에게 영향을 미친다. 난독증보다 훨씬 덜 알려져 있지만, 난독증보다 더 큰 영향을 미칠 수 있다. 평생의 소득을 114,000파운드(약 1억 8,111만 원) 줄어들게 하고 GCSE에서 5개 이상의 (A*–C)를 받을 확률을 7~20% 낮추게 할 수 있다. 프로젝트에 의해 가정과 학교에서 중재의 유용성이 다시 확인되었다. 또한, 디지털 중재는 개별화된 교육 및 도움을 제공하는 데 매우 유망하긴 하지만, 좀 더 발전될 필요가 있다.
>
> (Beddington et al., 2008)

그러므로 난산증이 전국 산수 협회의 과제 중 중요한 부분이라고 생각할 수도 있겠다. 웹 사이트에서 '난산증'을 검색하면 무엇이 뜰까? '주디 호니골드Judy Hornigold의 난산증에 대한 읽을거리reads 랭킹 상위 10개'뿐이다. 2015년 2월에 그녀의 책을 추천받았다. 그게 다다. 전국 산수 협회의 업무에는 산수 능력을 부족하게 만드는 중요한 원인을 찾거나, 내가 제10장에서 주장하였듯이, 특수한 중재를 요구하는 것이 없다. 또한, 거들먹거리는 용어인 '읽을거리reads' 에 주목하라. '연구'도 아니고, '조사'도 아니고, 심지어 '서적'도 아니다. 전국 산수 협회조차 이것을 심각하게 받아들이지 않는다. 아마도 그중 한 가지 이유는 그들이 산수 능력 향상에서의 핵심이 '태도에서의 주요한 변화'라고 믿기 때문이다. 부정적 태도는 무엇보다도 영국이 산수를 잘하는 나라로 가는데 있어서 가장 큰 장벽이다(www.nationalnumeracy.org.uk/about-us). 난산인들이 산수에 대해 부정적인 태도를 가지고 있다는 것은 놀라운 일도 아니지만, 그것이 난산증을 걸리게 하는 이유는 아니다.

영국 교육기준청[Ofsted]에는 낮은 수리 능력에 관한 문서가 있다(https://assets.publishing.service.gov.uk/government/uploads/system/uploads/attachment_data/file/417613/Tackling_the_challenge_of_low_numeracy_skills_in_young_people_and_adults.pdf).

여기에는 난산증에 대한 내용은 없다.

대조적으로 아일랜드 교육기술부에는 있다. 그들은 난산증 검사에 사용할 난산증 선별도구 목록을 제시한다(www.education.ie/en/Schools-Colleges/Information/Supports-for-Pupilswith-Special-Needs/List-of-Approved-Assessment-Tests.pdf).

따라서, 영국과 같이 교육부가 난산증 학생을 돕기 위한 정책이 전혀 없는 국가에서 정책을 개선하기 위해 해야 할 일은 무엇일까? 분명한 것은 전국 산수 협회나 에브리 차일드Every Child와 같은 중요한 참여자들이 긍정적인 기여를 하지 않아 왔으며, 아마 앞으로도 그렇게 하지 않을 것이다.

현재 난산증에 대해 아무것도 하지 않는 것으로 영국 교육부만이 유일한 건 아니다. 대부분의 전 세계 정부가 비슷할 것 같다.

여기가 바로 *선순환 삼각형*이 시작되는 곳이다. 이러한 조직들이 정부에 영향을 미칠 수 없고 미치려고 하지 않는다면, 그땐 과학과 대중인지가 영향을 미칠 수 있다. 내가 보기에 목표는 정부, 특히 교육부가 난산증을 인지하고 식별과 중재를 제공하기 위한 계획을 세우게 하는 것이어야 한다. 이제 나는 정책 얘기로 다시 돌아가려 한다.

인식

정부의 명시적인 언급이 없다면, 사회 전체가 난산증을 인식하지 못하는 것이 놀랄 일도 아니다. 그리고 사회(투표자)의 인식이 없다면, 정부가 그것에 대해 언급해야 할 의무감을 느끼지 않는 것이 놀라운 일도 아니다.

현재 난산증은 난독증 같은 다른 특정학습장애나 자폐증이나 ADHD 같은 다른 신경발달장애 만큼 사람들에게 널리 인식되지 않고 있다. 영국에는 PATOSS(특정학습장애 교사 및 평가 전문가 협회) 또는 NASEN(전국 특수교육 요구 협회)처럼 특정학습장애를 다루기 위해 조직되었으나 난산증은 간과하고, 상당한 자원을 난독증에 투자하고 있는 조직이 있다. 그들은 열악한 문해력이 열악한 수리력보다 더 중요하다고 생각하기 때문일까? 그렇지 않다.

많은 연구를 종합하여 당시 영국 정부의 과학 고문은 다음과 같이 썼다. "발달성 난산증은 현재 대중에게 훨씬 덜 알려져서 난독증과 희미한 관계만을 맺고 있다. 하지만 난산증의 결과는 적어도 난독증의 결과만큼 심각하다"(Beddington et al., 2008). 이 연구는 수리력의 어려움이 문해력 문제보다 삶의 기회에 더 큰 영향을 미친다는 것을 보여준다(Bynner & Parsons, 1997; 2006; Parsons & Bynner, 2005).

영국 및 기타 국가의 많은 정부가 수학 교육을 중요시하고 있음을 감안할 때, 난산증에 대한 정부의 방치는 아마도 놀라운 일이다. 다음은 최근 수학 교육에 대한 정부의 관심에 대한 몇 가지 예이다. 1982년 「콕크로프트 보고서」(Cockcroft, 1982)가 있었고, 애드리안 스미스Adrian Smith의 「14세 이후 수학에 대한 보고서」(Smith, 2004)가 있었으며 피터 윌리암스Peter Williams의 「초등 수학에 대한 보고서」(Williams, 2008)도 있었고 2009년 전미연구평의회의 보고서(Cross et al., 2009)도 있었다. 수학과 경제의 관계는 정책 입안자들이 잘 이해하고 있으며, 연구결과가 이를 잘 뒷받침한다. 그러므로 OECD 분석은 국가의 수학 수준이 GDP 성장률을 견인함을 보여준다(OECD, 2010).

가장 낮은 수준으로 수행하는 학생을 개선하는 것의 영향에 대해서는 이해가 부족하다. 영국이 PISA 최소 수준(그다지 높은 수준이 아니다)에 도달하지 못한 아동 11%의 수준을 개선하면, GDP(국내 총생산) 성장에 미치는 영향이 연간 약 0.44%이다. 크지 않다고 느껴지겠지만, 평균 GDP 성장률이 1.5%라는 걸 감안하면, 이것은 장기적으로 거의

1/3의 대규모이고 누적적인 증가분이라 할 수 있다(OECD, 2010).

회계 회사인 KPMG는 가장 낮은 수행을 보이는 6%가 끼치는 비용이 직간접 세 손실, 실업 수당, 사법 비용 및 추가 교육 비용을 감안할 때, 연간 24억 파운드(약 3조 8,129억 원)에 이를 것으로 추정했다(Gross et al., 2009).

> 현재 매우 낮은 산수 능력을 가진 채 초등학교를 졸업하는 학생 35,843명 모두에게 7살 때 효과적인 산수 중재를 제공한다면, 79%의 성공률과 1인당 £2,600(약 413만 원)의 단가를 기준으로, 우리는 연간 16억 파운드(약 2조 5,420억 원)를 절감할 수 있을 것으로 추정한다.

KPMG는 수행이 가장 저조한 6%에 투자된 금액 1파운드당 12~19파운드(약 19,000원~30,000원)의 수익이 발생한다고 추정했다! 인상적인 주장이다.

현재 수행이 가장 낮은 6%, 아마도 그들 중 많은 수가 난산증일 것이다. 최고 유병률 추정치인 3.4%(Reigosa-Crespo et al., 2012)를 보면 이를 알 수 있다. 그렇다면 영국 정부는 왜 난산증을 무시할까? 잘은 모르겠지만, 추정되는 이유 중 하나는 정부에 로비할 수 있는 부모 주도 조직(영국 난독증협회 또는 전국자폐증협회National Autistic Society에 비견되는)이 없기 때문인가 한다. 영국국민보건서비스National Health Service[NHS]가 ADHD를 공인하는 데 반해, 난산증은 공인하지 않았다.

이것은 자녀를 돕기 위해 정부에 로비를 하는 부모 주도 조직이 왜 없는지에 대한 의문을 제기한다. 다시 말하지만 왜 그런지에 대한 연구는 없었지만, 가능한 이유는 다음과 같다.

- 난산증에 대해 배우지 않아서 교사의 인식이 부족하기 때문이다.
- 난산증과 적절한 평가 및 전문화된 중재에 관해 교육을 받지 않았기 때문에, 심리학 전문가들의 인식이 부족하기 때문이다.
- 유명인이 나서서 주장하는 미디어 캠페인이 없기 때문이다.
- 난산증에 대해 들어본 적이 없고 따라서 평가와 특수 중재를 요구하는 데 문제가 있게 만드는 부모 혹은 보호자의 인식이 부족하기 때문이다.
- 수학은 어렵고 읽기는 쉬우므로, 읽기와 쓰기에서는 쓰레기이면 안 되지만, '수학에

서는 쓰레기'여도 괜찮은 것으로 간주되기 때문이다.

- 수학은 지능을 드러내므로 사람들은 수학을 정말 못 한다면 반드시 머리가 나쁠 것으로 생각하기 때문이다. 게다가 난산증에 대한 DSM-IV 기준은 수학 점수와 지능지수 간의 유의한 차이였다. 그 말은 지능이 낮으면 수학을 못 하기에 충분하다는 의미이다.
- '라벨링'의 문제 때문이다. 많은 교사들과 다른 사람들은 라벨링이 나쁘다고 생각한다. 왜냐하면, 라벨이 붙고 나면 아이들이 변하기 때문이다.
- 검사의 문제 때문이다. 난독증 연구소에서 수학의 수석 강사를 맡은 파울린 클레이튼Pauline Clayton은 "좋은 교사는 자기 아이들에 대해 직감을 가지고 있다. 그들은 성취도가 낮은 사람들을 알아본다"라고 주장했다. 덧붙여서 "난산증에 대한 더 많은 인식이 필요하지만, 우리가 검사를 받게하는 경로로 가야 한다고 생각하지 않는다"라고 말했다(https://www.telegraph.co.uk/news/uknews/1390823/Schools-will-test-for-genetic-number-blindness.html). 교사의 직감이 얼마나 신뢰할만하고 타당할까.
- 난산증을 찾아내기 위해 합의된 일련의 기준이 없으며 평가 후 중재도 없으므로, 인지해봐야 소용이 없다.
- 난산증이 교실에서의 행동에 영향을 미친다는 증거가 없다. 또한, 난독증과는 달리 난산증이 다른 교과과정에 대한 접근을 막는다는 증거가 적다.

제1장과 제9장에서, 나는 현재 수학 특정학습장애('난산증'이란 용어는 언급되지 않음) 아동과 성인을 찾아내기 위해, 최근 배포된 다양한 공식적인 그리고 전문적인 진단기준에 관해 설명했다. DSM-5와 같은 일부 진단기준에서는 IQ가 낮으면 난산증으로 간주되지 않는다. 다른 기준은 중재에 대한 지속적인 실패와 같은 질적 기준에 의존하거나, 위에 언급한 영국 교육기술부 기준을 사용한다. 미국 교육부는 난산증에 대해 언급하지만, 정의하지는 않았다.

난산증을 식별해 주는 합의된 기준이 있다면 분명히 도움이 될 것이다. 그리고 식별이 효과적인 중재로 이어진다면 더욱더 도움이 될 것이다. 즉, 과학이 답을 찾아내야 한다는 뜻이다.

과학

과학으로의 접근은 나와 같은 사람들이 좋아하는 곳이다. 과학이 제공해야 하는 것은 산수 실력을 매우 형편없게 만드는 다른 원인과 난산증을 구별하는 개인 간 차이에 대한 *'신뢰성'* 있는 검사이다. '신뢰성'이란 무슨 의미일까? 검사가 신뢰할만하게 되는 가장 분명하고 기본적인 방법은, 같은 사람이 검사를 받을 때마다 매번 같은 점수를 받으리라는 것이다. 이를 '검사-재검사 신뢰도'라고 한다. 또한, 그것은 개인 간 차이에 대한 *'안정성'*이 있는 표지자여야 한다. 즉 같은 검사가 다른 연령대에 적용되는 경우라도, 같은 난산증 집단을 골라낼 수 있어야 한다. 아동들, 심지어 난산증 아동들조차 나이가 들면서 호전되기 때문에, 그들의 검사 점수도 그에 따라 향상될 것이다. 그러므로 10살 난산증 아동은 5살의 전형적인 아동과 비슷해 보이며, 몇몇 검사에서 실제로 그러하다(Piazza et al., 2010). 피아자Piazza 등은 다양한 나이의 사람들을 대상으로 '횡단' 연구를 실행했다. 대조적으로 종단 연구는 같은 아동을 다른 연령대에서 검사한다. 아동이 해마다 향상되기 때문에 질문은 아이가 또래보다 못한가(또는 더 나은가)이다. 5년간 실시된 우리 연구에서 보면, 유치원에서 가장 성취도가 낮은 아동은 10살 때도 성취도가 가장 낮은 집단에 속할 확률이 매우 높았다(Reeve et al., 2012). 그것은 시간제한 하에서 점 계수 검사가 개인 간 차이에 관한 신뢰성이 있으며, 시험에서의 수행이 향상된다고 하더라도 안정성도 있는 검사임을 의미한다.

검사는 타당도도 있어야 한다. '타당도'란 무엇을 의미할까? 난산증은 과학자들이 만들어낸 '구성개념'이다. 직접 관찰할 수 없고 그 효과만 관찰할 수 있다. 그래서, 검사가 신뢰도와 안정도가 있다는 것만으로는 충분하지 않다. 바탕이 되는 이론을 반영해야 한다. 만약 이론상 검사에서 수행이 나쁜 것이 산수 학습을 일으키기에 충분하다고 한다면(필요조건은 아니고), 그것이 현실에도 그러할까? 그것은 산수를 배우는 데 어려움이 있는 아이들을 예측할 수 있을까? 물론 산수를 배우는 데 어려움을 가진 다른 학생도 있을 것이다. 가정에서의 산수 활동의 부족과 같이, 산수를 배우는 것의 시작을 나쁘게 하는 다른 이유도 있으므로 모든 경우를 예측할 수 있는 것은 아닐 것이다(제8장 참고).

난독증을 가지고 유추해서 생각해 보자. 물론 잘 읽지 못하는 데는 불충분한 교육, 집에 책이 없는 것 등의 많은 이유가 있다. 그러나 대부분 난독증 환자에서의 핵심 결함은 언어적인데, 특히 단어의 소리 구조를 인식하는 것이 어렵다. 이것은 검사하기 쉬운데, 두 단어의 각운이 같은지, 아니면 두 단어가 같은 소리로 시작하는지와 같은 질문을 하면 된다(Snowling, 2000). 또 이러한 검사는 이 아이들에게 운율과 단어 초성처럼 도움이 되는 중재가 무엇인지도 알려준다(Bradley & Bryant, 1978).

마찬가지로, 난산증 이론은 어떤 종류의 중재가 가장 효과적인지 예측할 수 있어야 한다. 집합과 그 수량에서의 핵심 결함이라면, 집합으로 연습하는 것이 도움이 될 것이다 (제10장 참고).

타당도는 또한 상당히 다른 유형의 증거를 참조하여 평가할 수 있다. 예를 들어, 검사가 두정열 그리고 두정엽과 전두엽의 연결 같은 데서 뇌 구조와 기능을 적절히 예측할 수 있을까? 검사 수행은 유전될까? 다시 말해, 쌍생아 연구에서 일란성 쌍생아가 이란성 쌍생아보다 더 큰 일치를 보일까? 난독증에서처럼 가족에서 더 많이 발생할까?

이질성

난산증에 대해 이렇게 설명하는 것의 한 가지 실질적인 문제는 각 난산증 환자마다 서로 다른 장단점을 가지고 있다는 것이다. 그것은 아마도 가족 환경에서의 차이는 물론이고 작업기억력과 공간적 능력 같은 영역-일반적인 인지 요인의 차이로 인해 비롯된 것일 것이다(Rubinsten & Henik, 2009). 이는 핵심 역량검사 대신 표준화된 산수 검사에서의 수행에 기준을 둘 경우 더 두드러질 것이다. 왜냐하면, 산수에는 더 많은 인지적 및 환경적 요소가 영향을 미치기 때문이다.

연속체

종종 나오는 한 가지 질문은 '난산증이 전부/전무인지, 아니면 연속체인지'이다. 즉, 사람이 다소 난산증스러울 수 있을까? 나는 이것에 대한 답을 모른다. 내 경험으로는 산수장애의 심각성은 받은 도움의 유형, 나아지려는 의지에 달려 있으며, 아마도 영역-일반적 인지 역량의 강도에도 달려 있다고 본다.

부모와 교사들에게 널리 알려지기 위해 기억해야 할 사항은 신뢰도와 타당도가 높은 검사와 가급적 간단한고 이해하기 쉬운 검사가 필요하다는 것이다. 그런 것이 있다면, 난산증 학생을 찾아내서 적절하고 개별화된 교육계획이 제공될 수 있을 것이다

내가 지금 제9장에서 주장하려는 검사는 신뢰도와 타당도가 가장 높지 않을 수도 있지만, 내 생각에 그것들이 현재 쓸 수 있는 것 중에서는 최고이다. 그것들은 항상 개선 가능하다.

무엇을 할 수 있을까?

과학

과학을 개선하려면 시간과 자금이 필요하다. 아직도 대답해야 할 중요한 질문이 많다. 다음은 추가 연구가 필요한 인지 및 행동에 관한 이슈 몇 가지이다.

- 예를 들어, 핵심 역량의 개인차에 대한 다양한 측정방법, 그리고 이 방법들의 장기적인 안정성에 대해 평가할 필요가 있다. 즉, 당신이 5살 때 A 유형이라면 11살, 16살, 25살에도 여전히 A 유형일까? 이것은 시간이 오래 걸리고 돈이 많이 드는 프로젝트이다.
- 제시된 측정방법이 다양한 경제, 사회, 언어, 민족 집단에서 똑같이 신뢰할 수 있고 유효한가? 그것들은 멕시코에서와같이 미국에서 또는 중국에서 잘 작동할까?
- 우리는 다양한 검사에서 위양성 및 위음성 비율을 살펴볼 필요가 있다. 위양성 진단(난산증이 있는 것처럼 보이지만, 그렇지 않음)은 불필요한 비용을 발생시킨다. 그러나 위음성 진단은 학생이 필요한 도움을 받지 못하고 평생 장애가 될 수 있다.
- 핵심 역량의 차이가 다른 인지 능력과 어떻게 상호작용할까? 예를 들어, 작업기억력 용량이 작은 것은 정상발달하는 아동보다 난산증 아동을 더 방해할까
- 난산인을 돕는 가장 효과적인 방법은 무엇일까? 그런 것들은 이론으로부터 나올까? 그리고 디지털 기술은 어떤 역할을 할 수 있을까?

우리는 뇌의 구조와 기능 측면에서 난산증과 뇌와의 관계에 대해서 여전히 개괄적인 설명만을 가지고 있다. 우리는 두정엽의 회백질 차이에 대해 조금 알고 있고, 정상발달 아동에서 전두엽의 역할에 대해 약간 알고 있으며, 난산인에서 두정엽과 전두엽의 관계에 대해서는 거의 아는 것이 없다. 또 다양한 종류의 중재가 뇌에 끼치는 영향에 관해서도 연구가 거의 없었다.

■ 학습이 난산인의 뇌에 어떤 영향을 미칠까? 그리고 정상발달인과 비교해서 학습이 미치는 영향이 다를까?
■ 다른 교육 방법, 예를 들어 기계적 암기 대 개념 학습 같은 것이 뇌에 미치는 영향은 어떠할까?

또한, 뇌에 대한 더 나은 이해는 학교에 가기 훨씬 전 아주 어린 시절부터 이상이 있는지 알아내는 데 도움이 될 수 있다. 우린 생후 몇 개월 지나지 않아도 영아가 주변 환경에 있는 수량에 반응한다는 것을 알고 있으며, 이것들은 고유한 신경학적 징후를 가지고 있다(예: Izard et al., 2008). 따라서 시간이 지나면 난산증과 관계될 수도 있는 다른 신호를 보이는 영아를 찾아내는 것이 가능할 수 있다. 이것은 자녀가 학교에 입학했을 때는 교실에서 선생님이 수에 관해서 말하는 것을 이해할 수 없는 유일한 아이가 되는 고통을 겪지 않을 수도 있음을 의미한다. 난독증에서는 신경학적 신호를 사용하여 위험도 조기 평가가 가능하다는 것이 입증되었다(Leppänen et al., 2002). 따라서 이것은 난산증에서도 가능해야 한다.

■ 영아의 뇌에서 난산증의 위험을 찾아낼 수 있을까?

난산증이 많은 경우에서 유전됨을 알고 있지만, 우리는 어떤 유전자가 관련되어 있는지 모른다. 여러 후보 유전자에서의 변이가 그 후보로 제안되었지만, 다른 신뢰할 만한 연구에서 재확인된 적은 없다. 다시 말해서, 우리가 이러한 변이를 알아낼 수 있다면 우리는 나중에 어려움을 겪을 위험이 있는 아동을 꼭 찍어 찾아내어 불필요한 고통을 겪지 않도록 해줄 수 있을 것이다.

■ 난산증을 일으키는 유전자나 유전자군을 찾아내는 것이 가능할까?
■ 동물 모델이 후보 유전자를 찾거나 시험하는 데 도움이 될 수 있을까?

인식

우리에게는 난산증의 핵심 결함을 검사하는 좋은 방법이 있다. 그러나 위에서 제안했듯이 이것은 더 개선될 수도 있다. 난산증을 평가하는 좋은 방법을 가지는 것이 필요하지만 그걸로 충분하지는 않다. 사람들은 그것을 알아야만 한다. 우리는 증거를 찾기 위해 정치인에게 의존할 수 없으며, 그것에 근거하여 정책을 주장할 수도 없다. 그들을 회유하거나 협박하거나 격려해야 한다.

교사와 다른 전문가가 난산증에 대해 배운 적이 없다면, 그들이 그것에 대해 알고 있는지 아닌지는 정말 행운의 문제이다. 심지어 부모의 경우에게도 그러하다. 유명인이 참여하는 대형 미디어 캠페인이 자폐증이나 난독증 같은 다른 신경발달장애와 마찬가지로 대중의 인지도를 높이는 데 도움이 될 것이다.

사람들이 난산증에 대해 들어 본 적도 없는데, 어떻게 정부와 교육 당국이 진지하게 받아들이도록 설득할까?

■ 미국의 IDEA나 아일랜드의 교육기술부처럼 다른 국가의 관행이나 법률을 참조하라.

이 전략이 얼마나 실용적일지는 불분명하다. 다른 시스템들이 이것을 아는 것이 핵심이며, 이는 미디어의 존재감과 캠페인을 의미한다. 소셜 미디어가 그것을 다루고 있으며, 이제 많은 웹 사이트가 간단한 검색으로 접속된다.

걱정하고 있거나 심지어는 화가 난 부모들이 무언가를 하도록 요구하는 미디어 캠페인이 필요하다. 영국 난산증 협회가 이것을 하도록 착수시켜라.

전문가 훈련

이것은 핵심적인 이슈이다. 배스 스파Bath Spa대학과 엣지 힐Edge Hill대학에는 대학원 과정이 있기는 하지만, 내가 언급했듯이 난산증은 관련 전문가들에게 널리 교육되고 있지 않다. 영국난독증협회는 참여자가 난산증을 지원할 수 있는 자격을 부여하는 과정을 승인했다.

- 교사들이 난독증이나 자폐증만큼이나 난산증을 알 수 있도록, 교사를 위한 초기 교육에 난산증이 포함되어야 한다.
- 교육, 임상, 직업 심리학자와 신경심리학자를 위한 교육과정에 난산증이 포함되어야 한다. 그들은 부가적인 지원과 편의제공으로 이끄는 평가를 수행하는 전문가인 경우가 많다.
- 언어치료사를 위한 교육과정에도 난산증이 포함되어야 한다. 그들은 산수 문제가 자주 동반되는(제9장 참고) 난독증이나 언어장애를 가진 아동이 처음으로 의지하는 전문가인 경우가 많다.
- 난산증은 특수교사 양상 과정에 포함되어야 한다.
- 난산증에 관한 지속적인 전문가 연수과정이 더 많으면 도움이 될 것이다.
- 온라인 코스 또는 개방형 온라인 강좌Massive Open Online Courses[MOOCs]가 위에서 언급된 교육과정을 보충할 수 있는, 장소에 구애받지 않는 중요한 자원이 될 수 있다.

정부 정책

정부는 난산증을 인지하기와 난산증 환자를 찾아내고 도와주는 정책을 만들기에 있어 앞장을 설 수 있다. 하지만 그들이 그렇게 할 확률이 드물어 보이기는 하다. 영국에서는 정책 변화가 필요하다.

장관들이 교육 개혁에 대한 아이디어를 어디서 얻었는지는 분명하지 않다. 예를 들어, 현재 영국의 학교 장관 닉 깁Nick Gibb은 2018년 2월에 새로운 시험을 도입했다. 정부 부처의 웹 사이트에 있는 내용을 인용하였다.

2020년 6월부터, 4학년(8~9세) 말의 모든 영국 학생은 온라인으로 구구단을 외웠는지 확인[MTC]을 받게 된다.

국가 교육과정에서는 이 단계의 학생은 최대 12×12까지 구구단을 외울 수 있어야 한다고 특정한다.

이 확인은 학생들이 곱셈 기술을 습득하도록 지원하는 것을 목표로 한다. 그것은 미래의 수학에서의 성공을 위해 필수적이다. 그것은 이 수학적 개념을 아직 숙달하지 않은 학생을 찾아내는 데 도움이 될 것이며, 추가적인 지원이 제공될 수 있을 것이다.

(www.gov.uk/guidance/multiplication-tables-check-development-process)

나는 깁Gibb이 누군가로부터 구구단을 외우는 것은 수학 발달에 중요하다고 조언을 받았다고 생각한다. 그는 이것을 숙련된 읽기의 기초로서, 학교에서 파닉스를 가르치는 것에 비유했다. 그러나 파닉스와 함께 정책의 기반이 되는 진지한 연구가 지난 30년 동안 있었다. 하지만 구구단에 숙달되는 것이 수리 능력을 향상시키거나 미래의 수학에 대한 성공을 위해 필수적이라는 증거는 없다(나는 구구단을 잘 모르는 것으로 보이는 저명한 수학자를 만난 적이 있다). 사실, 신경계 환자에게서 구구단 지식과 기본 산수에 대한 이해가 서로 해리 가능하다는 설득력 있는 증거가 있다. JG(제7장 참고)라는 환자는 구구단을 암송할 수는 있었지만, 덧셈과 뺄셈의 원리에 대한 이해가 부족했다. 또 프랑스 과학자 스타니슬라스 드앤Stanislas Dehaene과 로랑 코엔Laurent Cohen이 보고한 두 명의 환자에게서도 기계적 암기 지식과 이해 사이에 비슷한 해리가 보였다. 그들은 하나의 신경망이 "언어로 외운 연산 구구의 저장 및 검색에 관여"하며, 또 다른 신경망이 산수적 이해에 관여한다고 결론 내렸다(Dehaene & Cohen, 1997).

구구단에 '숙달'되지 못한 사람들은 '추가적인 지원'을 받는다고 한다. 이 지원이 무엇인지에 대해서는 언급되지 않았다. 아마도 구구단 연습이 아닐까 한다. 어떠한 정보도 제공되지 않았다.

구구단을 숙달하지 못하는 것이 장애인가? 그것은 교육부 장관이 되는 데 장애물은 아닌 것 같다. 깁이 이 정책을 TV에서 발표했을 때, 인터뷰하는 사람들은 깁에게 8살 아동이 할법한 일을 하도록 요청했다. 그는 "8×9는 무엇입니까?"라는 질문에 대한 대답을 거부했으며, 구구단을 외워보라는 요청도 거부했다(www.standard.co.uk/news/education/ministernick-gibb-res-to-answer-times-tables-questions-as-he-launchesnewstimes-tables-policy-a3766061.html).

이전의 영국 노동당 정부는 난산증에 관해서 많은 지침서를 내놓았다. 이제 더 이상 찾아볼 수는 없다. 하지만 해당 문서들이 완전히 사라진 것은 아니다. 나는 국립수학교육진흥원(National Centre for Excellence in the Teaching of Mathematics) 웹 사이트에서 하나를 찾았다.

국립수학교육진흥원은 난산증 자체에 대해 아무것도 가지고 있지 않지만, 불안해하는 교사들이 문제를 논의할 수 있는 포럼을 제공했거나 제공하고 있다. 한편 평가와 중재에 관해서 노스 서머셋 주의회North Somerset Council가 발행한 훌륭한 문서가 있다. 거기에 다음과 같이 쓰여 있다.

> 노스 서머셋은 국가 기본 전략인 「난독증 아동을 위한 배움과 가르침」에서 사용된 '포함의 원' 모델(P5에서 재현)을 촉진함으로써, 특정학습장애(난산증) 학생들을 지원하기 위해 최선을 다하고 있다[교육기술부(1184-2005 CDI)].

말할 필요도 없이, 이 문서는 노스 서머셋 웹사이트에서 계속해서 볼 수 있다. 이전 정부의 관련 문서는 자료보관소(https://www.ncetm.org.uk/)에서도 찾아볼 수 없다.

이전의 노동당 정부도 저명한 옥스퍼드의 학자 앤 도우커Ann Dowker에게 보고서를 의뢰한 바 있다. 그것은 「수학이 어려운 아이에게 뭐가 도움이 될까?What Works for Children with Mathematical Difficulties?」라는 제목의 보고서이다. 이것은 국립문서보관소(https://webarchive.nationalarchives.gov.uk/ukgwa/20120528100909mp_/https://www.education.gov.uk/publications/eOrderingDownload/RR554.pdf 또는 http://nationalstrategies.standards.dcsf.gov.uk/node/174504)에서 아직도 찾아볼 수 있다.

이것은 산수와 산수의 어려움에 대해 좀 더 폭넓게 행해진 체계적이고 정교한 검토인데, 여기에는 난산증에 대한 구체적인 언급이 있다. 도우커Dowker 박사는 난산증 아동에 대해 "초기에 어려움을 찾아내어 특별한 도움이 없이 전형적인 학교 산수 교육과정을 이수하다 보면, 예상되는 지적 혼란과 정서적 좌절 그리고 아마도 굴욕감을 줄여줄 수 있어야 한다"라고 언급했으며, 이는 상당히 정확하다(Dowker, 2009, p. 14).

정부 정책 수준에서 변화를 얻는 것은 분명히 어려울 것이다. 그러나 무엇이 필요한지 쉽게 알 수 있다.

■ 관련 정부 부처(영국에서는 교육부)에서 난산증(선호되는 명칭)은 특수교육이 필요하다는 공식적인 인정.
■ 정부는 학교 또는 지방 교육 당국에 평가 및 개입을 위한 자원을 제공한다. KPMG는 이를 위해 아동 1인당 약 £2,600(약 413만 원)의 비용이 들 거로 예상한다. 다른 국가에서는 비용이 다를 수 있다.

요약

■ 난산증은 전문가, 부모, 정부에 의해 항상 널리 인식되고 있는 것은 아니다.
■ 인지되지 않는 경우, 정부는 평가 및 개입에 필요한 자원을 제공하지 않는다.
■ 과학은 평가와 개입을 위한 더 나은 도구를 제공할 수 있지만, 이를 위해서는 투자와 헌신이 필요하다.
■ 더 나은 도구는 난산증이 더 널리, 특히 부모 조직에서 인식되는 데 도움이 될 수 있다.
■ 인식이 넓어지면 정부 정책이 변경될 수 있다.

참고문헌

Beddington, J., Cooper, C., Field, J., Goswami, U. P., Jenkins, R., & Sahakian, B. (Eds). (2008). *Foresight Mental Capital and Wellbeing Project: Final Project Report*. London: Gove-rnment Office for Science.

Bradley, L., & Bryant, P. E. (1978). Difficulties in auditory organisation as a possible cause of reading backwardness. *Nature*, 271, 746–747.

Bynner, J., & Parsons, S. (1997). *Does Numeracy Matter?* London: The Basic Skills Agency.

Bynner, J., & Parsons, S. (2006). New Light on Literacy and Numeracy. Retrieved from: www.nrdc.org.uk/?p=317

Cockcroft, W. H. (1982). *Mathematics Counts: Report of the Committee of Inquiry into the Teaching of Mathematics in Schools under the Chairmanship of Dr W H Cock-*

croft. London: HMSO.

Cross, C. T., Woods, T. A., & Schweingruber, H. (Eds). (2009). *Mathematics Learning in Early Childhood: Paths Toward Excellence and Equity*. Washington, DC: The National Academies Press.

Dehaene, S., & Cohen, L. (1997). Cerebral pathways for calculation: Double dissociation between rote verbal and quantitative knowledge of arithmetic. *Cortex*, 33(2), 219-250.

DfES. (2001). *Guidance to support pupils with dyslexia and dyscalculia* (DfES 0512/2001). Retrieved from: http://webarchive.nationalarchives.gov.uk/20060717053557 or www.dfes.gov.uk/schoolageparents/

Dowker, A. (2009). What works for children with mathematical difficulties? The effectiveness of intervention schemes. Retrieved from: http://webarchive.nationalarchives. gov.uk/20130323065803 or www.education.gov.uk/publications/eOrderingDownload/ 00086-2009-maths_difficulties.pdf

Gross, J., Hudson, C., & Price, D. (2009). The long term costs of numeracy difficulties. Retrieved from: www.everychildachancetrust.org

Izard, V., Dehaene-Lambertz, G., & Dehaene, S. (2008). Distinct cerebral pathways for object identity and number in human infants. *PLoS Biology*, 6, e11. doi: 10.1371/journal. pbio.0060011

Leppänen, P. H. T., Richardson, U., Pihko, E., Eklund, K. M., Guttorm, T. K., Aro, M., & Lyytinen, H. (2002). Brain Responses to Changes in Speech Sound Durations Differ Between Infants With and Without Familial Risk for Dyslexia. *Developmental Neuropsychology*, 22(1), 407-422. doi: 10.1207/S15326942dn2201_4

OECD. (2010). The High Cost of Low Educational Performance. The Long-run economic impact of improving educational outcomes. Retrieved from

Parsons, S., & Bynner, J. (2005). *Does Numeracy Matter More?* London: National Research and Development Centre for Adult Literacy and Numeracy, Institute of Education.

Piazza, M., Facoetti, A., Trussardi, A. N., Berteletti, I., Conte, S., Lucangeli, D., Dehaene, S., & Zorzi, M. (2010). Developmental trajectory of number acuity reveals a severe impairment in developmental dyscalculia. *Cognition*, 116(1), 33-41.

Reeve, R., Reynolds, F., Humberstone, J., & Butterworth, B. (2012). Stability and Change in Markers of Core Numerical Competencies. *Journal of Experimental Psychology*: General, 141(4), 649-666. doi: 10.1037/a0027520

Reigosa-Crespo, V., Valdes-Sosa, M., Butterworth, B., Estevez, N., Rodriguez, M., Santos,

E., Torres, P., Suarez, R., & Lage, A. (2012). Basic Numerical Capacities and Prevalence of Developmental Dyscalculia: The Havana Survey. *Developmental Psychology*, 48(1), 123–135. doi: 10.1037/a0025356

Rubinsten, O., & Henik, A. (2009). Developmental dyscalculia: Heterogeneity might not mean different mechanisms. *Trends in Cognitive Sciences*, 13, 92–99. doi: 10.1016/j. tics.2008.11.002

Smith, A. (2004). *Making Mathematics Count: The Report of Professor Adrian Smith's Inquiry into Post-14 Mathematics Education* (Vol. 937764). London: The Stationery Office Limited.

Snowling, M. J. (2000). *Dyslexia*. Oxford: Blackwell.

Williams, P. (2008). *Independent review of mathematics teaching in early years settings and primary schools: Final report.* (DCSF-00433-2008). Retrieved from: http://dera.ioe.ac.uk/8365/ 7/Williams%20Mathematics_Redacted.pdf

찾아보기

한글

(ㄱ)

(ㄴ)

(ㅁ)

(ㅂ)

(ㅅ)

(ㅇ)

(ㅈ)

(ㅌ)

(ㅍ)

(ㅎ)

영문

(A)

(B)

(C)

(D)

(E)

(F)

(G)

(I)

(K)

(L)

(M)

저자 소개

▌브라이언 버터워스

1944년, 영국에서 태어나 옥스퍼드대학에서 심리학과 철학을 전공한 후 유니버시티 칼리지 런던University College London에서 언어심리학으로 박사학위를 취득하고 이후 교수로 근무했다. 현재 UCL 인지신경과학 연구소의 인지 신경심리학 명예교수이다. 그는 수 인지의 신경과학에서 선구적인 업적을 많이 남겼으며 그의 가장 대중적인 저서는 『수학적 뇌The Mathematical Brain』(1999)로 미국, 영국뿐 아니라 이탈리아, 스웨덴, 일본에서도 번역 출간되었다.

역자 소개

▌정재석

서울대학교 의과대학 및 대학원 졸업

서울대학교병원 정신건강의학과 전문의

서울대학교병원 소아정신과 임상강사

현) 서울아이정신건강의학과의원 원장, 소아정신과 전문의, 의학박사

현) 한국난독증협회(www.kdyslexia.org) 대표

저서: 『읽기 자신감』(2014), 『계산 자신감』(2017), 『영어 자신감』(2020)

역서: 『난독증의 재능』(2009), 『비언어성 학습장애, 아스퍼거 장애 아동을 잘 키우는 방법』(2010), 『미국 · 영국 · 호주에서 개발한 수학부진아 지도 프로그램, 매스리커버리』(2011), 『난독증의 진단과 치료』(2011), 『난독증 심리학』(2013), 『난독증 이겨내기』(2021)

▌김지윤

이화여자대학교 사범대학 특수교육과 졸업

이화여자대학교 일반대학원 언어병리학과 석사 졸업

언어재활사 1급

전) 서울아이정신건강의학과의원 언어재활사

플로리다주립대학교 언어병리학과 박사과정

과학으로 풀어낸 난산증의 모든 것

초판 1쇄 인쇄 | 2022년 11월 14일
초판 1쇄 발행 | 2022년 11월 21일

지은이 | 브라이언 버터워스
옮긴이 | 정재석, 김지윤
펴낸이 | 소정영

펴낸곳 | 도서출판 하나의학사
출판신고 | 1988년 4월 1일 제2022-000082호

주소 | 서울특별시 송파구 동남로 159, 302호(한흥빌딩)
전화 | 02-730-2555, 2556 **팩스** | 02-730-2557
이메일 | hanampc1@naver.com
홈페이지 | www.hanampc.co.kr

ISBN 979-11-91658-18-7 93510